W0263679

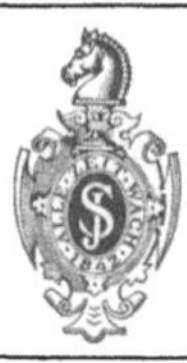

SPRINGER-VERLAG
BERLIN · HEIDELBERG · NEW YORK

Hefte zur Unfallheilkunde

Zuletzt erschienen:

Heft 99: Verhandlungen der Deutschen Gesellschaft für Unfallheilkunde, Versicherungs-, Versorgungs- und Verkehrsmedizin e.V. XXXII. Tagung vom 27. bis 29. Mai 1968 in Hamburg. Im Auftrage des Vorstandes herausgegeben von Prof. Dr. J. REHN, Bochum. Mit 108 Abbildungen im Text. XVIII, 358 Seiten. 1969   DM 74,—

Heft 100: Verhandlungen der Österreichischen Gesellschaft für Unfallchirurgie. 4. Tagung am 11. und 12. Oktober 1968 in Salzburg. Im Auftrage des Vorstandes herausgegeben vom Sekretär der Gesellschaft, Dr. E. JONASCH, Wien. Mit 14 Abbildungen im Text. IX, 150 Seiten. 1969   DM 38,—

Heft 101: Beiträge zur Unfallheilkunde
A. WILHELM: Strecksehnenapparat der Hand. H. SCHNABELMAIER, H. Frhr. v. ELMENDORFF: Typischer Bruch der Speiche. E. AHRER, G. PHILADELPHY, M. BAUER: Drahtumschlingung der Unterschenkeldrehbrüche. Mit 75 Abbildungen. IV, 91 Seiten. 1969   DM 36,—

Heft 102: Verhandlungen der Deutschen Gesellschaft für Unfallheilkunde, Versicherungs-, Versorgungs- und Verkehrsmedizin e.V. XXXIII. Tagung vom 19. bis 21. Mai 1969 in Nürnberg. Im Auftrage des Vorstandes herausgegeben von Prof. Dr. J. REHN, Bochum. Mit 77 Abbildungen. XV, 298 Seiten. 1970   DM 68,—

Heft 103: Experimentelle Untersuchungen von Knochentransplantaten mit unveränderter und mit denaturierter Knochengrundsubstanz. Ein Beitrag zur kausalen Osteogenese. Von Privatdozent Dr. L. SCHWEIBERER, Chirurgische Universitäts-Klinik Homburg/Saar. Mit 24 Abbildungen. III, 70 Seiten. 1970   DM 32,—

Heft 104: Klinische und tierexperimentelle Untersuchungen über die Transplantation autoplastischer Spongiosa. Von Privatdozent Dr. W. SCHRAMM. Chefarzt der chirurgischen Abteilung des Knappschaftskrankenhauses Gelsenkirchen-Neckendorf. Mit 23 Abbildungen. IV, 92 Seiten. 1970   DM 44,—

Heft 105: Die Krukenberg-Plastik in Friedenszeiten. Von Prof. Dr. ALFONS LOB, Professor für Chirurgie und Röntgenologie, Murnau. Mit 10 Abbildungen. Etwa 56 Seiten. Erscheint August 1970   DM 22,—

Die Abonnenten der „Monatsschrift für Unfallheilkunde" erhalten die „Hefte zur Unfallheilkunde" zu einem gegenüber dem Ladenpreis um 20 v. H. ermäßigten Vorzugspreis.

Hefte zur Unfallheilkunde

Beihefte zur Monatsschrift für Unfallheilkunde, Versicherungs-, Versorgungs- und Verkehrsmedizin

Herausgegeben von Professor Dr. Dr. h. c. H. Bürkle de la Camp

106

Verhandlungen
der Österreichischen Gesellschaft
für Unfallchirurgie

5. Tagung am 24. und 25. Oktober 1969 in Salzburg

Im Auftrage des Vorstandes herausgegeben
vom Sekretär der Gesellschaft

Dr. E. Jonasch

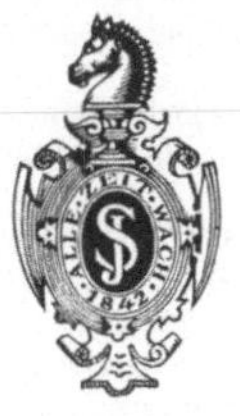

Springer-Verlag   Berlin · Heidelberg · New York   1970

Mit 24 Abbildungen

ISBN 978-3-540-05148-0   ISBN 978-3-642-88623-2 (eBook)
DOI 10.1007/978-3-642-88623-2

Inhaltsverzeichnis

24. Oktober 1969: Eröffnungssitzung

24. Oktober 1969: Wissenschaftliche Sitzung
Der per- und subtrochantere Oberschenkelbruch

25. Oktober 1969: Wissenschaftliche Sitzung

Inhaltsverzeichnis

V

Anschriften der Vortragenden und der Teilnehmer an den Aussprachen

Dr. H. Alter	Anaesthesieabteilung des Standkrankenhauses, 6520 Worms	BRD
Doz. Dr. J. Andrasina	Chirurgische Univ.-Klinik, Ratislavgasse 53, Kosice	CSSR
Dr. J. Bauer	Traumatologische Abteilung des Fakultätskrankenhauses Kosice	CSSR
Dr. E. Beck	Unfallkrankenhaus, Blumauerplatz 1, 4020 Linz/Donau	Österreich
Dr. R. Bimler	Idsteinerstraße 26, 62 Wiesbaden	BRD
Prof. Dr. J. Böhler	Unfallkrankenhaus, Blumauerplatz 1, 4020 Linz/Donau	Österreich
Dr. G. Brunner	Städt. Krankenanstalten, Chir. Klinik, Moltkestraße 14, 75 Karlsruhe	BRD
Prof. Dr. H. Buchner	Landes Sonderkrankenhaus und Sonnenheilstätte Stolzalpe, 8850 Murau	Österreich
Dr. O. Cech	Na Bojisti 1, Prag 2 z.Z. Kantonspital St. Gallen	CSSR Schweiz
Dr. A. Debrunner	Kantonspital, St. Gallen	Schweiz
Prof. Dr. H. v. Elmendorff	Städt. Krankenanstalten, Chir. Klinik, Moorenstraße 5, 4 Düsseldorf 1	BRD
Dr. J. Ender	Landeskrankenhaus 4400 Steyr	Österreich
Dr. J. Eschberger	Unfallkrankenhaus, Kundratstraße 37, 1120 Wien	Österreich
Priv. Doz. Dr. W. J. Ewerwahn	Chir. Univ.-Klinik Hamburg-Eppendorf	BRD
Dr. G. Faulwetter	Burgweg 18, 5124 Bardenberg/Aachen	BRD
Dr. P. Feischl	Chir. Univ.-Klinik des Landeskrankenhauses 8010 Graz	Österreich
Dr. S. Fischer	II. Chir. Abtlg. des Hamburger Krankenhauses Bevensen bei Hamburg	BRD

Dr. E. Frank	Chefärztliche Station der Allgem. Unfallversicherungs-anstalt, Webergasse 2, 1200 Wien	Österreich
Dr. H. Freick	Städtisches Krankenhaus Dortmund	BRD
Dr. R. Gibus	Landeskrankenhaus 4400 Steyr	Österreich
Prof. Dr. M. G. Giebel	Chir. Klinik des Stadtkrankenhauses, 35 Kassel	BRD
Priv.-Doz. Dr. K. Giuliani	Dr. Hessing'sche Orthop.-Heilanstalt 8902 Göggingen-Augsburg	BRD
Prof. Dr. M. Grujic	Draskoviceva ulica 19 Zagreb	Jugoslawien
Prof. Dr. K. H. Hackethal	Städt. Krankenhaus Bergstraße 1 2058 Laufenburg/Elbe	BRD
Dr. K. Heidecker	Rochusallee 70, 653 Bingen	BRD
Priv.-Doz. Dr. W. Heiss	Kinderchir. Abtlg. der Chir. Univ.-Klinik, 6900 Heidelberg	BRD
Dr. H. Hofer	Orthop. Abteilung des Landeskrankenhauses, 5010 Salzburg	Österreich
Dr. O. Huber	Unfallabteilung des Krankenhauses, 2620 Neunkirchen	Österreich
Dr. H. Jahna	Unfallkrankenhaus, Kundratstraße 37, 1120 Wien	Österreich
Dr. E. Jonasch	Unfallkrankenhaus, Webergasse 2, 1200 Wien	Österreich
Dr. W. Kirschke	Martin-Luther-Krankenhaus, Caspar-Theyss-Straße 27, 1 Berlin 33	BRD
Dr. R. Kölbel	Orthop. Klinik der Freien Universität Clayallee 229. 1 Berlin 33	BRD
Dr. G. Kramer	Krankenanstalten Stadt Dortmund, Unfallchir. Klinik, 4600 Dortmund	BRD
Priv.-Doz. Dr. H. Krebs	Chir. Univ.-Klinik, 6900 Heidelberg	BRD
Dr. J. Krotschek	Unfallkrankenhaus, 8775 Kalwang	Österreich
Dr. H. Kuderna	Unfallkrankenhaus, Webergasse 2, 1200 Wien	Österreich

Prof. Dr. G. Küntscher	St. Franziskus-Hospital, Dorotheenstraße 38, Flensburg	BRD
Dr. E. Kutscha-Lissberg	Kochgasse 26, 1080 Wien	Österreich
Dr. V. Lánik	Kinderrehabilitationsinstitut Lamacska 139, Bratislava	CSSR
Prof. Dr. R. Lindholm	Universität Oulu	Finnland
Prof. Dr. R. Maatz	Spindelmühlerweg 22, Berlin 45	BRD
Dr. F. Magerl	Kantonspital, St. Gallen	Schweiz
Dr. A. Mahner	8831 Kipfenberg	BRD
Dr. Sc. F. Makai	Orthop. Klinik, Hlboka 11, Bratislava	CSSR
Dr. A. Masse	1, Rue Edmond Rostand, 35 Rennes	Frankreich
Dr. Z. Matejovsky	Prag	CSSR
Priv.-Doz. Dr. W. Mayer	Chir. Abtl. Kreiskrankenhaus 7260 Calw	BRD
Dr. A. Menschik	Unfallkrankenhaus, Webergasse 2, 1200 Wien	Österreich
Dr. E. Moritz	II. Chir. Univ.-Klinik, Spitalgasse 23, 1090 Wien	Österreich
Dr. H. Möseneder	Unfallkrankenhaus, Dr. Franz Rehrl-Platz, 5010 Salzburg	Österreich
Prof. Dr. H. Moser	III. Chir. Abt. Landeskrankenhaus, 8010 Graz	Österreich
Dr. J. Müller	Kantonspital, Chir. Abteilung St. Gallen	Schweiz
Dr. Müller-Tix	Vinzenz Krankenhaus, 43 Essen-Stoppenberg	BRD
Dr. G. Nádor	Maros utca 24, Budapest XII	Ungarn
Prof. Dr. R. Neuhold	Landeskrankenhaus, 4400 Steyr	Österreich
Dr. L. Nordwig	Unfallabteilung, Kreiskrankenhaus 315 Peine	BRD
Dr. O. Oest	Orthop. Klinik Justus-Liebig-Universität, Freiligrathstraße 2, 63 Gießen	BRD
Dr. H. Pickl	8304 Mallersdorf	BRD

Dr. O. Pohler	Institut Dr. Ing. Straumaier, 4437 Waldenburg	Schweiz
Dr. J. Poigenfürst	Unfallkrankenhaus, Webergasse 2, 1200 Wien	Österreich
Dr. G. Pospisil	Unfallstation, 3580 Horn	Österreich
Dr. F. Povacz	Unfallkrankenhaus, Blumauerplatz 1, 4020 Linz/Donau	Österreich
Dr. J. Puranen	Universität Oulu	Finnland
Dr. J. Ravasz	Zentralinstitut f. Traumatologie, Mezö imre ut 17, Budapest VIII	Ungarn
Prof. Dr. J. Rehn	Chir. Klinik der Berufsgenossen- schaftlichen Krankenanstalten „Bergmannsheil“, 463 Bochum	BRD
Doz. Dr. O. Russe	Unfallkrankenhaus, Kundratstraße 37, 1120 Wien	Österreich
Dr. Rütter	Laboratorium f. Experimentelle Chirurgie, 7270 Davos	Schweiz
Dr. G. Scheuba	II. Chir. Univ.-Klinik, Spitalgasse 23, 1090 Wien	Österreich
Dr. H. Schiestel	Unfallkrankenhaus, Theodor Körner Straße 65, 8010 Graz	Österreich
Dr. H. Schönbauer	Frankgasse 1, 1090 Wien	Österreich
Dr. W. Schramm	Chir. Abt. Berufsgenossen- schaftlicher Krankenanstalten „Bergmannsheil“, 463 Bochum	BRD
Dr. B. Schwermer	Friedhofallee 7, 4102 Homburg	BRD
Prof. Dr. H. J. Serfling	Chir. Univ.-Klinik Humboldt-Universität, Ziegelstraße 5, Berlin N 4 E	DDR
Dr. R. Simon-Weidner	Städt. Krankenanstalten, 73 Esslingen	BRD
Dr. E. Standenat	Hanusch-Krankenhaus, Heinrich Collinstraße 30, 1140 Wien	Österreich
Dr. P. Szilágyi	Unfallabteilung Orthop. Klinik Karolina ut Budapest XI	Ungarn

Dr. R. Szyszkowitz	I. Chir. Univ.-Klinik, Landeskrankenhaus, 8010 Graz	Österreich
Dr. H. Terhoeven	Am Weinberg 19, 513 Geilenkirchen	BRD
Doz. Dr. E. Teubner	Chir. Univ.-Klinik, 24 Lübeck	BRD
Univ.-Doz. Dr. A. Titze	Unfallkrankenhaus, Theodor Körner-Straße 65, 8010 Graz	Österreich
Univ.-Doz. Dr. E. Trojan	Rainergasse 29, 1040 Wien	Österreich
Dr. H. Tscherne	I. Chir. Univ.-Klinik, Landeskrankenhaus, 8010 Graz	Österreich
Dr. R. Ursic	Chir. Klinik Ljublijana	Jugoslawien
Prof. Dr. F. Vigliani	Clinica ortopedica, Via Italia II, 07100 Sassari	Italien
Dr. H. Wahl	Kantonspital, 4410 Liestal	Schweiz
Doz. Dr. W. Wehner	Chir. Klinik Karl Marx- Universität, Liebigstraße 20, 701 Leipzig	DDR
Prof. Dr. N. Witt	Orthop. Univ.-Klinik, Harlachingerstr. 51, 8 München 90	BRD
Dr. W. Wolfers	St. Franziskus-Hospital, Dorotheenstraße 38, Flensburg	BRD
Doz. Dr. E. Wondrák	I. Chir. Univ.-Klinik, Olmütz	CSSR
Dr. B. Zifko	Hofstattgasse 8, 1180 Wien	Österreich
Prof. Dr. H. Zitter	Montanistische Hochschule, 8700 Leoben	Österreich

Eröffnungsansprache

Ehrenpräsident: LORENZ BÖHLER, Wien (Österreich):

Ich begrüße Sie im Namen der Österreichischen Gesellschaft für Unfallchirurgie. Es freut mich, daß Sie so zahlreich gekommen sind. Leider muß ich Ihnen mitteilen, daß unser Präsident, Professor Dr. Ehalt erkrankt ist, Herr Primarius Dr. Eigenthaler wird ihn bei dieser Tagung vertreten.

LEOPOLD EIGENTHALER, Salzburg (Österreich):

Unser Ehrenpräsident, mein früherer Chef und verehrter Lehrer, hat mich unter anderem unbedingten Gehorsam gelehrt und daher will ich widerspruchslos diese ehrenvolle Aufgabe übernehmen und mich bemühen, den Kongreß zur Zufriedenheit unseres erkrankten Präsidenten abzuwickeln.

Es freut uns ganz außerordentlich, daß wir Sie auch dieses Jahr wieder so zahlreich aus allen Ländern Europas begrüßen können, und heiße Sie im Namen unserer Gesellschaft auf das allerherzlichste willkommen.

Präsident: WALTHER EHALT, Graz (Österreich) (vorgelesen von L. EIGENTHALER):

Mit Genugtuung kann ich feststellen, daß Salzburg auch heuer wie bei den bisherigen 4 Kongressen Treffpunkt vieler an der Unfallchirurgie interessierter Ärzte aus ganz Europa ist. 12 Länder sind wieder vertreten. Es spricht dieser Umstand für die Grenzen, Politik und Nationalität überwindende Stellung der Medizin. Die Bemühungen um unsere Patienten kennen alle diese Fragen nicht, wir sind als Helfer unserer Versehrten für alle da, unabhängig von Rasse, Farbe und Weltanschauung. Gerade in dieser höchst brisanten Zeit erscheint uns dies als ein Lichtpunkt.

Wie üblich wurde nur *ein* Programm gewählt, der *per- und subtrochantere Oberschenkel-Bruch*. Für diese kurze Strecke von 10—15 cm am Oberschenkel bekam ich genau 99 Vortragsanmeldungen, darunter 19 verschiedene Operationsmethoden und Modifikationen. Interessant ist der Vergleich der konservativen und operativen Methode und die Langzeitergebnisse, welche z. B. für alle österreichischen Unfallkrankenhäuser zusammengefaßt und mit Hilfe des Computers verwertet wurden.

Um Überschneidungen und Wiederholungen, die für den Zuhörer ermüdend sein könnten, zu vermeiden, habe ich 2 Rundtischgespräche eingeschaltet.

Interessanterweise wurden nur wenige Filme angemeldet. Daher konnte ich alle in das Programm einbauen, was dasselbe etwas auflockern wird.

Dem Landeshauptmann und allen übrigen offiziellen Vertretern danke ich für Ihre freundlichen Begrüßungsworte und auch dafür, daß sie trotz ihrer sonstigen Verpflichtungen uns die Ehre gegeben haben, zur Eröffnung des Kongresses zu kommen. Sie haben damit die Bedeutung dieser Tagung besonders betont.

Ich danke aber auch im voraus allen Kollegen, die sich mit Beiträgen eingestellt haben und den beiden Leitern der Rundtischgespräche für Ihre Bemühungen.

Per- und subtrochantere Oberschenkelbrüche

J. ENDER, Steyr (Österreich):

Probleme beim frischen per- und subtrochanteren Oberschenkelbruch. (Mit 2 Abb.)

Im Schrifttum gibt es verhältnismäßig wenig Arbeiten, die sich mit Methoden der *konservativen* Behandlung der trochanteren Frakturen befassen. Ihre konservative Therapie ist eigentlich fast problemlos. Konservativ behandelt ist die rein chirurgische Prognose dieser Verletzungen gut. Fast alle Brüche heilen nach einer Ruhigstellung von 8—14 Wochen. Pseudarthrosen oder gar Kopfnekrosen sind äußerst selten.

Freilich ist die *Gesamtmortalität* dieser meist alten Verletzten hoch und beträgt zwischen 20 und 30% und hier liegt — meine Damen und Herren — das Problem dieser Verletzung. Dieses Problem ist letzten Endes allgemein medizinischer und nicht primär chirurgischer Art.

Dennoch ist die Chirurgie seit langem bemüht, diesem mit technischen Hilfsmitteln beizukommen. Ihr Ziel ist die Frühmobilisierung also das Erreichen einer Übungs-, möglichst sogar einer Belastungsstabilität, damit die alten Verletzten nicht an ihrem Bett sterben.

Mit dieser Zielsetzung tauchten nun eine Vielfalt meist technischer Probleme auf. Kein Wunder daß fast alle Redner dieser Tagung sich zu Fragen der operativen Behandlung gemeldet haben. Zum Teil hängt dies wohl auch mit der heute allgemeinen Tendenz zur operativen Knochenbruchbehandlung zusammen. Ich kann mich aber des Eindrucks nicht erwehren, daß der Aufschwung, den die Osteosynthese in den vergangenen Jahren zweifellos genommen hat, manchen von uns blendet, so daß er die mit jeder Osteosynthese verbundenen Nachteile wie zusätzlichen Streß durch den meist umfangreichen Eingriff, eine nicht geringe Infektionsgefahr und mögliche Komplikationen der Bruchheilung übersieht, jedenfalls aber nicht genügend in Rechnung stellt. Man sollte auch heute den Mut zur konservativen Behandlung trochanterer Brüche aufbringen, wenn die allgemeinen und lokalen Bedingungen, die der Verletzte uns stellt, eine solche ratsam erscheinen lassen. Gerade in diesem Zusammenhang darf man nicht vergessen, daß wir meist alte Menschen und nicht allein die Fraktur zu behandeln haben.

Nun zu den allgemeinen Bedingungen: Wenn auch die trochanteren Brüche in jedem Lebensalter vorkommen, so sind doch 60% der Verletzten über 70 Jahre alt und ihr Durchschnittsalter liegt um 6 Jahre höher als jenes mit Schenkelhalsbrüchen.

Im Vergleich zum Schenkelhalsbruch stellt die trochantere Fraktur das schwerere Trauma dar, weil die aufgerissenen Bruchflächen die Ausmaße bei Kollumfrakturen um ein Vielfaches übertreffen und ausgedehnte Hämatome sowie umfangreiche Weichteilverletzungen bei den subtrochanteren Brüchen die Regel sind. Diese Tatsachen haben gerade im Hinblick auf das Alter der Verletzten ihre besondere und vielleicht auch manchmal zu wenig beachtete Bedeutung. So ist die primäre Mortalität bei den trochanteren Brüchen doppelt so hoch wie bei den Schenkelhalsbrüchen.

Nun wird von einer Chirurgengruppe, die sich selbst als besonders fortschrittlich bezeichnet, zur Rettung dieser gefährdeten Verletzten aus vitaler Indikation die *primäre* Osteosynthese verlangt.

Zum Beweis zitieren diese Autoren gerne die Sammelstatistik von Evans, die bei 1194 konservativ behandelten Fällen eine Mortalität von 33,7% hingegen nur 18,3% Mortalität bei 454 operativ behandelten Fällen ergibt. Man darf aber aus dieser Statistik keine falschen Schlüsse ziehen, da die Gruppe der operativ Behandelten natürlich eine Auslese darstellt.

Eher schon sind die Gruppen in der großen Sammelstatistik von Haasch und Maatz vergleichbar. Diese Autoren stellten eine rein konservative Gruppe einer gemischt konservativ-operativen Gruppe gegenüber. Dabei errechneten sie bei der konservativen Gruppe eine Mortalität von 22,7% und bei der gemischt konservativ-operativen Gruppe eine solche von 22,1%. Diese Mitteilung veranlaßte übrigens Reimers zu der mutigen Feststellung, daß die operative Behandlung einer trochanteren Fraktur keine größere Gefährdung für den Verletzten darstelle als seine konservative Behandlung.

Der zumutbare *Zeitpunkt* für die Operation ist nach unserer Ansicht dann gekommen, wenn der Unfallschock beseitigt ist und die notwendigen Labor- und klinischen Untersuchungen eine Operationsbereitschaft erwiesen haben. Verletzte mit entgleistem Diabetes, mit kardialer oder pulmonaler Dekompensation oder solche mit einem ernsten Nierenschaden bedürfen einer entsprechenden Vorbehandlung. Große Sorgen bereiten uns auch immer wieder die Zerebralsklerotiker und Deliranten. Für diese Patienten lassen sich fast keine Richtlinien geben. Ihr Zustand ist auch medikamentös oft kaum auf Dauer beeinflußbar.

Die grundsätzliche Forderung nach sofortiger Operation scheint mir bei diesen kranken Verletzten trotz aller Fortschritte der Anaesthesie *nicht* empfehlenswert.

Zu diesen Problemen wird Alter noch Stellung nehmen. Ich glaube, daß auch die Überwachung und die Nachbehandlung der bereits Operierten durch den Anaesthesisten notwendig ist. Denmark hat schon 1949 auf erhebliche Blutvolumsverschiebungen bei diesen Verletzten auch in der postoperativen Phase hingewiesen.

Thromb-embolische Komplikationen stehen in der Alterschirurgie oft wie ein schwer faßbares Gespenst vor uns. Eine allgemeine medikamentöse Prophylaxe stößt wegen ihrer zahlreichen Kontraindikationen auf beträchtliche Schwierigkeiten. So werden denn ganz allgemein harmlose

1*

und doch nützliche physikalische Maßnahmen wie Hochlagerung, Bandagierung der Beine, Übungen im Bett und die Frühmobilisierung zur Verhütung von Thrombosen zu empfehlen sein.

Andererseits müssen wir uns auch in diesem Zusammenhang die Warnung von Witt zunutze machen, der auf dem Orthopädenkongreß vergangenen Jahres auf die Überforderung alter Menschen durch ein Zuviel in der Nachbehandlung sicherlich zurecht gewarnt hat.

6% Infektionen nach Operationen frischer trochanterer Brüche in unserer Sammelstatistik und 17% Infektionen nach Zweitoperationen sollten auch einen allzu großen operativen Eifer mancher Kollegen etwas dämpfen. Diese Infektionsrate liegt dreimal höher als beim Schenkelhalsbruch. Jedenfalls ist die Entwicklung einfacher oder sogar perkutaner Osteosyntheseverfahren durchaus wünschenswert. Ich komme nun zu den lokalen Bedingungen:

Bigelow hat sie 1875 bereits beschrieben und Eversionstypen — die häufigeren — mit Außendrehung des Schaftbruchstückes und partieller Einkeilung der Schenkelhalsbasis dorsal in das Trochantermassiv von den seltenen Inversionstypen mit Rekurvation des Schenkelhalses und Einstauchung der Halsbasis in die Höhle des Oberschenkelschaftes unterschieden.

Schmorl hat an einem Präparat, das im Böhler veröffentlicht ist, die Einstauchung des Kopfhalsfragmentes in das spongiöse Trochantermassiv dargestellt und aufgezeigt, daß nach Herstellung der anatomischen Form große Höhlen eröffnet werden und zurückbleiben.

Die Besonderheiten der Heilung im spongiösem Bereiche sind besonders treffend bei Charnley beschrieben. Er betont, daß spongiöser Knochen nur bei Kontakt und nicht durch Kallusbildung in die Hohlräume hinein heilt. Höhlen werden im spongiösem Gebiet nur langsam und unvollkommen aufgefüllt.

Grundsätzlich stehen trochantere Frakturen unter günstigen Heilungsbedingungen, weil sie in gut durchbluteter Gegend große spongiöse Bruchflächen aufweisen. Bei den Brüchen der subtrochanteren Region beobachtet man auch schon nach kurzer Zeit eine rege periostale Kallusbildung.

Zu wenig untersucht ist der Einfluß der begleitenden Weichteilverletzungen, die nach meinen Beobachtungen eine nicht zu unterschätzende Wirkung auf die Repositionsstabilität haben. Und hierin besteht ein entscheidender Unterschied zu den Schenkelhalsbrüchen.

Neuhold und Dialer ergänzt durch histologische Untersuchungen von Russe und Eschberger werden uns Näheres über das pathologische Bild dieser Verletzungen berichten.

Wenn wir uns nun der *Behandlung* der trochanteren Brüche zuwenden, so dürfen wir demnach davon ausgehen, daß wir es meist mit einer gut heilenden Verletzung zu tun haben, falls nicht gegen die von Böhler immer wieder herausgestellten Grundgesetze der Knochenbruchbehandlung verstoßen wurde.

Für die Behandlung im großen Gipsverband treten heute noch Scaglietti und Stringa ein.

Auch die elastische Fixierung durch Dauerzug hat ihre Anhänger und wie ich später ausführen möchte auch noch ihre Domäne. Der Zinkleimstreckverband jedoch ist nur noch von historischem Interesse, obwohl er eine relativ frühfunktionelle Behandlung auch des Kniegelenkes der verletzten Seite ermöglichte.

Bei der Extension hat Böhler oft auf die Gefahr der *Distraktion* hingewiesen. Er warnt vor der Valgusstellung und empfiehlt bei Brüchen mit zentraler Einstauchung lieber einen leichten Grad von Coxa vara zu belassen als durch Lösung der Impaktion eine Heilungsverzögerung hervorzurufen. Bei alten Menschen ist eine geringe Beinverkürzung auch funktionell wenig bedeutungsvoll.

Bei Kindern hingegen sind nach Blount bei diesen Brüchen Achsenknickungen immer voll zu korrigieren, da ein Wachstumsausgleich ausbleiben kann.

Wenn auch bei fast allen trochanteren Brüchen im Dauerzug eine ausreichende Stellungskorrektur erreichbar ist, machen jene Brüche erfahrungsgemäß Schwierigkeiten, die manchmal innen gedreht eine starke Rekurvation des Halses aufweisen. Böhler hat bei diesen Brüchen die Operation empfohlen.

Zu seiner Zeit mußte man sich freilich manchmal damit begnügen wenn durch die Operation eine hinlängliche Übungsstabilität zu erreichen war.

Das Ziel der operativen Osteosynthese heute ist eine frühzeitige *Belastungsstabilität* mit möglichst einfachen und schonenden Mitteln. Die entscheidende Wende in der Osteosynthese trochanterer Brüche brachte der von Thorton 1937 (Abb. 1a) entwickelte Platten- oder Laschennagel. Er berücksichtigt durchaus die natürlichen anatomischen Verhältnisse und wird dem Prinzip nach heute wohl noch am häufigsten angewendet.

1952 wurde durch Jewett (Abb. 1b) aus der zweiteiligen Nagel-Plattenkonstruktion der Einstücknagel mit verstärktem Knie angegeben, weil sich herausgestellt hatte, daß die Biegebeanspruchung am Nagelknie sehr hoch sein kann. Die selben Erfahrungen haben sowohl zur Verbesserung des verwendeten Materials als auch zu dickeren Modellen und zu einer haltbareren Verankerung der Krankonstruktion von Plattennägel geführt. Eine statische Verbesserung der Krankonstruktion bedeutet zweifellos auch der 1954 von Küntscher angegebene Y-Nagel (Abb. 1c).

Im Gegensatz zu diesen starren bzw. halbstarren Fixierungen erhält die Gleitosteosynthese in Form der Pohlschen Schraube (Abb. 1d), des Pugh und Massie-Nagels (Abb. 1e) und des in Steyr verwendeten Vierlamellengleitnagels mit Gleitplatte (Abb. 1f) die natürliche Kompression und den Flächenkontakt der Bruchstücke. Sie erfüllt dadurch die Forderung Böhlers, den Bruchstücken während der Heilungsphase Gelegenheit zu geben zusammenzurücken. Die Gleitosteosynthese ist angezeigt bei den seltenen Trümmerbrüchen oder bei solchen Brüchen mit umfangreichen Höhlen im Trochantermassiv.

Bei winkelgerecht gebauter Krankonstruktion ist das Biegemoment im Winkel sehr hoch. Daher empfahl Küntscher 1940 die Steilnagelung (Abb. 1g) und Brittain 1942 den Low-Nail mit der Dreipunktlagerung des Nagels in der Kortikalis der Einschlagstelle, am *Adam*schen Bogen

THORTON
a
JEWETT
b
KÜNTSCHER
c
POHL
d
PUGH-MASSIE
e
ENDER
f
KÜNTSCHER
g
BRITTAIN
h
LEZIUS
i
KÜNTSCHER
k
SIMON-WEIDNER
l

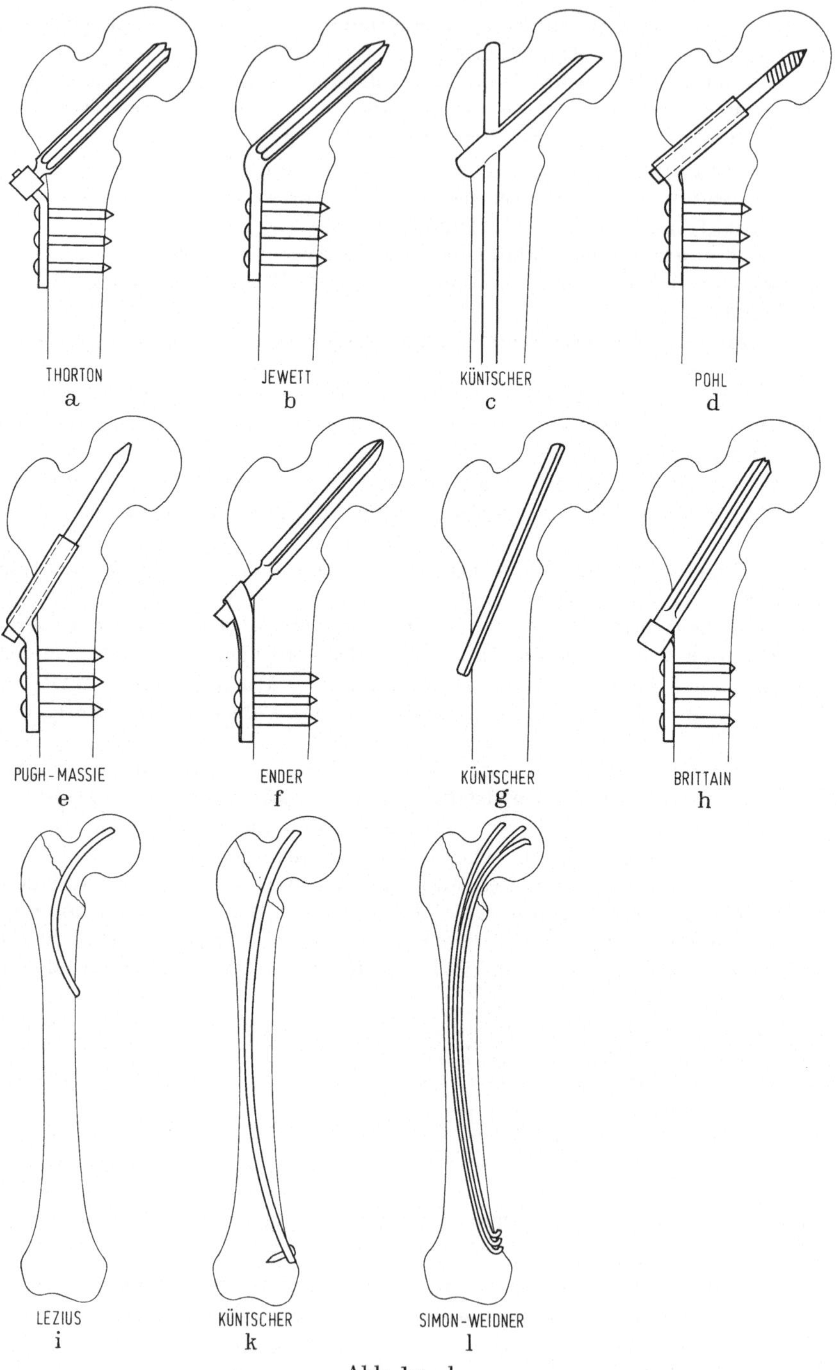

Abb. 1 a—l

und im kranialen Kopfquadranten (Abb. 1h). Der Steilheit des Nagels sind aber aus anatomischen und technischen Gründen Grenzen gesetzt. Es bleibe außerdem dahin gestellt, ob eine ausreichende Fixierung auf diesem Wege immer zu erreichen ist. Zusätzlich wurde dieses Prinzip durch die Befestigung des steilen Nagels mit einer Platte am Schaft und durch die Einführung des steilen Einstückplattennagels ergänzt.

In dem Bestreben möglichst viele auf die Bruchstelle einwirkende Kräfte aufzufangen und eine schonende und auch technische einfache Methode anzugeben hat Simon-Weidner seine multiple Nagelung mit elastischen Rundnägeln seit Jahren auch bei der trochanteren Fraktur angewandt.

Eine ganz andere Idee hatte Lezius (Abb. 1i), der 1950 mit seinem aus der Adduktorengegend eingebrachten Rundnagel die Bogenkonstruktion des proximalen Femurendes unter sehr günstigen statomechanischen Gesichtspunkten nachahmte.

Schließlich hat Küntscher — vielleicht von dieser Idee geleitet — 1967 den vom medialen Oberschenkelkondyl aus eingebrachten starren und gebogenen Trochanternagel angegeben (Abb. 1k). Seine ausreichende Fixierung des Kopfhalsfragmentes scheint mir aber nicht immer gegeben zu sein.

Wir haben daher zusammen mit Simon-Weidner (Abb. 1l) seit längerer Zeit die trochanteren Brüche mit 3 elastischen Rundnägeln, die ebenfalls am medialen Oberschenkelkondyl eingeschlagen und sich den Markraum ausfüllend im zentralen Kopfhalsfragment aufspreizen, fixiert. Simon-Weidner wird in seinem Referat noch darauf eingehen.

Ob oder wieweit die Ihnen dargestellten technischen Verfahren zu einer belastungsstabilen Osteosynthese führen, hängt, wie sie wissen, von der jeweiligen Bruchform, der erreichbaren Reposition, dem Haltevermögen der Implantate und von dem Zustand des Knochens ab.

Bruchformen: Evans hat 1951 ein Einteilungsprinzip bei trochanteren Brüchen geschaffen, das von der Stabilisierbarkeit der Frakturen durch den Plattennagel ausgeht. Er unterscheidet mit dem Plattennagel leicht zu stabilisierende Brüche in 72% und schwer zu stabilisierende Brüche in 28%. Diese Einteilung geht also von der Behandlungsmöglichkeit aus. Sie ist für den Chirurgen praktisch, setzt aber schon vor der Operation eine genaue Erfassung der Bruchsituation voraus. Gibus wird noch mehr darauf eingehen. Besonderen Wert legt Evans auf die Wiederherstellung des medialen Strebepfeilers also des *Adam*schen Bogens, dessen Bedeutung auch von Killmer, Reimers und anderen bestätigt wurde.

Leicht zu stabilisieren sind jene *einfachen Aufklappbrüche* des Trochantermassivs, die Kocher als Scharnierfrakturen bezeichnet hat, weil sie dorsal und kranial durch kräftige Weichteilverbindungen zusammengehalten werden. Mit dem Plattennagel — wenn auch schwieriger — sind auch noch jene Brüche zu stabilisieren bei denen mit dem Trochanterbruchstück ein größerer medial hinterer Drehkeil aus dem Schaftfragment ausgebrochen ist. Bei diesen beiden Bruchtypen gelingt es mit einfachen konservativen Repositionsmaßnahmen eine weitgehende Stabilisierung der Fragmente aus sich heraus zu erreichen, so daß dann

nicht allzu hohe Anforderungen an das Haltevermögen der Implantate
gestellt werden. Daher sind auch bei den Brüchen der stabilen Gruppe
mit allen derzeit üblichen Osteosyntheseverfahren gute Ergebnisse zu
erzielen.

Bei den anderen 28% der Zusammenstellung von Evans zeigten sich
aber nach deren Versorgung mit dem Plattennagel häufig Mißerfolge
wie sekundäre Varuskippungen, Nagelverbiegungen und Nagelbrüche,
Plattenabsprengungen und Plattenbrüche. Evans beschrieb als Ursachen
der Unstabilität eine Fixierung der einfachen Brüche in Varusstellung,
Defekte im *Adam*schen Bogen und die reversed fractures. Meines Erachtens fehlen aber dieser sonst sehr praktikablen Einteilung noch einige
schwer stabilisierbare Bruchtypen auf die ich später eingehe.

Wir müssen uns nun fragen ob die mit dem Plattennagel *nicht* ausreichend stabilisierbaren Brüche heute auf andere Weise stabilisiert
werden können.

Zunächst kann festgestellt werden, daß seit dem Jahre 1951 die Implantate
stabiler geworden sind. Außerdem ermöglicht ihre Vielfalt dem aufgeschlossenen
Chirurgen, die Wahl seines Implantates den Gegebenheiten der Fraktur besser
anzupassen.

Man muß sich aber bewußt sein, daß das Haltevermögen auch der
besten Implantate begrenzt bleibt und den hohen statischen Anforderungen am proximalen Femurende nur dann gewachsen ist, wenn schon
die Reposition eine möglichst hohe *innere Stabilität* der Fragmente herbeigeführt hat.

Reposition: Die gefährlichste und vielleicht auch heute noch häufigste
Fehlstellung ist das Belassen oder Erzeugen von *Diastasen* zwischen den
Bruchstücken meist durch Distraktion. Auch Rotationsfehler führen zu
Diastasen. Ich nehme an, daß Hackethal näher darauf eingehen wird.
May und Chacha haben ebenfalls auf diesen Zusammenhang hingewiesen.

Das Dia zeigt einen trochanteren Bruch mit Seitenverschiebung des Schaftes
um volle Breite nach dorsal. Nach offener Reposition und Fixierung mit einem
Plattennagel war man mit der Bruchstellung zufrieden. Das Röntgenbild des
weichteilentblößten Obduktionspräparates zeigt einen großen hinteren Defekt. Die
nähere Untersuchung des Präparates ergab aber, daß kein echter Defekt, sondern
ein *Rotationsfehler* bestand. Durch Außendrehung des Schaftbruchstückes konnte
er am Präparat zum Verschwinden gebracht werden.

Die anatomische Reposition führt aber nicht immer zu einer höchst-
möglichen inneren Stabilität. Gerade bei Brüchen im spongiösem Bereiche erweist sich eine Seitenversetzung um Kortikalisbreite als vorteilhaft, weil sonst die sperrende Kortikalis den Flächenkontakt verhindern
kann. Auf diesen Zusammenhang haben 1957 Boyd und Lipinski schon
hingewiesen.

Auch bei den folgenden Bruchformen ist die anatomische Rekonstruktion *nicht* immer vorteilhaft.

Werden z.B. die von Evans als reversed fractures bezeichneten
subtrochanteren Dreh- und Biegungsbrüche mit der Medialverschiebung
des Schaftes anatomisch reponiert, so ist es schwierig mit dem Plattennagel eine Belastungsstabilität zu erreichen. Viel besser ist es die Medial-

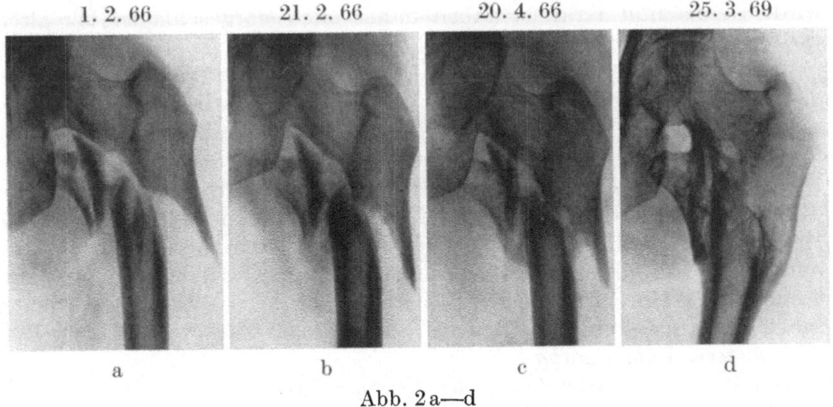

Abb. 2 a—d

verschiebung des Schaftes zu belassen oder nur so weit zu korrigieren, daß die Bruchstücke nicht aneinander vorbeigleiten.

Diese Erkenntnis ist übrigens alt und für konservative Behandler eine Selbstverständlichkeit.

Dieser hier dargestellte subtrochantere Bruch ist sicherlich keine einfache Fraktur, weil hier auch noch ein großer Biegungskeil aus dem *Adam*schen Bogen ausgebrochen ist (Abb. 2 a). Im Dauerzug wurde die Varusstellung beseitigt, das Schaftbruchstück bleibt aber weiterhin um halbe Knochenbreite nach medial verschoben. 3 Wochen später sieht man eine rege periostale Kallusbildung und 7 Wochen später kann dieser Bruch belastet werden (Abb. 2 b—d). Die *Medialverschiebung* des Schaftbruchstückes ist also bei trochanteren Brüchen biomechanisch *günstig*. Ist es nicht naheliegend, diese Stellung auch für die Osteosynthese auszunutzen? Durch eine zusätzliche geringe Valgoskippung des Kopfhalsfragmentes — sie muß und sollte nicht 30—40° betragen — kann die innere Bruchstabilität noch verbessert werden, so daß dann sowohl mit der steilen Platte als auch mit dem steilen Nagel und der Platte das Ziel einer frühzeitigen Belastungsstabilität zu erreichen ist.

Schon 1951 hat Boyd auf die Vorteile der Medialisierung bei der Osteosynthese frischer trochanterer Frakturen hingewiesen und diese 1957 in Verbindung mit der Valgisierung auch für die Behandlung trochanterer Pseudarthrosen empfohlen. 1961 haben Aufranc und Lowell den Wert der Medialverschiebung und der Valgisierung bei frischen unstabilen Brüchen bestätigt.

Krotschek hat — bei Russe in Wien — 1959 zunächst vereinzelt und ab 1961 grundsätzlich bei statisch ungünstigen trochanteren Frakturen die Medialisierung und leichte Valgisierung angewandt. Die Mitteilung von Dimon stammt aus dem Jahre 1966 und Povacz wird heute noch näher darauf eingehen.

Bei den Brüchen, bei welchen das Kopfhalsfragment wie ein Keil oder Stempel tief in das Trochantermassiv eingestaucht wurde, findet man in kurzer Zeit knöcherne Heilung, wenn die Impaktion belassen wird. Evans und Kramer haben daher auch vorgeschlagen bei alten Leuten diese Brüche in dieser Stellung zu fixieren.

Wer aber in der Absicht den *Adam*schen Bogen wiederherzustellen die Impaktion bei diesen Brüchen löst, wird — wie dieses Bild deutlich macht — die relativ stabile Bruchsituation in eine unstabile überführen. Der Halt auf dem schmalen Grat des so viel gerühmten *Adam*schen Bogens bleibt mangelhaft, weil im Hinterland, also im Schaftbruchstück, durch die Reposition eine große Höhle entstanden ist. Eine so labile Bruchstellung läßt sich mit den heutigen Mitteln der Osteosynthese nur schwer stabilisieren und wird auch infolge des fehlenden Flächenkontaktes zu einer verzögerten Bruchheilung führen. Aus diesem Dilema führt die Umstellung der Bruchsituation durch die *operative Medialisierung und Valgisierung.*

Ehalt hat mit Recht aus der Gruppe Inversions-Adduktionstypen die diatrochanteren Frakturen abgesondert. Bei diesen Brüchen reicht die übliche Fixierung mit dem Plattennagel allein meist *nicht* aus, obwohl der *Adam*sche Bogen leicht rekonstruierbar ist. Diese Brüche sind für Pseudarthrosen geradezu prädestiniert und selbst starke Implantate können brechen.

Mehrere Ursachen sind dafür verantwortlich. Bei diesen Brüchen ist der Trochanter major nicht abgebrochen und gehört zum proximalen Bruchstück, das der napfförmigen und eher horizontal verlaufenden Bruchfläche des Schaftes äußerst labil aufgesetzt ist. Durch den Zug der pelvitrochanteren Muskeln und später durch die Belastung haben diese Brüche nicht nur die Tendenz in Varus zu kippen, sondern auch nach lateral auszuscheren. Diese statisch ungünstigen Bedingungen lassen sich entweder durch eine zusätzliche Zuggurtung nach Pauwels oder durch operative Umstellung in Valgus und evtl. durch Medialisierung des Schaftbruchstückes beherrschen.

So günstig die Medialverschiebung, so ungünstig die Lateralverschiebung des Schaftbruchstückes. Bei diesen Schaftbrüchen mit Verschiebung des Schaftes nach lateral und meist auch weit nach proximal schafft erst die Medialisierung und Valgisierung stabilere Bedingungen, so daß dann selbst mit der zweiteiligen Nagelplattenkonstruktion eine frühzeitige Belastungsstabilität erreichbar ist. In letzter Zeit haben wir diese Brüche geschlossen reponiert und mit 3 elastischen Rundnägeln vom medialen Kondyl aus belastungsstabil fixieren können. Simon-Weidner wird in seinem Referat einen solchen Fall zeigen.

Wir können also feststellen, daß sich heute dank einer verbesserten Repositions- und Osteosynthesetechnik doch ein Großteil der schwer stabilisierbaren Brüche nicht nur übungs- sondern oft sogar belastungsstabil versorgen läßt. Demnach verbleibt eine immer kleinerwerdende Gruppe wie die subtrochanteren Dreh- und Trümmerbrüche sowie einige Sonderfälle, bei denen eine operative Behandlung keine Vorteile bietet und die auch heute noch der *konservativen* Behandlung vorbehalten sind.

Osteoporose: Der Vorschlag von Weber, trochantere Brüche mit großen Höhlen oder mit hochgradiger Osteoporose, deren röntgenologische

Erkennung oft gar nicht leicht ist, mit bone cement zusätzlich zu stabilisieren hat auch Anhänger gefunden. So berichtet Müller, daß er bei einem Drittel aller trochanteren Frakturen ein Acrylharz verwendet. Vielleicht kommen hochgradige Osteoporosen mancherorts besonders häufig vor. Die Einbringung eines umfangreichen Fremdkörpers birgt mancherlei Gefahren: Verzögerte Bruchheilung, Früh- und Spätinfektion, auf welche Witt im vergangenen Jahr auf dem Orthopädenkongreß aufmerksam gemacht hat. Ich glaube, daß uns aber nur vereinzelt Fälle für diese Notlösung übrig bleiben.

Ich muß zum Schluß kommen und die Ergebnisse und funktionellen Folgen trochanterer Brüche den speziellen Referenten überlassen.

Zu Anfang hatten wir uns die Frage gestellt, ob die Entwicklung der Osteosynthese bei trochanteren Brüchen erfolgreich war. Das Problem dieser Verletzung hatten wir einerseits in der Größe des Traumas und der Tatsache, daß es vorwiegend alte Menschen betrifft, erblickt. Wenn tatsächlich die hohe Mortalität dieser Verletzten in den vergangenen Jahren absank, so verdanken wir diesen Fortschritt auch der Entwicklung allgemein medizinischer Erkenntnisse und der Anaesthesie. Durch die an Methoden reicher werdende Technik und die Verbesserung des Materials stehen dem Chirurgen andererseits heute den jeweiligen Bruchformen adäquate technische Möglichkeiten in zunehmender Zahl zur Verfügung, deren richtige Anwendung den alten Verletzten von den Gefahren der langdauernden Immobilisation befreit. Ich glaube durchaus, daß bei Übersicht der vergangenen 30 Jahre die Erkenntnisse und Erfolge bei der Behandlung trochanterer Frakturen zugenommen haben und bin auch überzeugt davon, daß unser Weg noch nicht zu Ende begangen ist.

R. Neuhold u. S. Dialer, Steyr (Österreich):

Pathologisch-anatomisches Referat zu den Brüchen durch das Trochantermassiv.

An der 1966 am LKH Steyr eingerichteten Prosektur haben wir durch 2 Jahre die Verstorbenen mit Brüchen durch das Trochantermassiv autoptisch ausgewertet. Wir hatten Gelegenheit, 23 pathologisch-anatomische Präparate in Hinblick auf die Bruchform, die Weichteilverletzungen und die Knochenheilung im Zusammenhang mit den Rö-Aufnahmen näher zu untersuchen.

Mit 2 *häufiger* vorkommenden Bruchformen möchten wir uns besonders auseinandersetzen:

1. dem Außendreh- oder Aufklappbruch, 2. dem Innendreh- und Einstauchbruch.

Hier das übliche Bild eines *Außendrehbruches* mit der typischen Coxa-vara-Stellung und der starken Außendrehung des Beines.

Auf diesem Dia sehen Sie das dazugehörige Präparat, allerdings ist hier der Bruch durch Innendrehung bereits teilweise eingerichtet. Der Hauptbruchspalt verläuft etwas lateral vom fibrösen Kapselansatz von innen unten nach außen zum Trochanter major. Auffallend ist, daß trotz der primär starken Außendrehung des Beines, die man am Rö-Bild gut erkennen konnte, der Periostüberzug im mittleren Drittel zum Teil erhalten blieb.

Das Präparat, von dorsal betrachtet, läßt nach Durchtrennung der Muskelansätze und der fibrösen Kapsel gerade noch 2 fast gänzlich von Periost bedeckte Bruchspalten erkennen, die eine am Übergang zur Fossa intertrochanterica, die andere am lateralen Rand der Crista intertrochanterica zum Trochanter minor hin verlaufend. Zusammengehalten werden die Bruchstücke durch das beinahe völlig erhalten gebliebene Periost und die breitflächige, feste Sehnenansatzplatte der kleinen Glutaeen im Bereich des Trochanter major.

An dem vorher gezeigten Präparat wurde das Periost an der Rückseite über dem unteren Bruchspalt durchtrennt, die Bruchstücke aufgeklappt, und somit Einblick in die Bruchverhältnisse in der Tiefe des Trochantermassivs gewonnen. Die Crista intertrochanterica ist kammartig ausgebrochen; in der Tiefe erkennt man mehrere Spongiosablöcke, aber keine wesentlichen Höhlenbildungen durch Spongiosakompression.

Bei einem anderen Präparat des gleichen Bruchtyps, ebenfalls künstlich aufgeklappt nach Durchtrennung der Weichteile an der Rückseite, war die Schenkelhalsbasis mehr kegelförmig aus dem Trochantermassiv herausgebrochen.

Obwohl diese Brüche durch Außendrehung des Beines entstehen, findet man keine schraubenförmigen Bruchflächen wie bei den Schaftbrüchen, sondern das Bruchrelief ist vergleichbar dem einer aufgebrochenen Semmel.

Entfernt man *sämtliche* Weichteile, so findet man hier wie auch sonst immer 3 Hauptbruchstücke: 1. das große Kopf-Halsbruchstück, 2. ein intermediäres Trochanterbruchstück mit der Crista intertroch. und 3. das Schaftbruchstück.

Durch Einwärtsdrehung lassen sich die Bruchstücke *fast fugenlos* aneinanderlegen, die Spongiosaflächen finden breiten Kontakt, was erfahrungsgemäß zu einer *raschen* Knochenheilung führt.

Das konnten wir gut an einem frontalen Schnittbild eines ideal eingerichteten Eversionsbruches demonstrieren, der mit Nagel und Platte versorgt worden war. Wir haben davon 6 Wochen nach der Operation ein Präparat angefertigt, an dem man auf der frontalen Schnittebene die ehemaligen Bruchlinien gerade noch am Farbunterschied erkennen konnte. Am histologischen Präparat sah man, dem früheren Bruchspalt entsprechend, alle Stadien der Knochenheilung vom bindegewebigen bis zum knöchernen Kallus.

Das Gegenteil zum Außendrehbruch ist der um vieles seltenere *Innendreh*- und Einstauchbruch. Am Rö-Bild erkennt man das eingestauchte Kopfhalsbruchstück, die Coxa vara und die häufig anzutreffende Rekurvation. Die untere Rö-Reihe zeigt nach übertriebener Aufrichtung eine *ausgedehnte Höhle* im Trochantermassiv und eine schmale Verdichtungszone lateral am proximalen Schaftabschnitt.

In natura sieht man von vorne bloß die auffallende Varusstellung, ganz ähnlich sieht das Präparat von dorsal betrachtet aus; die Weichteile sind ringsum praktisch unverletzt.

Um die Bruchsituation von medial gesehen zu demonstrieren, wurde das Periost im Bruchbereich zum Schaft hin durchtrennt und die Crista intertrochanterica aufgeklappt. Man erkennt die Rekurvation und den breit nach hinten unten eintauchenden Schenkelhals. Am Schenkelhals war der Überzug bereits durch das primäre Trauma abgeschält —, vielleicht sind manche Durchblutungsstörungen im Kopfhalsbruchstück darauf zurückzuführen.

Von dem vorher gezeigten Präparat wurde dieses frontale Schnittbild angefertigt auf dem die Coxa vara und der tief eingestauchte Schenkelhals besonders schön zu sehen sind. Die kräftige, etwa 1 cm lateral vom *Ward*schen Dreieck gelegene Spongiosarandzone der Schenkelhalsbasis preßt *stempelartig* die Spongiosa des Trochantermassivs auf einen schmalen Saum zusammen. Dieselbe Situation konnten wir noch auf einem anderen frontal geschnittenen Präparat zeigen, auf dem außerdem die übereinandergeschobenen Bruchstücke des *Adam*schen Bogens sehr gut zur Darstellung kamen.

Richtet man die Bruchstücke ein, — das heißt auf —, so läßt sich wohl der *Adam*sche Bogen, also der mediale Strebepfeiler, wiederherstellen, aber *durch den mächtigen, höhlenförmigen Spongiosadefekt* im dorsalen Bereich des Trochantermassivs *fehlt eine zuverlässige Abstützung des Kopfhalsfragmentes*. Wir fanden um so größere Kompressionshöhlen, je ausgeprägter die Osteoporose war.

Auf diesem Rö-Bild eines anderen Einstauchbruches finden wir das Kopfhalsbruchstück mit seinem spitz zulaufenden *Adam*schen Bogen tief eingestaucht in das Trochantermassiv. Diese Bruchform fanden wir bei Verletzten mit wenig ausgeprägter Osteoporose. Die untere Rö-Reihe zeigt die Situation der Bruchstücke nach in leichter Varusstellung erfolgter Nagelung.

Am Präparat, von medial betrachtet, erkennt man die tiefe Kerbe im Trochantermassiv, die sich der spitze *Adam*sche Bogen eingegraben hat. Auch dabei kam es in der Tiefe wieder zu Kompression von Spongiosa, jedoch nicht in so starkem Ausmaß wie beim schwer porotisch veränderten Knochen.

Wird der Sporn durch Aufrichten des Kopfhalsbruchstückes herausgezogen — hier durch bewußte Überkorrektur besonders deutlich gemacht —, so kommt die V-förmige Kerbe am Schaftfragment und der Sporn des *Adam*schen Bogens besonders gut zur Darstellung.

Dieser Bruch kann auch durch anatomische Reposition des *Adam*schen Bogens aus zweierlei Gründen nicht stabilisiert werden, auch wenn Stabilität durch ideale Stellung der Bruchstücke am Rö-Bild vorgetäuscht wird, da 1. der *Adam*sche Bogen in mechanisch ungünstiger Weise unterbrochen ist und 2. die immer vorhandene Höhle im Trochantermassiv eine entsprechende Abstützung des Kopfhalsbruchstückes *unmöglich* macht.

Da heute noch die Mehrzahl der Chirurgen den trochanteren Bruch auch wenn eine Osteosynthese durchgeführt wird, geschlossen einrichtet, hielten wir es für angebracht, an Hand von pathologisch-anatomischen Präparaten die vorhandenen *Zerstörungen* an der Bruchzone zu zeigen, weil die Rö-Bilder erfahrungsgemäß häufig eine ungenügende oder gar falsche Vorstellung der wahren Verhältnisse des Bruchreliefs vermitteln. Es gibt natürlich noch eine Reihe von anderen Bruchformen, besonders im subtrochanteren Bereich; wir haben uns bewußt auf die häufigsten Bruchtypen beschränkt.

J. Eschberger, Wien (Österreich):

Die Histologie der pertrochanteren Oberschenkelbrüche.

Vor einigen Jahren untersuchte ich Biopsien von pertrochanteren Oberschenkelbrüchen und Schenkelhalsbrüche. Es ergab sich eine interessante Gruppierung. Während ein großer Teil der Schenkelhalsbrüche *malazieähnliche* Veränderungen aufweist, sind es bei den pertrochanteren Oberschenkelbrüchen vorwiegend alle Stadien der *Osteoporose*, die zu einem Drittel über die altersbedingte Porose hinausreichen.

Diese Annahme wird noch durch die Tatsache bestärkt, daß es bei einem späteren Bruch der kontralateralen Seite fast immer zur selben Bruchform kommt. Man kann daraus entnehmen, daß *jede einzelne Knochenveränderung zu einer anderen Belastungsinsuffizienz des Knochens führt.*

Eine malazieähnliche Veränderung mit über normal breiten Knochenbälkchen, jedoch vermindertem Mineralgehalt und minderwertiger Knochensubstanz erträgt ein plötzliches direktes Trauma besser, es wird dafür aber eher zur Degeneration und Umbauzonen kommen; der porotische Knochen erträgt zwar die Dauerbelastung, ist jedoch dem direkten Trauma nicht gewachsen.

Dies erklärt auch die typische Lage der Frakturstellen, einerseits an der Stelle des kleinsten Organquerschnittes bei einer Dauerbelastung eines nicht vollwertigen Knochens, dem dieser nachgibt, andererseits der Übergang von Biegungs- auf Druckkräfte beim pertrochanteren Bruch mit vermindertem Gesamtquerschnitt der Knochenbälkchen, der deshalb bei einer plötzlichen Überbeanspruchung dort einbricht.

Besonders schön lassen sich diese grundsätzlichen Unterschiede in der *Mikroradiographie* darstellen. Das den pertrochanteren Knochen bildende porotische Bälkchen ist meist harmonisch und gut strukturiert aufgebaut. Es ist fast immer lamellärer Knochen mit normalem Hydroxylapatitgehalt, selten sieht man einzelne unregelmäßige Stellen.

Man hat hier das Gefühl, daß der Körper das ihm zur Verfügung stehende Material so rationell als möglich angelegt hat, auch im Hinblick auf spätere Katastrophenfälle. Osteoidsäume sind nur in sehr geringer Anzahl vorhanden und verschmälert, ebenso sind die Abbaustellen vermindert.

Bei den *Schenkelhalsbrüchen* finden wir in der Regel, dies sei nur zur Kontrastierung des Vorhergesagten erwähnt, eine unregelmäßige Struktur des Gesamtbildes mit differentem, bis zu 50% abweichendem Hydroxylapatitgehalt. In der normalen Röntgenaufnahme erscheinen diese feinstrukturellen Unterschiede nicht. Die Knochenveränderung bei beiden ist, wie gleichzeitig entnommene Darmbeinkammbiopsien zeigen, ein Zustand des gesamten Skeletsystems und lokal gelegentlich nur verstärkt.

Man könnte fast sagen, daß der Gesamtzustand des Skeletsystems die Art der Fraktur vorherbestimmt. Deshalb auch die zeitlich differenten analogen symmetrischen Brüche in dieser Region. Der zartere Knochen der Porose benötigt zu seiner Ernährung eine viel geringere Anzahl von Blutgefäßen, die vorhandenen Gefäße genügen völlig zur Aufrechterhaltung eines gesunden Stoffwechsels. Der Körper hat sich adaptiert.

Wenn die Blutversorgung und der vorhandene Anpassungsmechanismus den wir nur im ganz groben kennen, dessen feines Zusammenspiel und dessen Steuerung uns noch unbekannt sind, insuffizient werden, kommt es zu einem überstürzten An- und Umbau der Knochensubstanz.

Einen passenden Versuch in vivo finden wir im Kahnbeinbruch mit dem gut durchbluteten distalen und dem schlecht durchbluteten proximalen Fragment, das uns fast dieselben Erscheinungsbilder der Knochenbälkchen zeigt, und, da wir hier die Entstehung aus der Verschiedenheit der Durchblutung kennen, unsere Annahme erhärtet.

Wenn jetzt die Katastrophe im Knochensystem eintritt, es zur Fraktur kommt, reagiert der Knochen im pertrochanteren Bruch sofort mit einem kräftigen Anbau der Bälkchen. Dies kommt noch zusätzlich zur besseren Durchblutung und günstigeren Lage der Blutgefäßversorgung aus dem Gewebe.

Nach der Fraktur bildet sich ein kräftiger vorwiegend bindegewebiger Kallus mit guter Gefäßversorgung. Das vorhandene Knochengerüst verstärkt sich durch Apposition von neugebildetem Knochen, einzelne Bälkchen werden abgetragen. Röntgenologisch sieht man den sog. gelichteten Wald. Die einzelnen Trabekel erscheinen jetzt plump.

Histologisch gleicht der so gebildete Knochen bzw. die Knochenapposition an dem porotischen Knochen dann im allgemeinen dem Bild einer ausgeheilten Malazie mit ihrer zusammengesetzten Struktur.

Der Gelenksknorpel ist meist unauffällig, die Subchondralschicht ist verschmälert. Die Zellkerne sind in der Mehrzahl vorhanden, die Oberfläche ist glatt und die typische Struktur erhalten.

Zusammenfassung: Der pertrochantere Oberschenkelbruch ist durch die Knochenbeschaffenheit *vorherbestimmt.* Die Heilungstendenz des Knochens ist im allgemeinen gut.

R. GIBUS, Steyr (Österreich):

Bruchformen der per- und subtrochanteren Brüche. (Mit 1 Abb.)

In der Literatur gibt es für trochantere Brüche eine nicht kleine Zahl von Einteilungen, die nach verschiedenen Gesichtspunkten erstellt wurden. Für uns Chirurgen hat aber eine Brucheinteilung nur dann praktischen Wert, wenn sie uns wesentliche Hinweise für die einzuschlagende Therapie bringt.

Für die konservative Behandlung dieser Brüche genügt meines Erachtens die Einteilung von Bigelow, der bekanntlich Brüche vom Eversions- und Inversionstyp unterscheidet.

Mit der Einführung der Oesteosynthese ergaben sich für die Beurteilung dieser Brüche neuerlich weitere Gesichtspunkte. Vor ungefähr 20 Jahren haben Evans u. a. schon darauf hingewiesen, daß die Rekonstruktion des medialen Strebepfeilers, also des *Adam*schen Bogens, für die Stabilität nach der Osteosynthese entscheidend ist. Er unterteilte daher diese Brüche in *stabile* und *unstabile.*

Eine Brucheinteilung, die sich auf die Stabilität nach der Osteosynthese bezieht und dabei nur die Abstützung am *Adam*schen Bogen berücksichtigt, ist schon deshalb problematisch, weil auch andere Faktoren für die innere Bruchstabilität verantwortlich sind.

Bei der Vielfalt der vorliegenden Formen trochanterer Brüche ist es daher angebracht, nach eingehendem Studium der Röntgenbilder vor und nach der Reposition zu untersuchen, welche Faktoren für die innere Bruchstabilität jeweils verantwortlich sind und inwieweit diese durch eine Reposition erreichbar ist oder erreicht wurde.

Bei der Bearbeitung unseres eigenen Krankengutes haben sich hinsichtlich der inneren Bruchstabilität nach einem Einteilungsvorschlag von Ender (Tabelle) folgende unterschiedliche Bruchformen ergeben, nach denen dann auch das gesamte Material der Unfallkrankenhäuser Österreichs nachuntersucht wurde: Trochantere *Eversionsbrüche*, trochantere *Inversions-Adduktionsbrüche* und *subtrochantere* Frakturen.

Bei den Eversionsbrüchen gibt es einfache Aufklappbrüche, Aufklappbrüche mit einem aus dem Schaft ausgebrochenen Keil medial und schließlich solche mit Lateralverschiebung und Hochstand.

Tabelle. *Bruchformen*

Eversionstyp	Inversions-Adduktionstyp	Subtrochantere Typen
1. Aufklappbrüche einfache	1. Einstauchbrüche mit Keil	1. Diatrochantere Brüche
2. Aufklappbrüche mit Keil	2.-Einstauchbrüche mit Stempel	2. Reversed fractures
3. Aufklappbrüche mit Lateral-Hochstand		3. Dreh- und Trümmerbrüche

Etwa 50% der trochanteren Brüche sind einfache Frakturen (Abb. 1a). Je nach der Größe der Außendrehung des Beines findet man vorne einen breit-klaffenden Bruchspalt, der das Kopfhalsfragment vom Schaftbruchstück trennt. Isoliert abgebrochen ist immer ein Trochanterbruchstück. Durch *Einwärtsdrehen* des Beines wird der Bruchspalt vorne geschlossen und ein breiter Flächenkontakt hergestellt. Die innere Bruchstabilität ist bei diesen Brüchen auch deshalb sehr groß, weil die 3 Hauptbruchstücke durch kräftige Weichteilverbindungen zusammengehalten werden, wie Dialer schon gezeigt hat. Diese überführen schon einen Großteil der Scherkräfte in Druckkräfte. Naturgemäß haben diese Brüche eine gute Prognose und haben bei der Stabilisierung den Schwierigkeitsgrad I.

Bei den durch Außendrehung des Beines entstandenen *Aufklappbrüchen* (Abb. 1b) ist der Abrißbruch des Trochanter minor für die innere Bruchstabilität solange belanglos, als nicht ein großer Drehkeil — wie hier — aus dem Schaft ausgebrochen ist. Nach der Reposition dieser Brüche besteht meist ein Defekt am medialen Strebepfeiler. Trotzdem sind diese Brüche wenig stabilitätsgefährdet, weil das in Varus kippende Kopfhalsfragment durch ein breites Widerlager des Schaftbruchstückes abgestützt wird. Es sind dies 15% der trochanteren Brüche.

Infolge starker Gewalteinwirkung ist es bei diesen Aufklappbrüchen auch zur Zerreißung der kranialen und hinteren Weichteilverbindung gekommen, so daß das Schaftbruchstück nicht nur nach lateral, sondern

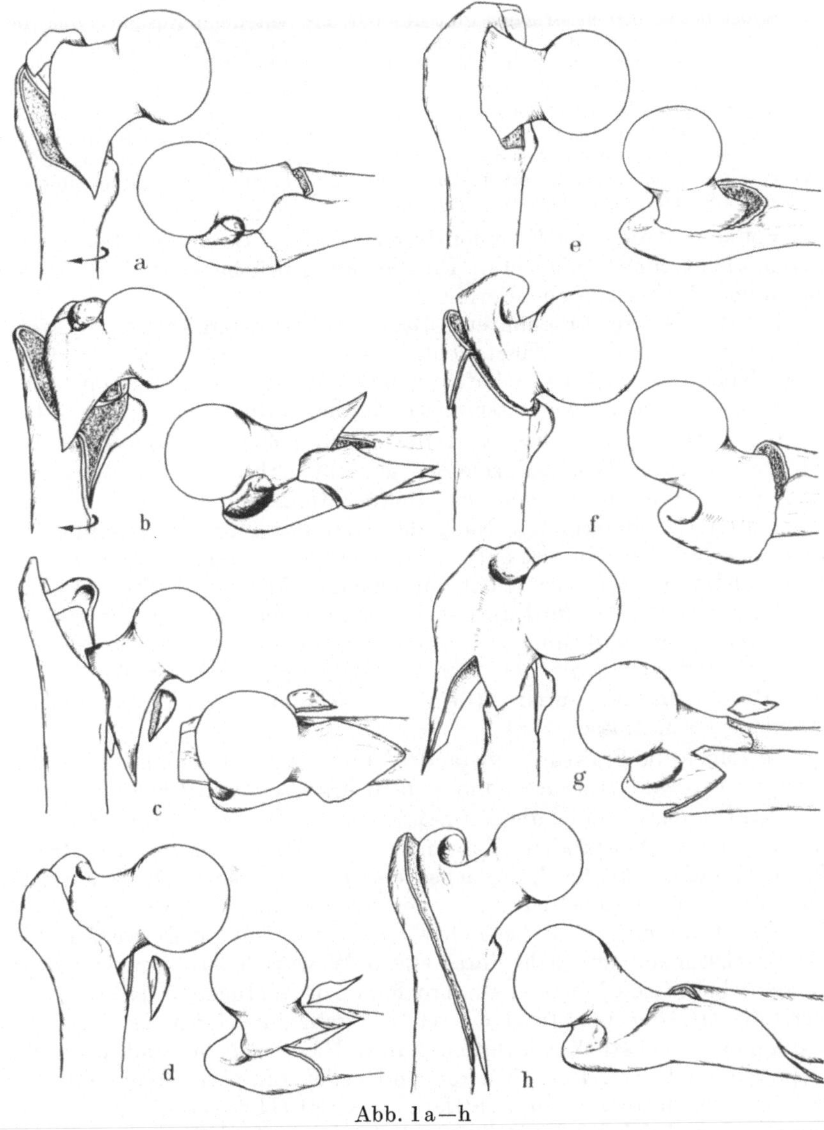

Abb. 1 a—h

auch weit nach kranial zu verschoben ist (Abb. 1 c). Diese Brüche, die
nur etwa 4 % ausmachen, sind statomechanisch gesehen einem Schenkelhalsbruch der Gruppe Pauwels III vergleichbar und daher auch *schwer*
zu stabilisieren. Schwierigkeitsgrad III der Stabilisierung.

Für die Beurteilung trochanterer Frakturen wird in vielen Lehrbüchern nur ein
ap-Bild gefordert. Wir glauben aber, daß zur räumlichen Erfassung der Bruchsituation keinesfalls ein Seitenbild fehlen darf, manchmal wären auch Schicht-
aufnahmen zweckmäßig.

Selbst bei einfachen Brüchen gibt uns nur das Seitenbild Auskunft über den Kontakt und das Verhalten im Bereiche des medialen Strebepfeilers, über eventuelle Trümmerzonen hinten im Trochantermassiv, über Rotation des Kopfhalsbruchstückes um die Schenkelhalsachse und über das Ausmaß der Seitenverschiebung, der Ante- oder Rekurvation.

Nur bei Rekurvation besteht eine echte Einkeilung. Die ap-Bilder in der oberen und unteren Bildreihe sind an sich gleich, das Seitenbild aber zeigt in der oberen eine Antekurvation und in der unteren eine Rekurvation. Es handelt sich also um 2 grundverschiedene Bruchtypen.

Von der Gruppe der Eversionsbrüche sind die *Inversions-Adduktionstypen* abzutrennen, die echte Einstauchungsbrüche sind. Wir fanden bei ihnen 2 verschiedene Formen.

Bei etwa 4% der trochanteren Brüche bei jüngeren Verletzten erfolgt der Ausbruch und die Einstauchung des *Adamschen* Bogens in Form eines Keiles, der sich im Schaftbruchstück sehr bald verklemmt, daher haben sie den Schwierigkeitsgrad II für die Stabilisierung (Abb. 1d).

Bei Osteoporosen aber wird die ganze Schenkelhalsbasis wie ein Stempel in das Trochantermassiv gepreßt (Abb. 1e). Im Seitenbild zeigen diese Brüche immer eine Rekurvation. Die Instabilität dieser Frakturen ist offenkundig. Nach der Reposition und Herstellung der anatomischen Verhältnisse entsteht eine entsprechende *Höhle*, in die das Kopfhalsfragment wieder leicht zurücksinken kann. Bei diesen 6% der trochanteren Brüche wird an das Haltevermögen der Implantate hohe Anforderung gestellt und verzögerte Bruchheilungen sind die Regel, daher Schwierigkeitsgrad III der Stabilisierung. Erst die Umstellung der Bruchsituation durch *Medialisierung* und *Valgisierung* erbringt stabilere Verhältnisse.

Es folgen die Frakturen distal des Trochanter major: Diatrochantere Brüche, reversed fractures und subtrochantere Dreh-Biegungsbrüche.

Den Übergang bilden die *diatrochanteren* Brüche nach Ehalt (Abb. 1f), die wir in etwa 4% fanden. Während bei den Eversionstypen die Bruchfläche ungefähr in der Längsachse des Beines, also steil verläuft, ist hier das Schaftbruchstück fast quer abgetrennt. Dadurch sind diese Brüche statomechanisch besonders ungünstig, außerdem werden hier die Bruchstücke nicht mehr durch starke Weichteile zusammengehalten. Es fehlt bei diesen Brüchen ein Trochanterbruchstück, so daß der varisierende Zug der pelvitrochanteren Muskeln zur Gänze sich auf das proximale Bruchstück auswirken kann. Diese Brüche sind nach der Reposition schwer zu stabilisieren und heilen oft pseudarthrotisch. Es wurde daher für diese, dem Schwierigkeitsgrad III zuzuordnenden Frakturen, schon 1957 die *Umstellungsosteotomie* empfohlen.

Etwa 7% unserer Fälle machen die für die subtrochantere Region geradezu charakteristischen, von Evans als reversed fractures beschriebenen, subtrochanteren Dreh-Biegungsbrüche aus (Abb. 1g), bei denen die Bruchfläche von kaudal lateral nach medial kranial verläuft. Durch den Zug der Adduktoren ist das Schaftbruchstück nach medial verschoben. Diese Brüche haben viel von ihrer Schwierigkeit zur Stabilisierung verloren, seit Krotschek ihre Fixation mit der steilen Platte bei Belassung einer geringen Seitenverschiebung nach medial empfohlen hat.

10% der Brüche sind in der subtrochanteren Region querverlaufende Biegungsbrüche mit und ohne Keil, lange Drehbrüche, wie hier dargestellt (Abb. 1h), mit und ohne Drehkeil. Meist wird man diese Brüche auch heute noch konservativ im Dauerzug behandeln, für manche ist allerdings der gebogene oder gerade Marknagel angezeigt.

Je nach dem Schwierigkeitsgrad ihrer Stabilisierung fasse ich nun folgende *Bruchtypen* zusammen: Brüche mit dem Schwierigkeitsgrad I können mit allen derzeit üblichen Osteosynthesemitteln ausreichend, das heißt belastungsstabil, fixiert werden. Es sind dies die einfachen Aufklappbrüche, etwa 50%.

Zu den Brüchen mit Schwierigkeitsgrad II gehören: Die Aufklappbrüche mit Keil, die keilförmigen Einstauchbrüche und die reversed fractures, etwa 26%. Diese verlangen bereits eine gute Reposition und statisch optimale, das heißt möglichst steile Placierung der Implantate. Bei diesen Brüchen ist manchmal nur eine Übungsstabilität erreichbar.

Bei den Brüchen mit dem Schwierigkeitsgrad III, also den Außendrehbrüchen mit Lateralverschiebung und Hochstand, den tiefen Einstauchbrüchen bei Osteoporose und bei diatrochanteren Brüchen, die zusammen 14% ausmachen, ist mit den derzeit üblichen Osteosynthesemitteln oft nur dann eine frühzeitige Belastungsstabilität erreichbar, wenn durch operative Umstellung der Bruchsituation (Valgisierung und Medialisierung) Bedingungen geschaffen werden, dcnen unsere Implantate gewachsen sind.

Die restlichen 10% der subtrochanteren Dreh- und Trümmerbrüche werden auch heute noch meist konservativ behandelt.

J. Puranen, R. Lindholm u. R. Mokka, Oulu (Finnland):

Das Verhältnis zwischen Frakturlinie und Muskelinsertionen bei dem sogenannten pertrochanteren Oberschenkelbruch.

Der pertrochantere Oberschenkelbruch und der Oberschenkelhalsbruch treten gleich häufig auf am Patientengut von 1963—1968 der Chir. Klin. der Univ. Oulu mit 185 registrierten Frakturen am proximalen Ende des Oberschenkels, die subtrochanteren Brüche ausgeschlossen.

Wir haben die anatomischen Verhältnisse der pertrochanteren Frakturen mit Hilfe von Informationen, gegeben durch Röntgenaufnahmen, Operations- und Obduktionsbefunde, untersucht. Uns scheint, daß die bisherigen experimentellen Untersuchungen nur ausnahmsweise gute Informationen geben konnten, da man die wirkenden Muskelkräfte nicht hat simulieren können.

Gemäß dem Verlauf der Bruchlinien haben wir unterschiedliche Bruchformen angetroffen. Unsere Einteilung scheint von den üblichen etwas abzuweichen.

1. mußte man nach dem Unfallmechanismus die Frakturen in 2 Hauptgruppen einteilen: Die direkten Kontusionsfrakturen und die von indirekten Bagatelltraumen ausgelösten Fälle.

Die später genannte, große Gruppe kann als typisch bezeichnet werden und betrifft ältere Leute. Diese Frakturen haben wir folgendermaßen eingeteilt:

Bei der gewöhnlichsten Form (80%) verläuft die Bruchlinie fast genau kranial vom Trochanter minor der Linea intertrochanterica so folgend, daß das Lig. ileofemoralis den Bruchspalt überbrückt. In der Gegend des Trochanter majors geht die Bruchlinie dorsalwärts zwischen den Insertionen des M. glut. minimus und M. glut. medius und davon zurück zur Gegend des Trochanter minors kaudal von M. quadratus femoris. Das proximale Bruchstück besteht aus Hüftkopf, Schenkelhals und einem Teil des Trochanter majors, wo sich die Insertionen des M. glut. medius und die kleinen Auswärtsrotatoren befinden. Bei etwa 50% dieser Frakturen ist der Trochanter minor abgerissen.

Eine 2. seltenere, aber instabilere Form des obengenannten typischen Bruches entsteht dann, wenn auch die Insertion des M. glut. minimus mit umgebendem Knochenteil als ein isoliertes Fragment abgerissen wird.

Eine 3. indirekte Bruchform ist charakterisiert bei einer Frakturlinie, die ventral zwischen den Insertionen von M. vastus lateralis und M. vastus intermedius und dorsalwärts kranial von der Insertion des M. gluteus maximus verläuft und wo außerdem der Trochanter minor abgerissen ist.

Die direkten Frakturen stellen unregelmäßigere Formen dar, u. a. intertrochantere Bruchspalten. Charakteristisch ist doch auch hier die Regelmäßigkeit, mit welcher die Frakturlinie immer *zwischen* den Muskelinsertionen verläuft.

Wesentlich ist die Observation, daß die Anatomie der Muskelinsertionen am Hüftgelenk weitgehend die Lokalisation der Bruchspalte determiniert. Gewaltsame Muskelkontraktionen müssen als eine wichtige Ursache zur Entstehung des *indirekten* Bruches angenommen werden. Die Einteilung der Brüche unter Berücksichtigung der Verhältnisse zwischen Bruchlinie und Muskelinsertionen gibt ein funktionelles Bild der Situation und dient als eine realistischere Grundlage für therapeutische Verfahren, als gewöhnliche morphologische Gruppierungen.

O. Čech u. A. Debrunner, St. Gallen (Schweiz):

Einteilung der pertrochanteren Frakturen im Hinblick auf verschiedene Osteosynthese-Verfahren.

Die operative Behandlung der pertrochanteren Brüche wird heute von fast allen Schulen empfohlen. Trotz verschiedener Operationsmethoden und Implantaten konnten bei bestimmten Frakturformen Mißerfolge nie ganz ausgeschaltet werden. Wir haben versucht diese Mißerfolge zu analysieren und haben dabei gefunden, daß ein Zusammenbruch in der Regel immer dann erfolgte, wenn die mediale Abstützung fehlte,

d. h., in denjenigen Fällen, bei welchen der *Adam*sche Bogen, welcher den medialen Tragpfeiler bildet, *nicht* wiederhergestellt war. Wie wichtig diese ist, lehrt die Beobachtung, daß kein Implantat für sich allein kräftig genug ist, der Beanspruchung auf die Dauer standzuhalten, wenn die Fraktur selbst nicht auf den *Adam*schen Bogen abgestützt ist. Dabei findet man immer wieder das gleiche: Es kommt zu einer zunehmenden Varusfehlstellung und früher oder später zu einem Zusammenbruch der Osteosynthese.

Das Beispiel dieser unstabilen Frakturen zeigt, daß es kein universelles Osteosynthese-Verfahren gibt, mit dem man *alle* Frakturarten richtig behandeln kann. Vielmehr ist es notwendig, für verschiedene Frakturtypen bestimmte Osteosynthesen anzuwenden.

Die uns heute zur Verfügung stehenden Osteosynthesemittel und -methoden ermöglichen uns, praktisch jeden pertrochanteren Bruch zu stabilisieren. Wir haben deshalb eine Einteilung der Frakturen ausgearbeitet im Hinblick auf die Indikation zu verschiedenen Osteosyntheseverfahren.

Wesentlich scheint uns in erster Linie, ob eine Fraktur durch anatomische Reposition des *Adam*schen Bogens stabilisiert werden kann oder nicht. Im ersten Fall sind sowohl die biologischen als auch die mechanischen Bedingungen für die Heilung günstig: Eine Osteosynthese kann das Repositionsresultat ohne weiteres sichern und wird nicht überbeansprucht, da der Knochen den größten Teil der Beanspruchung trägt. Eine solche Fraktur ist nach unserer Definition *stabil*.

Falls die anatomische Rekonstruktion des *Adam*schen Bogens als Tragpfeiler *nicht* möglich ist, sei es wegen eines Defektes oder einer Trümmerzone, so wird die gesamte Beanspruchung auf das Implantat übertragen, welches ihr auf die Dauer nie gewachsen sein kann. Einen solchen Frakturtyp würden wir demnach als *instabil* bezeichnen.

Eine besondere, 3. Gruppe, bilden die Frakturen bei stark fortgeschrittener *Osteoporose*, weil die Implantate in der atrophischen Spongiosa nur wenig Halt finden. Hier hat sich eine Osteosynthese in Kombination mit einer Knochenzementplombe bewährt.

Einteilung der pertrochanteren Frakturen:

I. Stabile: Anatomische Rekonstruktion des *Adam*schen Bogens möglich.

II. Instabile: Anatomische Rekonstruktion des *Adamschen* Bogens nicht möglich.

III. Schwere Osteoporose: Alle Frakturtypen.

Die präoperative Beurteilung des Frakturtypes nach dem Röntgenbild ist *nicht* immer einwandfrei möglich. Wir führen die Operation aber nie gedeckt, sondern immer offen unter Sicht des Auges durch, was uns auch in unklaren Fällen erlaubt, das richtige Osteosyntheseverfahren zu wählen. Für die operative Behandlung der pertrochanteren Frakturen stehen uns 5 verschiedene Osteosyntheseverfahren zur Verfügung.

Für die einzelnen Frakturtypen haben wir eine Indikationsliste der am besten geeigneten Osteosynthesetechniken zusammengestellt:

Osteosynthesetechniken

Frakturtyp	Osteosynthesetechnik
I. Stabile Frakturen 1. und 2. Einfache pertrochantere Frakturen und solche mit isoliertem Ausbruch eines oder beider Trochanteren	Anatomische Reposition, Fixation mit abgewinkelter Platte (130°) — Spongiosaschraube
3. Inter- und subtrochantere Frakturen	Anatomische Reposition, eventuell Verschraubung, Fixation mit abgewinkelter Druckplatte (95° Kondylenplatte)
4. Einfache pertrochantere Frakturen bei Jugendlichen	Anatomische Reposition und interfragmentäre Verschraubung mit Hilfe einer leicht gebogenen Platte
II. Instabile Frakturen	Die abstützende Aufrichte-Osteotomie (Aufrichtung) des Schenkelhalses, Fixation mittels abgewinkelter Platte (130—150°) mit kurzer Klinge (50—60 mm)
III. Pertrochantere Frakturen bei schwerer Osteoporose	Reposition, Fixation mit Winkelplatte 130°, Kunstharzplombe. (Auch bei Defekt am Adambogen anwendbar)

Zu I/1. u. 2. Wenn bei dieser Frakturengruppe die anatomische Reposition durchgeführt und mit einem Implantat gesichert wird, so kann die sofortige Mobilisation und frühe Teilbelastung gestattet werden. Dazu sind Winkelplatten oder -nägel zweckmäßig, welche aus *einem* Stück bestehen. Ihre Anwendung ist technisch etwas schwieriger, aber die Stabilität ist wesentlich besser als bei den zusammengesetzten Implantaten. Wir verwenden die 130°-Platten der AO.

Zu I/3. Für die inter- und subtrochanteren Brüche bewährte sich bei uns die Kondylenplatte, die bei diesen Fällen eine einwandfreie Zuggurtung ermöglicht. Für die eigentlichen pertrochanteren Brüche ist sie nicht geeignet, da sie hier auf Biegung statt auf Zug beansprucht würde.

Zu I/4. Die pertrochanteren Frakturen bei jungen Leuten sind in mancher Hinsicht so verschieden von jenen bei alten Leuten, daß es uns gerechtfertigt erscheint, sie von diesen abzutrennen. Sie sind in der Regel einfach, ohne Trümmerzone und haben eine intakte, kompakte Spongiosa. Analog zu den Schenkelhalsbrüchen Jugendlicher, welche wegen der harten Spongiosa nicht genagelt, sondern verschraubt werden, ist es logisch, auch diese Frakturen ähnlich zu versorgen. Die anatomische Reposition ist möglich und scheint uns auch wichtig zu sein. Die Stabilität der Verschraubung kann verbessert werden mit Hilfe einer lateral angelegten, leicht gebogenen Platte.

Zu II. Wo die anatomische Rekonstruktion eines tragfähigen *Adam*schen Bogens nicht möglich ist, sprechen wir von einer instabilen Fraktur. Auch bei diesen Brüchen scheint uns die Rekonstruktion eines medialen

Tragpfeilers das *wichtigste* Erfordernis für eine gute Osteosynthese zu sein. Eine Möglichkeit dafür bietet die von uns vorgeschlagene abstützende *Aufrichteosteotomie* (ohne Medialverschiebung), über welche wir an der gleichen Tagung gesondert berichten.

Zu III. Eine besondere Gruppe bilden die Frakturen mit ausgesprochener Osteoporose, bei denen sich eine kombinierte Osteosynthese mit Winkelplatte und Kunstharzplombe bewährt hat.

R. Kölbel, Berlin (Deutschland):

Instabile pertrochantere Frakturen: Repositionsergebnisse und Konsolidation.

Unter dem Begriff der instabilen Fraktur wurden von Evans (1949) diejenigen nicht reponierbaren und Trümmerbrüche im Trochanterbereich zusammengefaßt, die durch die Reposition nicht allein schon eine gewisse Stabilität bekommen. Wir bezeichnen eine pertrochantere Fraktur als *instabil*, wenn es wegen der mechanischen Eigenart der Fragmente nicht gelingt, durch Reposition und Fixation eine *stabile* Knochenkontinuität herzustellen.

Die steile pertrochantere Fraktur, deren Frakturneigungswinkel dem Grad III nach Pauwels bei der medialen Schenkelhalsfraktur entspricht (Sarmiento 1967), mit Verlust der konzentrischen Kortikalis durch ein dorsales Fragment (Hughston 1964) und Absprengung des Trochanter minor (Clawson 1957) ist eine solche instabile Fraktur, wenn mit dem Trochanter minor noch ein erheblicher Teil der medio-dorsalen Kortikalis abgesprengt ist.

Die Schwierigkeiten der Osteosynthese sind immer wieder beschrieben, aber wenig analysiert worden. Aus der praktischen Erfahrung und aus mechanischen Überlegungen hat sich die Reposition der medialen Kortikalis als das wichtigste Element der Osteosynthese erwiesen (Sarmiento 1967 und Scheuba 1966). Da bei der anatomisch exakten Reposition nur die vordere Kortikalis der beiden Hauptfragmente aufeinandersteht, bleibt medial-dorsal, also im Bereich des *Adam*schen Bogens ein *Kortikalisdefekt.* Diese Reposition ist zudem bei der dünnen Kortikalis alter Leute schwierig.

Als Auswege aus dieser Schwierigkeit sind verschiedene Arten nicht-anatomischer Reposition und Fixation angegeben worden. Eine Repositionsart, die die Varisierungstendenz der pertrochanteren Fraktur vorwegnimmt, ist diejenige mit Medialisierung des Schaftfragmentes unter dem distalen Sporn des Kopf-Halsfragments, wobei dieser Sporn in den Schaft eingestaucht wird (Evans 1949, Hughston 1964, Lowell 1966). Bei manchen Frakturen läßt sich diese Repositionsart mit einer Valgisierung verbinden (Boyd 1961), meist ist hierzu jedoch die Osteotomie eines proximalen Sporns am Schaftfragment notwendig (Dimon 1967, Debrunner und Čech 1969).

Ein weiterer Ausweg bei den Schwierigkeiten, besonders die instabilen pertrochanteren Brüche alter Menschen zu stabilisieren, besteht darin, daß man die osteoporotische Spongiosa des Trochantermassivs und, was auch bei alten Menschen seltener ist, zertrümmerte Kortikalis im Bereich des *Adam*schen Bogens durch Metakrylakrylat *(Palacos)* ersetzt (M. E. Müller 1963).

Die mechanischen Eigenschaften einer Osteosynthese hängen auch hier von der Reposition des tragenden Knochens ab. Um die Konsolidationsergebnisse zu den verschiedenen Arten von Reposition in Beziehung zu setzen, haben wir aus einer konsekutiven Serie von 202 Patienten mit Frakturen im Trochanterbereich, die im Kantonspital *St. Gallen* aufgenommen und operativ versorgt wurden, diejenigen mit sog. *instabilen* pertrochanteren Frakturen herausgesucht. Von diesen wurden 59, z.T. unter Verwendung von *Palacos*, mit 130°-Winkelplatten versorgt. 23 Patienten konnten wir nach mindestens 1 Jahr postoperativ nachuntersuchen. Wir haben dann nach den postoperativen Röntgenbildern das Repositionsergebnis analysiert und dieses zur späteren Konsolidation in Beziehung gesetzt.

In 6 Fällen wurde anatomisch exakt, d. h. mit Reposition der vorderen Kortikalis reponiert. Hiervon konsolidierten 5 Frakturen ohne Stellungsänderung. In 1 Fall kam es bei einer mit *Palacos* versorgten Fraktur zum Ausbruch der Klinge nach kranial und damit zur subkapitalen Fraktur, da die Klinge zu kurz war und nicht die harte Kopfspongiosa erreicht hatte.

In 5 Fällen wurde nicht anatomisch exakt reponiert, es wurde jedoch eine solide Abstützung der medialen Kortikalis, d. h. des *Adam*schen Bogens erreicht. Hiervon konsolidierten 4 Frakturen ohne Stellungsänderung, und in 1 Fall kam es trotz Verwendung von *Palacos* zu einer diskreten Varisation von 5—10°.

In 5 Fällen konnte *nicht* anatomisch exakt reponiert und auch keine mediale Abstützung erreicht werden, d. h. auf dem postoperativen Röntgenbild war ein deutlicher medialer Kortikalisdefekt sichtbar. Von diesen Frakturen konsolidierte nur 1 in unveränderter Stellung. Bei 3 Frakturen kam es zum mechanischen Versagen der Osteosynthese mit Metallbruch, und in 1 Fall, bei dem *Palacos* mitverwendet war, wurde eine Nachvarisation von 5—10° festgestellt.

Bei 2 Fällen wurde in Varusstellung mit Einkeilen des proximalen Fragmentes in den Schaft und Schaftmedialisation reponiert. Beide Frakturen konsolidierten *ohne* Stellungsänderung.

In 5 Fällen konnte die Fraktur nicht anatomisch reponiert werden; die postoperativen Röntgenfilme ließen in diesen 5 Fällen kein Urteil darüber zu, ob eine gute mediale Abstützung erreicht worden war. Von diesen Frakturen konsolidierten 4 *ohne* Stellungsänderung, bei einer Fraktur wurde eine Nachvarisation von 5—10° festgestellt.

Wir haben auch die nicht kontrollierten 36 anderen Fälle noch einmal anhand unserer Fotodokumentation durchgesehen. Hier sind nur die *Frühkomplikationen* erfaßt, die während des stationären Aufenthaltes auftraten. Es ist anzunehmen, daß diejenigen ortsansässigen und überlebenden Patienten mit eventuellen mechanischen Komplikationen wieder in der gleichen Abteilung gesehen worden wären.

Die Gruppe der nachuntersuchten Patienten zeigt typische mechanisch bedingte Komplikationen vor allem bei den mit medialem Kortikalisdefekt reponierten Frakturen. Die medio-dorsale Kortikalis, die am intakten Femur die hauptsächliche Belastung aufnimmt, fehlt bei dieser Art von Reposition. Der Kraftfluß geht daher durch das Osteosynthesematerial. Bei dem erzwungenermaßen geringen Querschnitt kommt es unter Funktion (Belastung und Teilbelastung) bald zum *Ermüdungsbruch*.

Eine wenn auch nicht anatomische Wiederherstellung eines soliden medialen Knochenkontakts, sei es bei Erhaltung des Schenkelhalswinkels, wie in der 2. Gruppe, oder mit sozusagen vorweggenommener Varisation, wie in der 4. Gruppe, ließ nur geringe Stellungsänderungen zu. Da wir in allen Gruppen eine gleichmäßige funktionelle Belastung der Osteosynthese annehmen können, erweist sich die *mediale Abstützung* auch durch eine nicht anatomische Reposition als mechanisch *wirksam*.

Der in der 1. Gruppe beobachtete Klingenausbruch trotz Verwendung von *Palacos* deutet an, daß der medio-dorsale Kortikalisdefekt sich mechanisch ausgewirkt hat. Daß die bei dieser Repositionsart alleintragende Vorderkortikalis mechanisch ausreicht, erscheint verständlich, wenn man annimmt, daß der proximale Femur auch im Trochanterbereich in der Hauptebene des im Querschnitt elliptischen Schenkelhalses belastet wird (Backmann 1957).

Bei der Gruppe der *nicht* nachuntersuchten Patienten sieht man zwar Frühkomplikationen anderer Art. Dies liegt daran, daß diese Patienten aus früheren Jahren sind. Es sind auch nicht die typischen Fälle von Metallermüdung zu sehen, weil hierzu ja eine gewisse Zeit erforderlich ist. Die aufgetretenen Frühkomplikationen sind aber deutlich häufiger bei den Frakturen, bei denen nicht anatomisch ohne mediale Abstützung reponiert worden war.

Die genaue Untersuchung dieser Serie von gleichartigen und gleichversorgten Frakturen legt folgende Schlüsse nahe:

1. die Fixation einer Fraktur ohne mediale Abstützung, d. h. ohne Wiederherstellung einer tragfähigen medialen Kortikalis, führt zum mechanischen Versagen,

2. wird eine mechanisch wirksame mediale Abstützung erreicht, mit welchen Mitteln es auch sei, kann auch bei funktioneller Belastung mit der Konsolidation gerechnet werden.

Zusammenfassung: An einer Serie von 59 Patienten mit instabilen pertrochanteren Frakturen, die gleichmäßig mit 130° Winkelplatten z.T. mit *Palacos* versorgt wurden, wurden Repositionsergebnis und Konsolidation in Beziehung gesetzt. Die aufgetretenen mechanischen Komplikationen bei mit medialem Kortikalisdefekt reponierten Frakturen einerseits und die Konsolidation in unveränderter Stellung bei den mit guter medialer Abstützung reponierten Frakturen zeigen, daß eine *Wiederherstellung der medialen Kortikalis mechanisch notwendig* ist.

H. Krotschek, Kalwang (Österreich):

Statische Probleme bei der Behandlung per- und subtrochanterer Brüche.
(Mit 3 Abb.)

Die Veröffentlichungen der letzten Jahre haben gezeigt, daß die optimale Behandlung der pertrochanteren Brüche *noch nicht* gefunden ist. Auch das Programm unserer Tagung beweist, daß noch viele Probleme bezüglich der günstigsten Osteosynthese offen sind.

Wenn man die guten Ergebnisse einer exakten konservativen Behandlung im Sinne Böhlers nicht kennt und damit auch nicht die physiologische Knochenbruchheilung, so wird dem Behandler diese Erfahrung bei der Osteosynthese sehr fehlen. Frakturen, die entsprechend reponiert und ohne Diastase fixiert werden, heilen jedenfalls ohne Metall oder andere Fremdkörper immer schneller als mit Metall. Sie können mir sicher Ausnahmen nennen, aber im allgemeinen gilt dieser Grundsatz immer. Bei den per- und subtrochanteren Frakturen bietet jedoch die Osteosynthese sowohl für den Verletzten, sowie für den behandelnden Arzt erhebliche Vorteile.

Leider läßt sich die *Mortalität* nicht erheblich durch die Operation beeinflußen. Sie betrug in meiner Abteilung, bevor ich sie übernahm, bei vorwiegend konservativer Behandlung 8,7% und beträgt jetzt bei Operation praktisch aller Fälle 8,2%, sie ist also gleichgeblieben. Durch die Operation lassen sich jedoch die Bettruhe und der Krankenhausaufenthalt wesentlich verkürzen. Die Patienten können frühzeitig mobilisiert werden, die Pflege ist damit wesentlich erleichtert. Ich glaube, daß ich ruhig sagen darf, daß die Osteosynthese bei den doch vorwiegend alten Verletzten für uns und die Schwestern, und nicht nur für den Patienten, die Behandlung dieser Frakturen wesentlich erleichtert hat.

Nun, wie unser Programm zeigt, werden uns auch heute wieder zahlreiche Nagel- und Plattenkombinationen, Gleitnägel und Gleitschrauben, Nägel und Platten vorgestellt, die zur Behandlung dieser Frakturen empfohlen werden. Man sucht also auch heute noch die statisch ungünstige Konstruktion des zentralen Femurendes durch möglichst massive Metallkonstruktionen zu stabilisieren. Eine Anfrage beim Techniker zeigt uns jedoch, daß dies *unmöglich* ist.

Abb. 1: Sollte eine Nagelplattenkonstruktion oder eine Winkelplatte bei fehlender Trochanterregion allein tragen, so ergeben sich folgende Werte: Bei einer Belastung von 75 kg ergibt sich bei einem Winkel Alpha von 90° eine Biegungsbeanspruchung von ca. 9 kgm, wird der Winkel Alpha größer, also der Einschlag $\sphericalangle$ steiler, so nimmt das Drehmoment rasch an Kraft ab und erreicht bei 180° Null.

Nach Pauwels beträgt jedoch der auf den Hüftkopf ausgeübte Druck beim Gehen bei einem 75 kg Schweren, ca. 300 kg. Die Biegungsspannung beträgt dann bei einem 3-Lamellennagel von 17 mm Querschnitt 184 Kp/mm², die maximale zulässige Spannung darf jedoch nur 48 Kp/mm² betragen und zwar bei einem Nageleinschlagwinkel von 135°. Bei flacherem Winkel nimmt natürlich auch in diesem Fall die Biegungsspannung wieder wesentlich zu, bei steilerem ab.

Daraus ergibt sich eindeutig, daß wir vom Metall allein eine Belastungsstabilität *nicht* erwarten können. Die Forderung nach, oder die Behauptung der absoluten Stabilität derartiger Frakturen nach der Osteosynthese ist inzwischen ja wieder aus dem Schrifttum verschwunden, obwohl sie vorerst sehr gut klang. Wir sprechen heute nur noch von Belastungsstabilität.

Zur Belastungsstabilität ist also auch unbedingt eine entsprechende, nicht immer anatomische Reposition der Fraktur erforderlich.

Die Masse der pertrochanteren Frakturen läßt sich nach geschlossener Reposition im Dauerzug oder am Extensionstisch mit einem 3-Lamellennagel allein ausreichend stabilisieren. Es ist natürlich dann ganz belang-

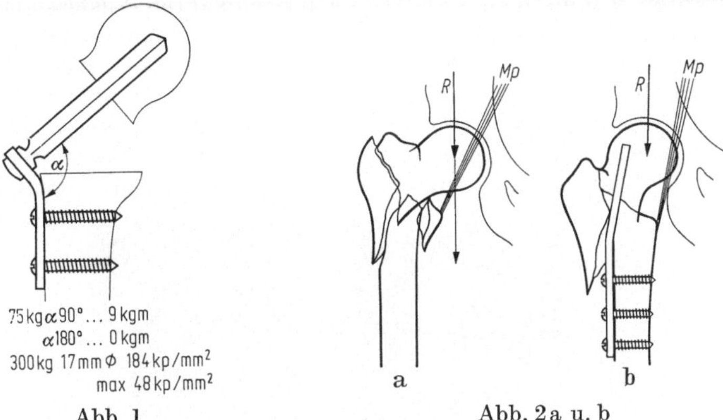

Abb. 1   Abb. 2 a u. b

los, welcher Nagel oder welche Platte verwendet wird. Der Nageleinschlagwinkel soll jedoch nicht unter 140° liegen. Darauf hat schon Bumiller 1950 hingewiesen. Die Nageleinschlagstelle muß exakt ausgefräst werden um dem Nagel einen möglichst exakten Halt in der lateralen Kortikalis des peripheren Fragmentes zu geben, die Situation am *Adam*schen Bogen ist dabei belanglos. Es genügt dann eine Lasche mit 1 oder 2 Schrauben zur zusätzlichen Verankerung vollständig. Sämtliche Biegungskräfte werden dann entlang des Nagels in Druckkräfte umgelegt. Wenn der Nagel nicht zu lang ist und nicht bei bestehender Diastase genagelt wurde, bleiben die Druckkräfte bis zur Heilung der Fraktur wirksam. Dieses Prinzip erscheint mir der Winkeldruckplatte weit überlegen. Wozu komprimieren, wenn ich einen ständigen Belastungsdruck von 300 kg physiologischerweise zur Verfügung habe.

Beim rein subtrochanteren Bruch mit völlig erhaltener Trochanterregion läßt sich mit dem Marknagel nach Küntscher eine ideale früh belastbare Osteosynthese erzielen. Durch die Medialverlagerung des Osteosynthesematerials werden die Biegungskräfte um Wesentliches verringert, dem Rest hält der Nagel spielend stand.

Nicht ganz 20% der per- und subtrochanteren Frakturen zeigen jedoch bis weit nach distal reichende Bruchflächen und große Teile der Trochanterregion ausgebrochen. Ender und Gibus haben auf diese Bruchform hingewiesen. Bei diesen Brüchen ist die vorhin erwähnte Forderung der guten Verankerung in der lateralen Kortikalis des peripheren Fragmentes *nicht* mehr zu erfüllen. Für diese Fälle hat sich uns die seit 1959 geübte Methode der *primären Medialisierung und Valgisierung* ausgezeichnet bewährt. Durch die Valgisierung werden alle Biegungskräfte ausgeschaltet. Körpergewicht und Muskelzug bewirken eine dauernde Kompression der Fraktur (Abb. 2).

Zuerst verwendeten wir zur Osteosynthese einen steil von lateral eingeschlagenen Oberarmmarknagel mit 8 mm Stärke. 3 Wochen nach der Operation konnte der Verletzte mit dem zarten Nagel das Bein belasten, da dieser nicht auf Biegung beansprucht wurde. Da dieses

Verfahren technisch, vor allem wegen der exakten Ausfräsung des Einschlagloches schwierig ist, sind wir 1962 zur steil eingeschlagenen Platte übergegangen. Zuerst verwendeten wir gerade Platten, jetzt Osteotomieplatten der *AO* oder der Fa. *Voka*, mit einem Winkel von 160 oder 170°. Eine V-förmige Platte wäre in der Handhabung wesentlich leichter, da diese entlang des Führungsspießes einfach eingeschlagen werden kann, da ja das Plattensitzinstrument bei Osteoporosen kaum einen Wert hat.

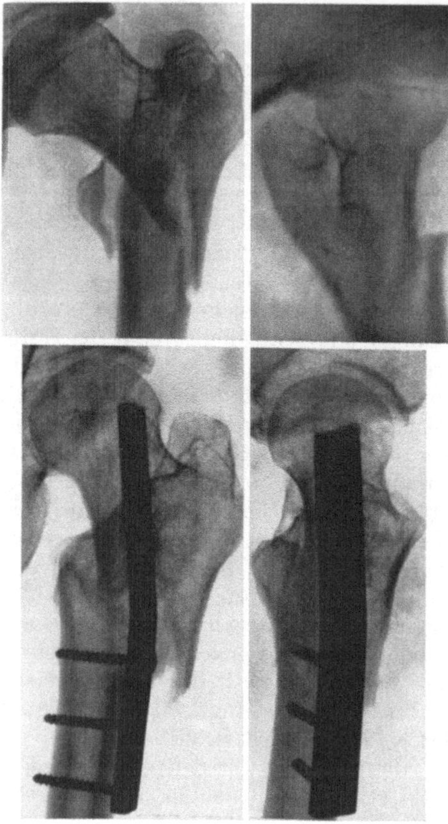

Abb. 3

Die Platte wird durch die Fraktur und den Hals in den Oberschenkelkopf geschlagen, wobei die Lage im Kopf wahlweise der gewünschten Valgisierung entsprechen muß (Abb. 3). Da es bei trochanteren Frakturen belanglos ist, ob das Plattenende im kranialen oder kaudalen Kopfquadranten liegt, erscheint mir die Verwendung einer Platte mit 130° zur primären Valgisierung, wie sie 1968 am Deutschen Orthopädenkongreß vorgeschlagen wurde, unzweckmäßig, ein derartiger Plattenwinkel verhindert das Wirksamwerden der vorhandenen biomechanischen Druckkräfte.

Auch bei sehr alten Patienten mit bestehender Osteoporose erreicht man auf diese Art frühe Belastbarkeit. Knochenzement erübrigt sich.

Bei subtrochanteren Brüchen, die sich gedeckt oft schwer reponieren lassen und bei denen eine offene Marknagelung wegen der Größe des Eingriffes nicht ratsam erscheint, kann mit der gleichen Methode ebenfalls sehr rasch Belastungsstabilität erreicht werden.

Ich glaube, daß ich auch heute die von mir bei einem metallurgischen Symposium anläßlich der 5. Tagung der Österr. Gesellschaft für Chirurgie und Traumatologie 1963 ausgesprochene Meinung wiederholen darf. Eine *belastungsstabile* Osteosynthese am zentralen Femurende erreichen wir durch *weitgehende Ausschaltung aller Biegungskräfte*, das verwendete Osteosynthesematerial ist dabei nicht ausschlaggebend, sondern lediglich die Form der Anwendung.

K. H. HACKETHAL, Lauenburg/Elbe (Deutschland):

Technik der zuverlässig formgerechten, insbesondere drehfehlerfreien geschlossenen Reposition zur Osteosynthese.

Per- und subtrochantere Brüche heilen auch ohne Nagelung mit beachtlicher Überlebenschance und Funktion. Wer sie operiert, kann es auf Dauer nur begründen, wenn die Ergebnisse nicht nur gleich, sondern *besser* sind als die der konservativen Behandlung. Das zu erreichen, ist nicht leicht.

Die von dieser Frakturart meist betroffenen Kranken im letzten Quartal des Lebensjahrhunderts sind sehr zerbrechlich. Das Operationstrauma muß auf ein Minimum reduziert werden. Sonst kann man sich über das schönste postoperative Röntgenbild öfters nicht lange freuen.

Zweck meines Vortrages ist es, Ihnen eine Lagerungs- und Repositionstechnik zu empfehlen, die die Operation sicherer, rascher und damit ungefährlicher macht.

Wodurch ?

Weil man Schenkelhals und -kopf axial gut sieht, weil für das periphere Fragment viel Repositions-Spielraum ist, — und nicht zuletzt, weil die Deformität in der wichtigen 3. Dimension — also bezüglich der Drehstellung — exakt korrigiert werden kann.

Die meist übliche Lagerung mit gestreckten, abgespreizten Beinen und unbeweglichem Becken ist *nicht* optimal. Die Zwangslage behindert die Individual-Korrektur mit ihren wechselnden Erfordernissen. Darüber hinaus ist die Qualität des axialen Durchleuchtungsbildes — insbesondere bei Adipösen und bei Osteoporosen — öfters nicht ausreichend. Zu starke Weichteilüberlagerung läßt die Konturen schlecht erkennen. Täuschungen durch verzerrte Projektion sind möglich, weil nicht schirmnahe und oft auch nicht senkrecht zur Schenkelhalsachse durchleuchtet werden kann. Gerade der weniger Erfahrene tut sich hier schwer. Und am Schluß liegt dann der Nagel — trotz schönstem ap-Bild — nicht selten nur teilweise oder so schief im proximalen Fragment, daß er nicht trägt.

Wir lagern deshalb die Kranken mit adduzierten Beinen, genauer gesagt in 0° Ab-/Adduktion.

Als *Repositionsgerät* dient der Extensionstisch von Maquet mit einem besonderen Zubehörteil, dem beweglichen durchleuchtbaren Beckenbrett. Es läßt sich kippen. Das Brett wird vor der Lagerung horizontal gestellt, der Kranke so aufgelegt, daß die Gesäßfalten am unteren Rand liegen. *Ein* langer Lederriemen genügt zum Festschnallen des Beckens. Kein Gegenzugstab! Das kranke Bein wird mit 90° gebeugtem Knie an die umgekehrte Sohlenplatte geschnallt. Oberschenkel horizontal. Mäßiger Zug. Gesundes Bein abwärts gezogen, am Knöchel befestigt.

Der Bildverstärker steht auf der *gesunden* Seite, ein wichtiger Vorteil für Sterilität und Bewegungsfreiheit von Operateur und Assistenten.

Das Beckenbrett muß gekippt werden, weil sonst der gesunde Oberschenkel bei der axialen Durchleuchtung stören würde.

Nach Kippung um 15—20° läßt sich der Schirm bis an die Innenseite des kranken Oberschenkels schieben. Dadurch minimale Verzerrung. Die Weichteilüberlagerung ist nicht wesentlich größer als bei der ap-Durchleuchtung.

Die Reposition beginnt bei vertikaler Durchleuchtung. Zunächst Ausgleich der Verkürzung. Dann wird die Mittelachse des Schenkelhalses durch einen Hautstrich markiert, damit die horizontale Durchleuchtung senkrecht zur Schenkelhalsachse eingestellt werden kann.

Jetzt übersieht man den Schenkelhals und -kopf und kann die Neigung der Achse gegen die Horizontale, die *Horizontal-Abweichung* messen. Früher haben wir dazu ein Lineal mit Metallstreifen genommen, dem ein Lot aufmontiert war. Besser ist ein dicker *Kirschner*draht, den man oberhalb der Trochanterspitze einsticht. Wenn man ihn vorher auf eine Führungshülse steckt, kann man den Draht unter Röntgensicht vorschieben und in die Achse dirigieren, ohne daß die Finger in den Strahlengang kommen.

Die Neigung des achsengerecht eingeschobenen *Kirschner*drahtes gegen die Horizontale ist gleich der Horizontal-Abweichung der Schenkelhalsachse. Diese wiederum bestimmt Drehungs-Richtung und -Grad des peripheren Fragmentes — also Schwenkungsrichtung und -grad des als Zeiger der Drehstellung funktionierenden Unterschenkels.

Nehmen wir an, der *Kirschner*draht verliefe etwa 12° ansteigend, Spitze also mehr vorn. Dann entspräche das zufällig der physiologischen Antetorsion von etwa 12°. Der Unterschenkel müßte genau vertikal geschwenkt werden. Dann wäre das distale Fragment drehungsgerecht aufgesetzt. Beträgt die Horizontal-Abweichung beispielsweise 0°, so muß der Unterschenkel ca. 12° — also um den normalen Antetorsionswinkel im Sinne der Innendrehung geschwenkt werden, bei 15° absteigender Horizontal-Abweichung 12 + 15°, also knapp 30° usw.

Um bei der Operation überhaupt nicht mehr rechnen zu müssen, kann man sich ein Zifferblatt mit einem Lot präparieren, an dem alles sofort abzulesen ist. Es wird auf die Verlängerungshülse des *Kirschner*drahtes gesteckt: Erst Ablesen der Rotationshaltung des Schenkelhalses, dann Justierung des Unterschenkels mit dem gleichen Meßgerät. Einfacher geht's nicht.

Stimmt die Drehstellung, folgt die Feinkorrektur des restlichen Formfehlers in der ap-Sicht.

Abschließend ein paar Bilder: Wir bevorzugen den *McLaughlin*-Laschennagel aus Vitallium. Das Verfahren hat sich bei mehreren hundert Schenkelhalsnagelungen bewährt.

Zum Schluß: Unsere zuletzt, d. h. vor 6 Wochen genagelte Patientin: Per- und subtrochanterer Oberschenkelbruch. Hier nach Reposition und Laschennagelung. Hier die Patientin auf der Übungstreppe, 4 Wochen nach der Nagelung, 14 Tage vor ihrem 95. Geburtstage, den sie kurioserweise gerade heute feiert — zu Hause.

W. Schramm u. M. Immenkamp, Bochum (Deutschland):

Die übungsstabile Osteosynthese der Frakturen im Trochanterbereich und ihre Problematik.

Bei den Patienten mit Frakturen im Trochanterbereich handelt es sich überwiegend um betagte Menschen. In unserem Krankengut waren 55% der Patienten älter als 70 Jahre. Bei 54% aller Fälle sahen wir Erkrankungen von seiten des Herz-Kreislauf-Systems, der Lungen oder des Stoffwechsels, wie Herzinsuffizienz, Emphysembronchitis oder Diabetes mellitus.
Allgemeine Erfahrung hat gezeigt, daß schon relativ kurzfristige Bettruhe bei alten Menschen zu pneumonischen Komplikationen, zu Thrombembolien oder zur Entgleisung des Stoffwechsels, wie z. B. eines Diabetes mellitus führen kann.

Die exakte, technisch einwandfrei durchgeführte übungsstabile Osteosynthese einer Fraktur gestattet eine *sofortige Bewegungsbehandlung*. Die Verletzten können schon kurze Zeit nach der Operation aufsitzen und im Gehwagen oder an Kirschnerstöcken ohne Belastung des verletzten Beines umhergehen. Somit werden die erwähnten Komplikationen einer langen Immobilisationszeit weitgehend vermieden. Selbstverständlich kann auch die Frühoperation die Letalität nicht auf Null senken, sie gibt jedoch den alten Menschen eine reelle Überlebungschance.

Anhand einer Aufstellung von Sammelstatistiken aus der Literatur konnten wir feststellen, daß die Mortalität bei Frakturen im Trochanterbereich in jeweils gleichgroßen Untersuchungsgruppen von etwa 4000 Fällen bei konservativer Behandlung 24,6% betrug, gegenüber 14,6% bei operativer Behandlung. Diese Beobachtung wird unterstrichen durch den Ausspruch von Evans: Frakturen im Trochanterbereich heilen fast immer, wenn der Verletzte nicht vorher stirbt.

Die heutige Diskussion geht nicht mehr um die Vorteile der konservativen oder operativen Behandlungsmethoden dieser Frakturen. Sie ist zugunsten der operativen Behandlung entschieden worden. Die *Fragestellung* ist heute, zu welchem Zeitpunkt soll, bzw. darf operiert werden und welches Operationsverfahren ist zu wählen.

Praktisch gehen wir so vor, daß jeder Frischverletzte sofort internistisch untersucht wird. Dazu gehört neben der klinischen Untersuchung die Anfertigung eines Elektrokardiogramms, eines Blutbildes, die Untersuchung des Urines auf Zucker sowie die Bestimmung der Elektrolyte und der harnpflichtigen Substanzen. Wenn keine schwere Herzinsuffizienz oder Dekompensation des Stoffwechsels besteht, die jeden sofortigen

Eingriff verbieten, operieren wir noch am *Unfalltag*, auch nachts. Anderenfalls versuchen wir den Verletzten so schnell wie möglich in einen operationsfähigen Zustand zu bringen, da jedes längere Zuwarten die Erfolgschancen erheblich verringert.

Die Anwendung schonender *Narkoseverfahren*, wie z.B. Neuroleptanalgesie, ein exakter Blutersatz und eine sorgfältige postoperative Überwachung und Behandlung sind dabei eine Conditio sine qua non. Hinsichtlich der Wahl des *Operationsverfahrens* sind zahlreiche Vorschläge gemacht worden. Es soll hierbei nur an die Nagelung der Frakturen im Trochanterbereich mit *Smith-Petersen*-Nägeln, die Fixierung mit Schrauben und *Kirschner*drähten, die Laschennägel, an den Y-Nagel nach Küntscher, den Nagel nach Lezius und die sog. *Pohl*sche Schraube erinnert werden. Viele dieser Verfahren haben den Nachteil, daß sie entweder keine Übungsstabilität, insbesondere keine Rotationsstabilität gewährleisten, zum anderen wegen des großen Implantatvolumens zu viel spongiösen Knochen im Schenkelhals oder Hüftkopf zerstören oder schließlich nicht bei allen Frakturtypen angewandt werden können. Die Untersuchungen der Schweizer Arbeitsgemeinschaft für Osteosynthesefragen, die zur Konstruktion der sog. Winkel- und Kondylenplatten führten, haben es ermöglicht, gegebenenfalls unter gleichzeitiger Verwendung von *Palacos* oder Bone-cement, in jedem Fall eine stabile Osteosynthese zu erreichen.

Grundsätzlich können wir *4 Frakturtypen* im Trochanterbereich unterscheiden, die sich aus der topographischen Lokalisation und der Art der operativen Versorgung ergeben.

1. Die *basale* Schenkelhalsfraktur ohne Verschiebung.

2. Die *intertrochantere* Fraktur ohne Verschiebung, mit Einstauchung eines Teiles des Calcar femorale und zusätzlichem Abbruch des Trochanter minor.

3. Die *per-* und *subtrochanteren* Dreh-, Stück- oder Trümmerfrakturen.

4. Die *subtrochanteren* Quer- oder Schrägfrakturen.

Der schräge Bruchlinienverlauf der basalen Schenkelhalsfrakturen und der intertrochanteren Frakturen bietet die Möglichkeit das Prinzip der Gleitosteosynthese auszunutzen und diese Brüche mit der *130°-Winkelplatte* zu fixieren. Das proximale Bruchstück kann unter Belastung auf der U-förmigen Klinge nach kaudal gleiten und somit zur Kompression der Fraktur führen.

Ausschlaggebende Bedeutung kommt der Länge der Klinge zu. Diese darf nicht zu tief in den Hüftkopf eingeschlagen werden, da sich der Schenkelhals durch Knochenresorption am Bruchspalt und durch zusätzliche Einstauchung verkürzt, so daß eine zu lange Klinge den Hüftkopf schließlich durchstoßen kann und Knorpelschäden im Hüftgelenk resultieren. Wie hier an einer medialen Schenkelhalsfraktur veranschaulicht wird, muß notfalls eine solche Platte gegen eine andere mit kürzerer Klinge ausgewechselt werden, wenn eine Entfernung der Platte noch nicht möglich ist.

Die Länge der Platte richtet sich einmal nach dem Verlauf der Bruchlinie, zum anderen nach dem Zustand des Oberschenkelknochens.

Im allgemeinen kommen wir bei pertrochanteren Frakturen mit der 4-Loch-Winkelplatte aus. Bei osteoporotischem Knochen und bei Stückfrakturen ist es zweckmäßig, eine Winkelplatte zu verwenden, die mit 6 oder mehr Schrauben am Schaft fixiert wird.

Die Stabilität einer solchen Osteosynthese sei an der nächsten Abbildung veranschaulicht. Die 80jährige, zerebralsklerotische Frau, stürzte am Tag nach der Operation aus dem Bett. Die Osteosynthese blieb stabil, der Oberschenkel brach unterhalb der Winkelplatte. Er mußte durch eine längere Platte stabilisiert werden.

Das Prinzip der *Kompressionsosteosynthese* mit Anlegen eines Spanners kommt bei den subtrochanteren Quer- oder Schrägbrüchen unter Verwendung einer Kondylenplatte zur Anwendung. Von ausschlaggebender Bedeutung ist bei den per- bzw. subtrochanteren Stückbrüchen die vorherige exakte Rekonstruktion des Trochanterbereiches besonders des *Adam*schen Bogens mit Spongiosaschrauben. Gegebenenfalls kommt eine Aufrichtungsosteotomie in Frage. In manchen Fällen empfiehlt sich zur zusätzlichen Fixierung die Verwendung von *Palacos* oder Bone-cement. Die Ausführungen sollten zeigen, daß mit der 130°-Winkelplatte und der Kondylenplatte in jedem Falle eine übungsstabile Osteosynthese der Frakturen im Trochanterbereich erreicht werden kann. Eine sofortige Belastungsstabilität ist ebensowenig wie mit anderen gebräuchlichen Osteosyntheseverfahren auch mit dieser Methode nach unserer Auffassung nicht gegeben. Hierin liegt auch in diesem Verfahren noch ein gewisser Nachteil, da die kritische Beobachtung des alten Patienten in schlechtem Allgemeinzustand zeigt, wie schwer sich eine vorübergehende Entlastung eines Beines realisieren läßt.

J. MÜLLER, D. BOURAS u. H. G. WAHL, Liestal (Schweiz):

Belastungsstabile Osteosynthese der per- und subtrochanteren Femurfrakturen. (Mit 2 Abb.)

Die ganze Problematik der proximalen Femurfrakturen scheint in vielen Fällen noch ungelöst. Obwohl wir an unserer Klinik seit Jahren die per- und subtrochanteren Femurfrakturen operativ nach den Grundsätzen der AO behandeln, gibt es immer wieder Frakturtypen, welche den Operateur vor schwer zu lösende Probleme in bezug auf Reposition und Fixation stellen. Die Mehrheit der Patienten ist überaltert (Durchschnitt 76,4 Jahre), die Indikationsstellung anhand der Röntgenbilder oft *nicht* einfach. Die operativ-technischen Schwierigkeiten bei Trümmerfrakturen, das Problem der eventuell belastungsstabilen Fixation usw., um nur einige komplizierende Faktoren zu nennen, tragen dazu bei, daß dieser Frakturtypus nicht schematisch behandelt werden kann. Weitere Studien all dieser Probleme scheinen uns dringend angezeigt.

Wir teilen die per- und subtrochanteren Frakturen vorerst in *2 Gruppen* ein, die prinzipiell *verschiedene* Operationskonzeptionen bezüglich Belastungsstabilität der Osteosynthese verlangen. Diese sind vor allem altersabhängig. Bei Patienten jugendlichen und mittleren Alters, welchen vorübergehend eine Entlastung des operierten Beines ohne weiteres zugemutet werden kann, genügt es, wenn die Osteosynthese *übungsstabil* ist. Beim stark gealterten Patienten hingegen müssen wir eine sofort

belastungsstabile Osteosynthese anstreben. Nur eine sichere Belastungsstabilität der Osteosynthese erlaubt den unbeholfenen, gealterten Patienten die Frühmobilisation. Dadurch können die häufigen, bekannten
Komplikationen wie hypostatische Pneumonie, Dekubitalulzera, Harn-
wegsinfekte und Thromboembolien vermieden werden.

Aus obengenannten Gründen versuchten wir in den letzten Jahren
immer eine sofort belastungsstabile Osteosynthese anzustreben, was
leider aus technischen Gründen nicht in allen Fällen gelang.

Die operative Versorgung dieser Gruppe stellt große Anforderungen
sowohl an die Osteosynthese wie an den Operateur. Meistens handelt
es sich um Trümmerfrakturen bei osteoporotisch veränderten Knochen,
welche sowohl die Reposition wie auch die Fixation erschweren oder
sogar verunmöglichen. Oft kann nur unter Zuhilfenahme von Kunst-
harzen (Metacrylaten) eine zufriedenstellende Lösung erzielt werden.

Die reinen Schrägfrakturen, welche meistens *schnell* und sicher
fixiert werden konnten, sollen hier nicht weiter erwähnt werden, da sie
in bezug auf Belastungsstabilität weitgehend problemlos sind. Den
Hauptanteil unserer lückenlosen Nachkontrolle von 235 sub- und pertrochanteren Femurfrakturen liefern die Trümmer- und Mehrfragment-
brüche.

Bei der epikritischen Betrachtung unserer diesbezüglichen Osteosynthesen der letzten 10 Jahre stellten wir einige typische Ursachen
fest, die regelmäßig zu *Fehlresultaten* führten. Es fiel auf, daß bei Nichtbeachten der später folgenden Grundprinzipien, besonders bei Mehrfragmentfrakturen und ausgeprägter Altersosteoporose mit großer
Wahrscheinlichkeit ein schlechtes Endresultat vorausgesagt werden
kann. Werden hingegen diese Prinzipien eingehalten, so können, trotz
sofortiger Belastung die meisten Fehlschläge vermieden werden. Neben
Asepsis, gewebeschonender Operationstechnik und richtigem Sitz der
Plattenklinge im Schenkelhals spielen bei einfachen Schräg- und Längs-
frakturen vor allem die exakte anatomische Reposition und stabile
Fixation die Hauptrolle (Abb. 1). Um bei den häufigen Trümmerfrakturen dagegen eine belastungsstabile Osteosynthese zu erreichen,
muß unbedingt auf eine zuverlässige *mediale Abstützung und eine Überkorrektur im Sinne einer Valgität* geachtet werden (Abb. 2). Hierdurch
kann die Forderung der sofortigen Belastbarkeit verwirklicht werden.
Im allgemeinen zeigen die pertrochanteren Femurfrakturen selbst im
hohen Alter eine gute Heilungstendenz bzw. Kallusbildung. Trotzdem
kommt es bei Trümmerfrakturen oft zu einem zeitlichen Wettrennen
zwischen Knochenheilung und Metallermüdung. Erfahrungsgemäß
findet der Metallermüdungsbruch bei Mehrfragmentfrakturen nach ca.
12 Wochen statt. Er ist bedingt durch postoperative Mikrobewegungen,
bei mangelnder medialer Abstützung oder ausgedehnten Trümmerzonen
im Bereich des Kalkar und des medialen-proximalen Schaftanteiles.

Durch Verwendung von Metacrylaten kann der Plattenbruch nicht
unbedingt verhindert, sondern oft nur aufgeschoben werden. Nur topo-
graphisch einwandfreie Plazierung des Knochenleimes im proximalen
Femurschaft und im Schenkelhals kann in Kombination mit Valgisation

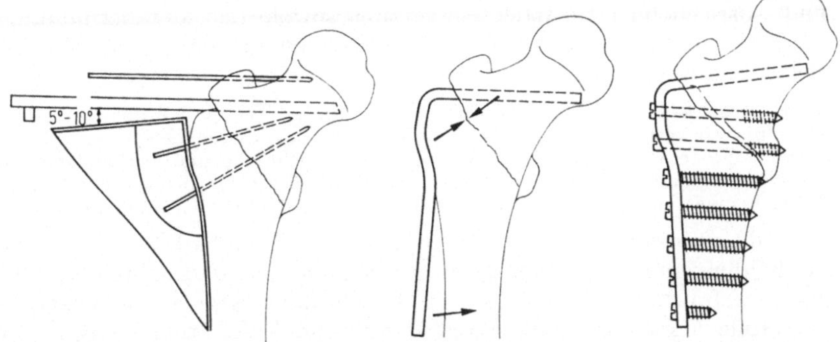

Abb. 1. (Schema der AO.) Pertrochantere Frakturstabilisation mit Kondylenplatte. Valgisation und interfragmentäre Kompression durch im Kalkar verankerte Spongiosazugschrauben

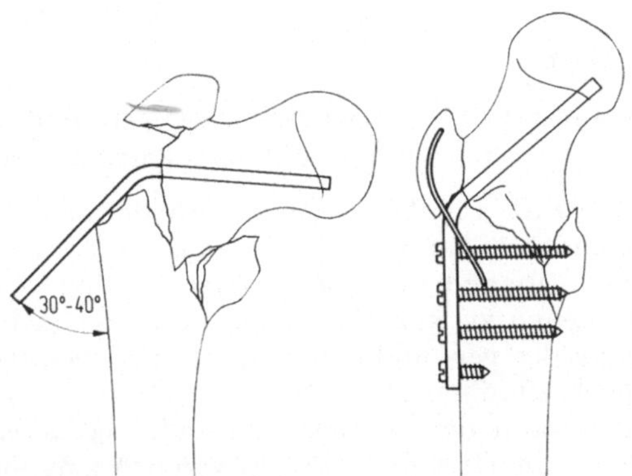

Abb. 2. (Schema der AO.) Pertrochantere Trümmerfraktur, Valgisation mit Winkelplatte unter Verwendung von Zuggurtung

Tabelle. *Belastungsstabile Osteosynthese der per- und subtrochanteren Femurfrakturen*

Übungsstabile OS	143
resp. partiell belastungsstabil	
Belastungsstabile OS	92 [a]
Total	**235**

Nachkontrollen der belastungsstabilen OS (1—10 Jahre)	
Klin. + rö.-geheilt	78
Fehlstellungen	9
Plattenermüdungsbruch	4
Pseudoarthrosen	1
Ursache: Trümmerzone	
fehlende med. Abstützung	
ungenügende Valgisierung	

[a] Durchschnittsalter: 76,4 Jahre.

und ausreichender medialer Abstützung sowohl den Metallermüdungsbruch als auch die Entstehung von Pseudarthrosen, trotz sofortiger
Belastung, vermeiden.

Unsere Kasuistik stimmt mit der eben erwähnten Theorie voll überein. Bei 92
ausgeführten vermeintlich belastungsstabilen Osteosynthesen hatten wir 14 Ver-
sager: 9 grobe Fehlstellungen, 4 Plattenermüdungsbrüche und 1 Pseudarthrose.
Die genaue Analyse der postoperativen Röntgenbilder zeigt deutlich als Ursache
dieser Fehlleistungen das Nichtbeachten der obengenannten Grundprinzipien.

Anhand unserer Nachkontrollen möchten wir deshalb festhalten, daß
die Fehlleistungen der operativen Versorgung per- und subtrochanterer
Trümmerfrakturen durch genaue Beachtung dieser *Grundprinzipien*
— stabile Fixation, mediale Abstützung und Valgisation — zwar ver-
kleinert werden, aber die Problematik als noch nicht endgültig gelöst
angesehen werden kann.

H. KUDERNA, Wien (Österreich):

**Ergebnisse der konservativen Behandlung der per- und subtrochanteren
Oberschenkelfrakturen in den Unfallkrankenhäusern Österreichs.**

Wenn man über die Ergebnisse einer Methode sprechen soll, die viele
Jahrzehnte bekannt ist, kann man wohl kaum Neues erzählen. Ich will
jedoch versuchen, anhand der vorliegenden Nachuntersuchungsergebnisse den Platz genau zu umreißen, den die konservative Behandlung
in der Versorgung der per- und subtrochanteren Oberschenkelfrakturen
heute immer noch einnimmt.

Von 1369 insgesamt dem Bericht zugrunde liegenden Fällen waren
509 konservativ behandelt worden, davon waren 294 Männer, 215 Frauen.
Die Fraktur befand sich in 250 Fällen rechts, 259 Fällen links.

Der hohe Anteil an konservativ behandelten Fällen erklärt sich daraus, daß
mit Absicht für die Nachuntersuchung der Patienten aus dem Unfallkrankenhaus
Wien 20 ein Behandlungszeitraum nach dem Jahre 1948 ausgewählt wurde, in
dem die per- und subtrochanteren Oberschenkelfrakturen fast ausschließlich konservativ behandelt worden waren und bedeutet natürlich nicht, daß heute in den
Unfallkrankenhäusern ein so hoher Prozentsatz dieser Frakturen konservativ
behandelt wird.

Die Art der eigenen Behandlung bestand bei 48 Fällen in Bettruhe,
450 Fällen in Extension, 10 Fällen in Gipsverband, davon 8 nach voran-
gegangener Extension.

Die *Extensionsdauer* betrug, soweit dies noch feststellbar war,

in Wochen bis	4	6	8	10	12	14	mehr	
bei	29	35	72	104	116	11	16	Patienten

Bei *458 Extensionen* kam es zu
    45 Infektionen vom Extensionsnagel aus. Von
    10 Inzisionen wegen solcher Infektionen endeten
    1 Fall mit tödlicher Sepsis,
    1 Fall mit Amputation wegen Kniegelenksempyem.

Aus dem Vergleich der Gesamtzahl der *Komplikationen* der konservativen und der operativen Behandlung in den einzelnen Altersgruppen (Tabelle 1) geht hervor, daß bis zum 6. Lebensjahrzehnt die konservative Behandlung durch etwas weniger Komplikationen belastet ist, nach dem 8. jedoch durch deutlich mehr als die operative.

Tabelle 1. *Komplikationen*

Altersgruppe	A 0—15 J.		B 16—54 J.		C 55—74 J.		D 75—99 J.	
Behandlung	kons.	op.	kons.	op.	kons.	op.	kons.	op.
Patientenzahl	3	8	165	106	194	341	146	375
Komplikationen	—	—	24	18	42	72	72	116
In Prozent der Pat.-Zahl	—	—	14	17	21	21	49	31

Die für den Unfallchirurgen wesentlichsten Komplikationen sind die Thrombosen, Lungeninfarkte, Pneumonien und Dekubitus. Bei den konservativ behandelten Fällen finden wir etwas weniger Thrombosen, Lungeninfarkte sowie Dekubitus als bei den operativ behandelten, doch ist der Unterschied, wie sich im Vierfeldertest errechnen läßt, nicht sehr deutlich. Dagegen ist die konservative Behandlung durch eine wesentlich größere Zahl an Pneumonien belastet mit einem hoch signifikanten Unterschied zu den operierten Fällen (Tabelle 2).

Tabelle 2. *Komplikationen*

	Konservativ	Operativ	χ^2	p
Thrombose	13	35	2,08	$<0,1$
Lungeninfarkt	10	19		
Pneumonie	33	25	8,32	$<0,005$
Dekubitus	30	61	2,86	$<0,10$
Andere	52	66	1,72	0,20
Summe	138	206		
Pat.-Zahl der Altersgruppen B, C, D	505	822		

Setzt man die Komplikationen in Prozent der Patientenzahl noch mit der Altersgruppe in Beziehung, so sieht man in der graphischen Darstellung augenfällig die etwas höhere Thrombosegefährdung der Operierten in der Gruppe vom 55. bis zum 74. Lebensjahr, die beträchtliche Zunahme der Pneumonien jenseits des 55. Lebensjahres bei den konservativ behandelten Fällen und die Zunahme der Dekubitus mit Zunahme des Alters.

Die *Begleitverletzungen* zeigen uns, daß sich unter den konservativ Behandelten die schwerer verletzten Patienten befanden: 115 Fälle von 509 konservativ Behandelten hatten 151 Begleitverletzungen, und zwar:

> 30 Beckenbrüche,
> 3 Hüftverrenkungen auf der gleichen Seite,
> 3 Schenkelhalsbrüche auf der gleichen Seite,
> 17 Oberschenkelschaftbrüche auf der gleichen Seite,
> 34 andere Verletzungen am Bein auf der gleichen Seite,
> 64 Verletzungen am übrigen Körper.
> 4 konservativ Behandelte starben an der Begleitverletzung,
> 12 aus anderer Ursache Verstorbene hatten Begleitverletzungen.

Dagegen hatten nur 90 Fälle von 860 Operierten 116 Begleitverletzungen, keiner ist davon an der Begleitverletzung gestorben,

> 7 aus anderer Ursache Verstorbene hatten Begleitverletzungen.

Es wundert uns auf Grund der offensichtlich negativen Auslese nicht, bei den konservativ Behandelten mehr *Todesfälle* zu finden als bei den Operierten:

Von 509 konservativ Behandelten starben infolge des Unfalls 74, das sind 14,6%,

von 860 operativ Behandelten starben infolge des Unfalls 89, das sind 10,3%,

von 1369 Patienten insgesamt starben infolge des Unfalls 163, das sind 11,9%.

Die Frage, welche Patienten noch an Unfallfolgen gestorben sind, wurde zunächst durch willkürliche Festsetzung des 100. Tages als Grenze entschieden außer im Fall später durchgeführter sekundärer Operationen. Es stellte sich jedoch heraus, daß die Patienten nur bis zur 10. Woche, also dem 70. Tag, an Unfallfolgen gestorben waren, und zwar gleichgültig, ob sie operiert wurden oder nicht. Der höhere Prozentsatz an Todesfällen unter den konservativ Behandelten in den ersten 2 Wochen beweist wieder, daß sich unter ihnen die schwerer Verletzten befanden.

Die häufigste Todesursache war Herzversagen. Die tödlichen Lungenembolien scheinen bei den Operierten etwas häufiger zu sein als bei den konservativ Behandelten, doch ist der Unterschied nicht signifikant (Tabelle 3).

Tabelle 3. *Todesursache*

	Behandlung		Summe
	konservativ	operativ	
Patientenanzahl	509	860	1369
Herzversagen	48	48	96
Embolie	6	14	20
Apoplexie	1	3	4
Tod durch andere Verletzungen	4	—	4
Andere Todesursachen	13	20	33
Mehrfache Todesursachen	2	4	6
Summe	74	89	163

Betrachtet man die Verteilung der Todesfälle auf die Dezennien des Lebensalters, findet man ab dem 60. Lebensjahr eine deutliche Belastung der konservativen Therapie durch *höhere* Mortalität, ab dem 80. Lebensjahr wird der Unterschied wieder hoch signifikant. In diesem Alter besteht also eine vitale Indikation für die Operation.

Nun zu den eigentlichen *Nachuntersuchungsergebnissen* (Tabelle 4). Unter 238 verwertbaren Röntgenbildern, die bei Abschluß der stationären Behandlung angefertigt worden waren, fand sich die Fraktur in 224 Fällen durchgebaut. Von den 13 fraglich durchgebauten Fällen wurde keiner sekundär operiert. Sofern diese Patienten zur Nachuntersuchung erschienen waren, fand sich die Fraktur später ebenfalls einwandfrei durchgebaut.

Tabelle 4. *Nachuntersuchungsergebnisse*

Konservativ behandelt	509
Davon nachuntersucht	193
Verwertbare Röntgenbilder	238
Zustand des Bruches:	
durchgebaut	224
fraglich durchgebaut	13
Pseudarthrose	1
Sekundäre Operationen	1

Die einzige sekundäre Operation betraf eine 28jährige Büroangestellte mit einer vorwiegend subtrochanteren Fraktur, bei der der Bruchspalt nach lateral distal verlief und die mit Varus und Medialisierung geheilt war. Es wurde die unter der Haut störend vorspringende periphere Spitze des proximalen Fragmentes abgemeißelt.

Bei der einzigen *Pseudarthrose* handelte es sich um eine 78jährige Patientin, bei deren per- und subtrochanterer Fraktur das periphere Fragment um mehr als Schaftbreite nach ventral verschoben war. Da mir dieses Ausmaß einer nicht reponierbaren Verschiebung von Bedeutung scheint, möchte ich Ihnen sozusagen außer Programm noch 2 Fälle zeigen, die nicht in den Nachuntersuchungszeitraum fielen.

Der erste betrifft eine 28jährige Patientin mit einer subtrochanteren Fraktur und Verschiebung um mehr als Schaftbreite nach dorsal, die primär wegen einer Hautnekrose im Operationsgebiet nicht operiert werden konnte und konservativ in 14 Wochen nicht fest wurde, der zweite eine 78jährige Patientin mit subtrochanterem Bruch und Verschiebung um mehr als Schaftbreite nach ventral, die noch in Behandlung steht und wegen einer chronischen Lymphangitis zunächst nicht operiert werden konnte, später aber ebenfalls operiert werden mußte, da sie konservativ in 6 Monaten noch nicht fest geworden war.

Bei den 3 gezeigten Fällen lag eine Verschiebung um mehr als volle Schaftbreite mit Weichteilinterposition vor, die sich konservativ nicht beheben ließ. Das ist von der Bruchform her die *einzige* absolute Indikation für die Operation!

Ist die Verschiebung jedoch geringer und läßt sie sich korrigieren wie im nächsten gezeigten Fall eines 49jährigen Schlossers, der aus 6 m Höhe abgestürzt war, heilt die Fraktur mit 12 Wochen Extension.

Auch wenn sich die *Seitenverschiebung* nicht korrigieren läßt, kommt es zur Heilung, wenn nur genügend Kontakt zwischen den Bruchfragmenten besteht.

Beim nächsten gezeigten Fall eines 49jährigen Hilfsarbeiters, der 3 m hoch von einer Leiter gestürzt war und eine subtrochantere Fraktur mit Verschiebung des peripheren Fragmentes um Schaftbreite nach medial erlitten hatte, heilte diese ebenfalls mit Extension in 12 Wochen.

Dabei ist es unter konservativer Behandlung belanglos, ob eine *Abstützung* an der medialen Kortikalis besteht oder nicht (Tabelle 5).

Tabelle 5. *Abstützung an der medialen Kortikalis*

	Konservativ		Operativ	
Abstützung vorhanden	33%		48%	
Keine Abstützung	67%		52%	
Achsenknickung	AP	Seitlich	AP	Seitlich
geringer oder beseitigt	50%	39%	71%	67%
gleichgeblieben	43%	50%	19%	28%
verstärkt oder umgekehrt	7%	11%	10%	5%
Seitenverschiebung				
geringer oder beseitigt	26%	23%	36%	35%
gleichgeblieben	71%	74%	61%	62%
verstärkt oder umgekehrt	6%	3%	3%	3%

Die im Röntgenbild gezeigte per- und subtrochantere Trümmerfraktur eines 41jährigen Mannes, der aus 3 m Höhe von einer Leiter gestürzt war, wäre sicher operativ nicht einfach zu versorgen gewesen. Sie heilte mit 16 Wochen Extension. Hier besteht wohl von der Bruchform her eindeutig die Indikation für eine konservative Behandlung.

So fanden wir unter den konservativen Fällen bei der Nachuntersuchung einen höheren Prozentsatz *ohne* Abstützung an der medialen Kortikalis als unter den operierten. Im großen und ganzen sind die Repositionsergebnisse bei der konservativen Behandlung sowohl hinsichtlich der Achsenknickung als auch der Seitenverschiebung etwas schlechter.

Dennoch kann man mit dem richtig angelegten Dauerzug auch sehr schöne Repositionsergebnisse erzielen, wie die Röntgenbilder eines 52jährigen Mannes zeigen, dessen Bruch nach 8 Wochen Nagelextension und 2 Wochen Zinkleimextension einwandfrei fest war.

Die Auswirkungen der etwas schlechteren *Repositionsergebnisse* bei den konservativ behandelten Fällen auf das klinische Ergebnis sind allerdings gering. So waren nur 17% der konservativ Behandelten beruflich behindert gegenüber 15% der Operierten. In beiden Gruppen waren gleich viele schmerzfrei, nämlich 39%. Ebenso war der Gang in beiden Gruppen bei der Hälfte der Patienten ungestört (Tabelle 6).

Tabelle 6. *Berufsausübung*

	Konser-vativ	Operativ
Alterspensioniert	39[a]	68[a]
Unbehindert	44	17
Eingeschränkt im selben Beruf	5	10
Berufswechsel	7	2
Arbeitsunfähig	5	3
Schmerzen		
keine	39	39
leichte	56	54
stärkere	5	7
Gang		
unauffällig	50	50
zeitweise hinkend	15	22
immer hinkend	33	26
mit Stockhilfe	28	35
mit Stützkrücken	4	4
gehunfähig	2	2

[a] Angaben in Prozent der Nachuntersuchten.

Zu denselben Prozentzahlen gelangt man aber auch, wenn man die nicht oder schlecht reponierten Fälle allein oder nur die reponierten Fälle allein auswählt, bis auf eine geringfügige Differenz zwischen den zeitweise und immer Hinkenden. Unter den schlecht reponierten Fällen finden sich etwas mehr ständig Hinkende. Das Repositionsergebnis ist also für die späteren Schmerzen und die Gehfähigkeit statistisch nicht von Bedeutung.

Bei der klinisch sichtbaren *Verdrehung* schneiden die konservativ behandelten Fälle sogar etwas besser ab als die operierten, es gibt unter ihnen keine der sehr störenden Innenverdrehungen. Dagegen sind die *Beinlängendifferenzen* bei den konservativen Fällen häufiger, allerdings besonders in Bereichen, in denen sie kaum stören (Tabelle 7).

Die *Hüftgelenksbeweglichkeit* schließlich weist hinsichtlich Beugung, Abduktion und Adduktion keine Unterschiede zwischen den konservativ und operativ behandelten Fällen auf. Lediglich die Drehfähigkeit im Hüftgelenk ist bei den Operierten deutlich besser (Tabelle 8).

Gerade für die per- und subtrochanteren Frakturen kann man also eine klare Grenze bezüglich der Indikation zur konservativen und zur operativen Behandlung ziehen. Ich möchte nochmals zusammenfassen:

1. Von der Bruchform her gibt es *nur eine absolute Indikation für die Operation*, das ist die konservativ nicht reponierbare Seitenverschiebung um mehr als Schaftbreite. Alle anderen Frakturformen heilen mit konservativer Behandlung oft problemloser als mit der Operation.

2. Die etwas schlechteren Repositionsergebnisse bei der konservativen Behandlung sind für die klinischen Resultate belanglos, dennoch sollte man sich stets um eine exakte Reposition bemühen, da sie oft möglich

Tabelle 7. *Nachuntersuchungsergebnisse*

	Konservativ	Operativ
Verdrehung	*11*[a]	*13*[a]
nach außen	11	10
nach innen	—	3
Beinlängendifferenz	*48*	*26*
1 cm	20	12
2 cm	16	10
3 cm	9	3
4 cm und mehr	3	1
Beugekontraktur	*13*	*11*
bis 10°	8	6
bis 20°	3	2
bis 30°	2	2
bis 40° und mehr	—	1

[a] Angabe in Prozent der Nachuntersuchten.

Tabelle 8. *Hüftgelenksbeweglichkeit*

	Differenz zwischen verletzter und unverletzter Seite	Konservativ	Operativ
		(In Prozent der Nachuntersuchten)	
Beugung	keine oder unterhalb 10°	72	74
	10—29°	18	15
	30—60°	9	9
	über 60°	1	2
Abduktion	keine oder unter 10°	62	59
	10—29°	33	37
	30° und mehr	5	4
Adduktion	keine oder unter 10°	78	77
	10—29°	21	21
	30° und mehr	1	2
Außenrotation	frei	52	67
	eingeschränkt	44	29
	gesperrt	4	4
Innenrotation	frei	44	61
	eingeschränkt	43	31
	gesperrt	13	8

ist. Vor allem ist auf die Vermeidung der sehr störenden Innenverdrehung zu achten.

3. Im Rahmen der konservativen Behandlung ist der Prophylaxe der Infektion durch den *Extensionsnagel* erhöhtes Augenmerk zuzuwenden, ganz besonders jedoch der Pneumonieprophylaxe, da die Pneumonie die häufigste Komplikation der konservativen Behandlung ist.

4. Die konservative Behandlung ist durch eine höhere Mortalität ab dem 7. Lebensjahrzehnt belastet, so daß mit weiter zunehmendem Alter eine *vitale Kontraindikation* gegen die konservative Behandlung besteht. Vor dem 7. Lebensjahrzehnt ist das Risiko der konservativen Behandlung gleich groß wie das der operativen, vor dem 55. Lebensjahr ist es sogar etwas geringer.

K. Giuliani, Göggingen (Deutschland):

Die konservative Behandlung der pertrochanteren Frakturen mit dem Hessing-Mieder. (Manuskript nicht eingegangen).

Aussprache

H. Heidecker, Bingen (Deutschland):

1. Wie lange dauert die Herstellung des *Hessing*-Apparates, wie lange dauert es also, bis der Verletzte nach dem Unfall den Apparat anlegen und tragen kann?
2. Wieviel kostet ein solcher Apparat?
3. Wenn ein Patient mit einem solchen Apparat laufen kann, dürfte wohl in vielen Fällen auch noch Operabilität gegeben sein?
Darf ich Herrn Giuliani dazu bitten?

K. Giuliani, Göggingen (Deutschland):

Der Erfinder dieses Apparates war Hofrat Hessing; er hat es in seiner riesigen Werkstatt in 24 Std geschafft. Wir bedienen uns alter Apparate, setzen diese zusammen, und geben sie als Leihapparate. Die Anfertigung dieser Apparate dauert 3—4 Std. Es entstehen dabei keine Schmerzen. Die Reposition nimmt der Werkmeister am Arbeitstisch vor, indem er das Bein mit der Lasche auszieht. Bei sehr schmerzempfindlichen Patienten geben wir eine Lokalanaesthesie, die meisten brauchen diese nicht. Es geht alles sehr einfach.

Einen neuen Apparat könnten wir uns auch nicht leisten. Wenn man bedenkt, was ein orthopädisches Krankenhaus manchmal an Ergebnissen zu Gesicht bekommt: Sie haben gestern nur ganz bescheidene Fehlschläge gesehen, aber es gibt deren mehr. Ich hätte Ihnen Beispiele mitbringen sollen von Osteosynthesen, und von jedem Nagel habe ich welche, und da muß ich sagen, da ist mir so eine alte Großmutter von 80 Jahren, die so wortlos und ohne viel Schmerzen angelegt wird, lieber. Die Ergebnisse haben Sie gesehen, sie sind anständig: Keine Pseudarthrosen, die Leute können am nächsten Tag aufstehen. So ist also diese Methode, die allerdings nur der machen kann, der über eine *entsprechende Werkstatt* verfugt.

Der Apparat wird Tag und Nacht getragen, wenn die Reposition bleibt. Es gibt kaum eine Nachbiegung. Wir nageln ja auch, aber für die Leute, für die die Operation irgendwie ein Risiko darstellt, ist diese Methode *ausgezeichnet*.

A. Titze, Graz (Österreich):

Gesamtergebnisse der in den Unfallkrankenhäusern Österreichs operierten per- und subtrochanteren Oberschenkelbrüche.

Ich habe die Aufgabe bekommen, Ihnen im Zuge dieser Tagung über die Gesamtergebnisse der in den Unfallkrankenhäusern Österreichs operierten per- und subtrochanteren Oberschenkelbrüche zu berichten. Es handelt sich dabei um das Krankengut der in Tabelle 1 gezeigten Arbeitsunfallkrankenhäuser und Unfallstationen.

Tabelle 1. *Per- und subtrochantere Oberschenkelbrüche*

Krankenhäuser, deren Verletzte ausgewertet wurden:

Arbeitsunfallkrankenhaus Wien XX.
Arbeitsunfallkrankenhaus Wien XII.
Unfallstation des Hanuschkrankenhauses, Wien
Arbeitsunfallkrankenhaus Salzburg
Arbeitsunfallkrankenhaus Graz
Unfallstation des a. ö. Krankenh., Steyr/OÖ
Unfallstation der I. Chirurg. Univ.-Klinik, Wien

Wenn ich Gelegenheit habe, über eine so stattliche Zahl von 860 aufgeschlüsselten und 394 persönlich klinisch und röntgenologisch nachuntersuchten Fälle zu berichten, so obliegt es mir vorerst, allen Kollegen in diesen Unfallstationen und Krankenhäusern für ihre Mitarbeit einleitend herzlich zu danken.

Die Tabelle 2 zeigt das gesamte Krankengut. Es wurden insgesamt 1369 per- und subtrochantere Oberschenkelbrüche verschlüsselt und durch elektronische Datenverarbeitung gespeichert. Davon waren 509 konservativ und 860 operativ Behandelte. Von diesen Brüchen konnten insgesamt 587 klinisch und röntgenologisch nachuntersucht werden. Davon waren 394 operativ behandelt worden. Alle diese Fälle wurden im Laufe der zweiten Hälfte 1968 bis zum Sommer 1969 persönlich klinisch nachuntersucht und es wurden entsprechende Kontroll-Röntgenaufnahmen angefertigt. Für mein Referat interessiert uns besonders die letzte Zahl, also die *nachuntersuchten, operativ behandelten per- und subtrochanteren Brüche*. Es waren insgesamt 394 Fälle.

Tabelle 2. *Anzahl der per- und subtrochanteren Oberschenkelbrüche*

Insgesamt wurden verschlüsselt: 1369
Davon behandelt:
    konservativ: 509
    operativ: 860

Insgesamt konnten nachuntersucht werden: 587
    Davon behandelt:
    konservativ: 193
    operativ: 394

Aus Tabelle 3 entnehmen Sie die prozentuale Altersgruppierung aller Fälle. Wie allgemein bekannt, ist ja der per- und subtrochantere Oberschenkelbruch vornehmlich ein Bruch des *höheren* Lebensalters. Sie sehen daher auch die hohe Frequenz in den hohen Altersstufen. Es erklärt sich daraus aber auch die relativ geringe Quote der Möglichkeit der Nachuntersuchung. Es waren also doch schon zum Zeitpunkt der Nachuntersuchung ein ganz erklecklicher Prozentsatz der Patienten verstorben.

Tabelle 3. *Altersgruppierung aller operierten Fälle*

Gruppe	Jahre	%
A	0—15	1
B	16—54	13
C	55—74	41
D	über 74	45

Wenn ich mir zunächst erlaube, über die *Frühkomplikationen* nach der Osteosynthese zu berichten, so sind dabei wieder alle verschlüsselten operativen Fälle erfaßt. Innerhalb der ersten Woche starben 20 Patienten, innerhalb der ersten 4 Wochen 60, innerhalb der ersten 3 Monate 87, innerhalb der unfallbedingten Behandlung noch weitere 2, also insgesamt 89 Patienten.

Da es sich ja, wie erwähnt, um sehr alte Patienten gehandelt hat, haben wir nur jene Todesfälle gewertet, die als unmittelbar unfallbedingt zu betrachten sind. Wir konnten doch annehmen, daß jene Todesfälle, die nach Ende des 3. Monats eingetreten sind, nicht mehr als direkte Unfallfolge aufzufassen sind (Tabelle 4).

Tabelle 4. *Todesfälle aller operativ behandelten Brüche*

Innerhalb der 1. Woche	20
Innerhalb der ersten 4 Wochen	60
Innerhalb der ersten 3 Monate	87
Später	2
Insgesamt	89

Tabelle 5 zeigt uns nun die in den einzelnen Unfallkrankenhäusern verwendeten *Osteosyntheseverfahren.* An der Spitze steht der *Böhler*-Nagel mit Platte, sowie verschiedene Modifikationen, also *Böhler*-Platte plus Cerclage oder plus Schraube oder Verwendung multipler Nägel; oder Verwendung von *Böhler*-Nagel und Platte und Cerclage. Außerdem sehen Sie darunter die steile Platte, die gleichzeitig in der Regel mit Medialisierung oder Valgisierung verwendet wurde, den Y-Nagel, die Marknagelung bei subtrochanteren Brüchen, dann auch den *Böhler*-Nagel ohne Platte und schließlich Schrauben, multiple Nägel, Cerclagen, *AO*-Platte und andere Osteosynthesemethoden.

Tabelle 6 zeigt nun, worauf ich Sie besonders aufmerksam machen möchte, daß *Böhler*-Nagel und Platte in den erwähnten Krankenhäusern und Unfallstationen in 80% der Fälle für die Osteosynthese herangezogen wurden. Lediglich in 20% des gesamten operativ versorgten Krankengutes wurden Y-Nägel, *Böhler*-Nägel allein, Schrauben, Cerclagen, *AO*-Platte oder *AO*-Nägel verwendet. Darf

Tabelle 5. *Die einzelnen Operationsarten enthalten folgende Modifikationen*

Böhler-Nagel und -Platte
  Böhler-Platte
  Böhler-Platte und Cerclage
  Böhler-Platte und Schrauben
  Böhler-Platte und Cerclage und Schrauben
  Böhler-Platte und multiple Nägel
  Böhler-Nagel und -Platte
  Böhler-Nagel und -Platte und Cerclage

Steile Platte allein, bzw.
  und Medialisierung
  und Valgisierung
  und Medialisierung mit Valgisierung
  mit Cerclage
  mit Cerclage und Medialisierung
  mit Cerclage und Medialisierung mit Valgisierung
  Böhlerplatte mit Medialisierung
  Böhlerplatte und Valgisierung
  Böhlerplatte und Medialisierung mit Valgisierung
  Böhlerplatte mit Cerclage und Medialisierung mit Valgisierung

Y-Nagel allein, bzw.
  mit Cerclage
  mit anderen Operationsmethoden

Längs-Marknagel, allein, bzw.
  mit Cerclage
  mit Schrauben

Böhler-Nagel = Nagel ohne Platte, allein und mit Schrauben

Schrauben, eine oder mehrere

Multiple Nägel, allein bzw. mit Cerclage

Cerclage = ohne weitere Operationsart

AO-Platte, Kompressionsplatte, allein bzw. mit Schrauben

Andere Operationsmethoden
  Böhler-Platte und Schrauben und Kompressionsplatte und Cerclage
  Böhler-Platte und steiler Marknagel
  Böhler-Platte und Platten und „andere" Operationsmethoden

---

ich sie im Zuge dieser Tabelle auch auf die *Geschlechtsverteilung* hinweisen. Von den operativ versorgten Brüchen betrafen 218 Männer, aber 542 Frauen; sicher zum großen Teil dadurch bedingt, daß eben in diesen Altersgruppierungen die Frauen doch bereits deutlich überwiegen. Bezüglich der Seite rechts—links fand sich kein Unterschied; es war also das rechte und das linke Bein annähernd gleichermaßen befallen.

Es erscheint mir nicht uninteressant, in Tabelle 7 die Zeit zu betrachten, die vom Unfall bis zur Osteosynthese vergangen ist. Der überwiegende Teil der Patienten wurde also bereits in den ersten Tagen nach kurzfristiger Extension operiert.

Tabelle 8 zeigt Ihnen die *Frühkomplikationen* nach der Osteosynthese. Sie sehen in den höheren Altersstufen den Dekubitus, die Thrombose und die Pneumonie an der Spitze stehen. Auch der Lungeninfarkt spielt keine unbeträchtliche Rolle. Allerdings bis zum 54. Jahr nur ein

Tabelle 6. *Operationsarten: Auswertung nach Geschlecht und Seite*

	♂	♀	Rechts	Links	Summe	
Böhler-Nagel und Platte	251	441	343	349	692	= 80%
Medialis. u. Valgis. steile Platte	23	39	28	34	62	
Y-Nagel	15	23	18	20	38	
Längs-MN	11	13	13	11	24	
Böhler-Nagel	—	10	4	6	10	
Schrauben	3	5	4	4	8	
Multiple Nägel	2	2	—	4	4	= 20%
Cerclage	5	3	2	6	8	
AO-Platte	5	2	3	4	7	
AO-Nagel	2	1	1	2	3	
Andere	1	3	4	—	4	
Gesamt	218	542	420	440	860	

Tabelle 7. *Zeitdauer vom Unfall bis zur Osteosynthese*

In der 1. Woche	78,0%
In der 2. Woche	13,0%
In der 3. Woche	4,5%
Später	4,5%

Tabelle 8. *Frühkomplikationen nach der Osteosynthese nach Altersgruppen*

Komplikationen	Bis 15 J.	15—54 J.	55—74 J.	Über 74 J.	Summe
Dekubitus	—	2	18	41	61
Thrombose	—	1	16	18	35
Pneumonie	—	1	6	18	25
Lungeninfarkt	—	1	8	10	19
Delirium	—	5	4	5	14
Urämie	—	—	—	6	6
Fettembolie	—	3	—	1	4
Apoplexie	—	—	—	2	2
Herzinfarkt	—	—	2	—	2
Andere	1	3	16	18	38
Wundinfektion					50

einziger Lungeninfarkt. Delirien fanden sich schon bei Jüngeren, ebenso
die Fettembolie vornehmlich in der Gruppe zwischen 15—54 Jahren;
Wundinfektionen traten beim gesamten operativ versorgten Krankengut in 50 Fällen auf.

Die Tabelle 9 zeigt Ihnen die notwendigen *Sekundär-Operationen*.
Setzt man sie in Beziehung zu den 860 insgesamt operierten Fällen, so
erscheint die Zahl der notwendigen Sekundär-Operationen sehr gering.
Betrachtet man rückblickend die Röntgenserien postoperativ und beurteilt die Röntgenbilder danach, ob eine stabile Osteosynthese erzielt

worden ist oder eine unstabile — wobei also das Osteosynthesematerial weitgehend die *alleinige* Stabilität ergeben hat —, wobei wir als stabile Osteosynthese eine medial abgestützte verstehen, so können wir sehen, daß entsprechend der Bruchform von 1—7, wie sie Ender in seinem

Tabelle 9. *Notwendige Sekundär-Operationen*

Nagelwechsel (davon 1 Y-Nagel)	6
Plattenwechsel	2
Nagel- und Plattenwechsel	1
Y-Nagel nach Nagel und Platte	2
Intertrochantere Osteotomie	2
Spananlagerung	1

Referat erwähnt hat, ganz unterschiedlich das Erreichen einer stabilen Osteosynthese erfolgte. Die Tabelle 10 zeigt Ihnen dieses *Untersuchungsergebnis*. In Gruppe 1 und 2 war über 90% eine stabile Osteosynthese erreichbar, in Bruchform der Gruppe 3, 6 und 7 nur etwa zu 80%, also in 4 von 5 Fällen, in Gruppe 4 ebenfalls noch $^3/_4$ der Fälle stabil, in Gruppe 5 aber nicht einmal 50% der Fälle. Von dem gesanten operativ versorgten Krankengut zeigten die Röntgenbilder postoperativ in 84% eine *stabile* Osteosynthese und nur in 16% eine *unstabile*.

Tabelle 10. *Stabile und unstabile Osteosynthesen*
(beurteilt nach den Röntgenserien, rückblickend;
nach Bruchformen aufgeschlüsselt)

	Gruppe							Ins-gesamt
	1	2	3	4	5	6	7	
Stabil	94%	94%	83%	74%	47%	83%	83%	84%
Unstabil	6%	6%	17%	26%	53%	17%	17%	16%

Alle bisherigen Tabellen bezogen sich auf das gesamte Krankengut von 860 operierten Fällen. Die folgenden Zahlen beziehen sich jetzt auf die operativ versorgten, aber auch klinisch und röntgenologisch nachuntersuchten Fälle, das sind also *394 Fälle* = 100%.

Bei der Nachuntersuchung fand sich, daß 96,7% aller Brüche fest verheilt waren. Noch nicht sicher fest zum Zeitpunkt der Untersuchung waren 2,6%, Pseudarthrosen fanden sich in 0,7%.

Die Auswertung der Kontroll-Röntgenaufnahmen bei der Nachuntersuchung ergab folgende Ergebnisse:

Achsenknickungen: Primär verbogen, jedoch mit guter Achse ausgeheilt, d. h. also bei der Operation bzw. schon in Extension korrigiert, waren 72%. Primär in guter Stellung, daher keine Korrektur notwendig und auch in guter Stellung ausgeheilt, waren weitere 19,3%. Mit Achsenknickung ausgeheilt, die teilweise größer waren als die primären, sind 8,7%.

Die *Seitenverschiebungen* in den Röntgenbildern bei der Nachuntersuchung ergab folgendes Bild: In der Ansicht von vorne waren in guter Stellung geheilt 61%. Bei primärer Verschiebung, die aber beseitigt wurde und schließlich zur guten Ausheilung gebracht werden konnte, waren 36%. Seitenverschiebungen, teilweise gegenüber der primären Verschiebung verschlechtert, fanden sich in 3%. In der seitlichen Aufnahme waren in guter Stellung gleichgeblieben 62%. Die primäre Verschiebung wurde beseitigt und es erfolgte eine Ausheilung in guter Stellung in weiteren 35%. Die Seitenverschiebung hatte sich verschlechtert bzw. war nicht behoben in 3%.

Beinverkürzungen unter 1 cm, also praktisch keine Verkürzungen, fanden sich in 73,6%, Verkürzung von 1 cm in 12%, von 2 cm in 9,9%, von 3 cm in 3%. Verkürzungen von 4 cm, 6, 7, 9 und 10 cm fanden sich in je 1 Fall.

Unter den subjektiven Angaben interessiert uns vor allem die *Schmerzhaftigkeit.* Keinerlei Schmerzen gaben 39% der Nachuntersuchten an, fallweise leichte Schmerzen — es handelte sich dabei vor allem um Schmerzen bei Witterungswechsel — in 54% und starke Schmerzen wurden in 7% angegeben. Bei diesen Schmerzangaben, die an sich ein relativ günstiges Ergebnis zeigen, ist aber doch zu bedenken, daß viele Patienten, die zur Nachuntersuchung eingeladen waren, diese Nachuntersuchung für eine Begutachtung hielten und daher vielleicht die Schmerzangabe noch etwas psychogen übersteigert erfolgte. Wir können also sagen, daß die Schmerzen, wenn man diesen Faktor mitberücksichtigt, eigentlich wirklich sehr gering waren.

Das objektive Ergebnis der *Gangleistung* war folgendes: Eine völlig normale Gangleistung ohne besondere Ermüdungserscheinungen zeigten 50%. Ein zeitweises leichtes Hinken, besonders bei längerer Gangleistung und Ermüdung, gaben 22% an. 26% erklärten, daß sie ständig hinken und 2% waren gehunfähig. Dem entspricht etwa die Frequenz der Benützung einer *Gehhilfe*: Ohne jede Gehhilfe konnten 60% gehen. Mit einem Stock gingen 34,6%, mit zwei Stöcken oder zwei Armstützkrücken 3,8%. Nur mit Begleitperson, fallweise auch mit Achselstützkrücken, konnten 1,6% gehen.

Zur möglichen *Berufsausübung*: Unbehindert übten ihren Beruf weiterhin 17% aus, leicht behindert in ihrem Beruf erklärten sich 10%. Wegen der Unfallfolgen mußten 3% invalidisiert werden; 2% hatte einen Berufswechsel für notwendig erklärt. Der Rest, das sind 68%, war bereits nach Erreichung der Altersgrenze pensioniert.

Gestatten Sie mir eine kurze Diskussion der ihnen vorgelegten Behandlungsergebnisse der *operativ* versorgten per- und subtrochanteren Oberschenkelbrüche.

Wir haben bei den Nachuntersuchungsergebnissen bewußt unser Augenmerk besonders auf jene Fälle gelegt, die nur mit *Böhler*-Nagel und Platte versorgt worden waren. Warum? — Sie werden es verstehen, wenn Sie sich an Tabelle 6 erinnern und daraus ersehen haben, daß von diesen 8 erwähnten Arbeitsunfallkrankenhäusern und Unfallstationen 80% sämtlicher Osteosynthesen im per- und subtrochanteren Bereiche

mit Böhler-Nagel und Platte ausgeführt wurden. Alle anderen Osteosyntheseverfahren zusammen ergeben nur 20% und sind daher, da sie
zusätzlich noch aufgesplittert sind, in verschiedene Methoden, einer
statistischen Auswertung nicht mehr zugänglich. Wenn wir das hohe
Alter der Verletzten betrachten und aus den verschiedenen Tabellen
kurz zusammenfassend rekapitulieren, daß 86% mit einer Verkürzung
unter 1 cm bzw. von 1 cm ausgeheilt sind, daß 39% keine Schmerzen und
weitere 54% nur fallweise geringe Schmerzen angeben; wenn wir ferner
hören, daß über 50% normal gehen und weitere 22% nur zeitweise
geringgradig hinken, daß 60% ohne Stock und weitere 35% mit einem
Stock gehen, daß immerhin über 20% dieser alten Leute noch ihren
Beruf ausüben, so glauben wir, daß bei *entsprechend exakter Technik*
diese Methode weiterhin zu empfehlen ist und für die Behandlung der
per- und subtrochanteren Oberschenkelbrüche diese Osteosynthese ein
geeignetes operatives Verfahren darstellt.

G. Küntscher, Flensburg (Deutschland):

Nagelung des pertrochanteren Bruches vom medialen Condylus aus.
(Mit 1 Abb.)

Der subtrochantere Bruch tritt hauptsächlich beim älteren Menschen
auf. Dieser ist sowohl durch eine *längere Bettruhe* als auch durch einen
größeren operativen Eingriff stark gefährdet. Mit einem 42—48 cm langen
gebogenen Nagel, der vom medialen Femur-Condylus aus eingeführt
wird, gelingt es nun mit einer *sehr kleinen Operation,* den Patienten
rasch wieder auf die Beine zu bringen und in sein gewohntes häusliches
Milieu zurückzuführen. Die Lage des Nagels ist zweifellos etwas unge-
wöhnlich (Abb. 1).

Sie entspricht aber im Schenkelhals genau der Richtung der Gesamt-
komponente des Muskelzuges. Die Kortikalis wird nicht durch Löcher
für Nagel und Schrauben geschwächt. Die gefürchteten subtrochanteren
Spontanbrüche werden daher *nicht* beobachtet. Die Belastung des
Schenkelkopfes wird auf die ganze Länge des Femur-Schaftes verteilt.
Das Verfahren ist deshalb auch am morschen Knochen anwendbar. Der
Durchmesser des Nagels ist derselbe wie der des *Smith-Petersen-* oder
Sven Johannsen-Nagels, nämlich 10 mm. (Nur ausnahmsweise ist die
Markhöhle so eng, daß nur ein 9 mm Nagel eingeführt werden kann.)
Das Aufweiten der Markhöhle ist *nicht* erforderlich. Wohl aber benötigt
man den Röntgen-Fernseher. Der Hautschnitt ist auch bei sehr adipösen
Patienten nur 2 cm lang, weil am Kondylus die Haut direkt auf dem
Knochen liegt. Die Infektionsgefahr ist damit auf das größtmögliche
Minimum reduziert. Dasselbe gilt für den Blutverlust und die Schock-
gefahr. Der Hautschnitt ist soweit vom Bruch entfernt, daß der Opera-
teur in keiner Weise durch die Fernseh-Apparatur behindert ist. Der

Eingriff dauert durchschnittlich etwa 15 min. Das Belasten ist noch am selben Tage möglich.

All diese *Vorteile* sind so groß, daß Vortragender der Überzeugung ist, daß diese Form der Nagelung die *ideale* Behandlung aller Arten des per- und subtrochanteren Bruches darstellt. Entscheidend ist natürlich einzig und allein die klinische Erfahrung. Und diese ist bereits recht groß. Das Verfahren hat sich nämlich in wenigen Jahren im In- und Ausland überraschend schnell verbreitet.

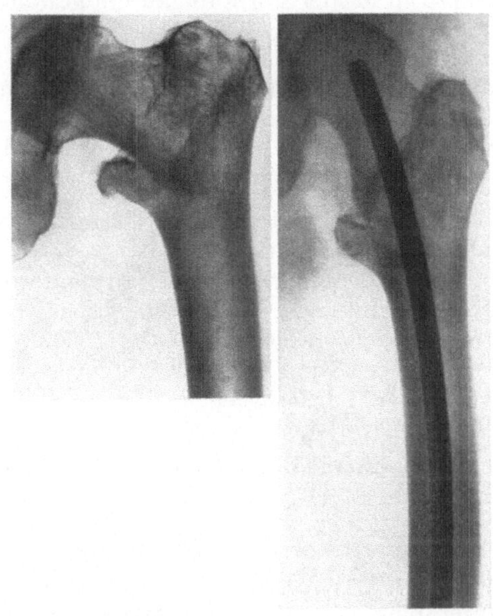

Abb. 1. Langer gebogener Nagel, der vom medialen Condylus aus eingeführt wird

Wolfers hat auf vielen Kongressen hierüber berichtet. Die Zusammenstellung seines Materials ist von Haverkamp durchgeführt worden. Maurer hat im vergangenen Monat auf dem Kongreß der Société Internationale de Chirurgie in Buenos Aires über 70 Fälle des letzten Jahres mit sehr günstigen Resultaten berichtet.

Theoretisch scheint die Gefahr der Verletzung des Kniegelenkes oder die Aufsplitterung des Schaftes gegeben zu sein. Sie wurde in praxi in den bisherigen Veröffentlichungen *niemals* beobachtet. Sie ist durch entsprechende Technik vermeidbar. Diese ist äußerst einfach. Im Film ist sie am anschaulichsten zur Darstellung zu bringen. Dies wird nun Herr Wolfers übernehmen.

W. WOLFERS, Flensburg (Deutschland):

Technik und Methodik der Trochanternagelung. (*Film.*)

4*

E. Standenat, H. Schauer u. K. Prinstl, Wien (Österreich):

Indikation und Technik des Y-Nagels nach Küntscher. (Mit 1 Abb.)

Zur Behandlung des per- und subtrochanteren Oberschenkelbruches stehen uns eine Reihe ausgezeichneter Operationsverfahren zur Verfügung. Eine unserer Ansicht nach hervorragende Methode hat jedoch nur wenig Verbreitung gefunden. Es ist dies der Y-Nagel nach Küntscher. Dieser Nagel, eine mechanische Kreuzung von Schenkelhals und Marknagel, erfüllt nahezu in idealer Form die an ihn gestellten Forderungen. Er ist äußerst stabil, gestattet ein rasches Belasten und hat infolge seiner inneren Schienung eine Reihe von Vorteilen. Für bestimmte Formen des per- und subtrochanteren Oberschenkelbruches scheint uns seine Verwendung besonders günstig.

Hier ein *Schema der Bruchformen*, bei denen wir den Y-Nagel verwenden:

1. Pertrochanterer Bruch mit schmaler lateraler Wand.
2. Trümmerbrüche im Trochantermassiv.
3. Brüche mit Einstauchungszonen im Trochanterbereich.
4. Zysten, Kortisonfrakturen und pathologische Brüche.
5. Bei instabilen Osteosynthesen.
6. Bei subtrochanteren Drehbrüchen.
7. Bei subtrochanteren Querbrüchen.
8. Bei Kombinationsverletzungen.

Für die *stabilen* pertrochanteren Brüche verwenden auch wir Nagel und Platte.

Kurz zur Technik der Operation

Nach einigen Tagen Extensionsbehandlung Reposition auf dem Extensionstisch unter Kontrolle zweier Bildverstärker, wie auch bei den meisten anderen Verfahren. Bestimmen der Nageleinschlagstelle durch Auflegen eines Führungsspießes, Aufbohren der äußeren Kortikalis und Einschlagen des Schenkelhalsteiles. Dann Adduktion des Beines, Inzision über der Trochantersspitze, Einbohren des Pfriems und anschließend Einführen des Führungsspießes. Der Führungsspieß muß durch die Durchbohrung des Schenkelhalsteiles in den Markraum des Oberschenkels gebracht werden. Dabei muß der zum Schenkelhalsteil gehörende Handgriff kräftig adduziert werden. Nur so können Spieß und darüber der Nagel gut durch den Schenkelhalsteil durchtreten. Geschieht dies nicht, besteht ein Sperrmechanismus. Wenn der Spieß gut liegt, Einschlagen eines entsprechend langen passenden und kranial aufgeweiteten Marknagels. Beim Einschlagen des Nagels muß auf die Rotation des Beines geachtet werden. Drain, Schichtverschluß. Heraussetzen nach 1—2 Tagen, Aufstehen ab dem 7. Tag.

Nun einige Fälle zu unserem Indikationsschema:

1. 21jähriger Kraftfahrer, subtrochanterer Oberschenkelbruch, Kontrollbild nach 4 Jahren.

2. 77jährige Pensionistin, per- und subtrochanterer Drehbruch, bei dieser Bruchform haben wir zusätzlich noch Cerclagen angelegt. Kontrollbild nach 3 Jahren.

3. 90jährige Pensionistin, subtrochanterer Bruch, Kontrollbild nach 2 Jahren (Abb. 1).

4. 62jähriger Musiker, pathologischer Bruch, Morbus Paget, Kontrolle nach 5 Jahren.

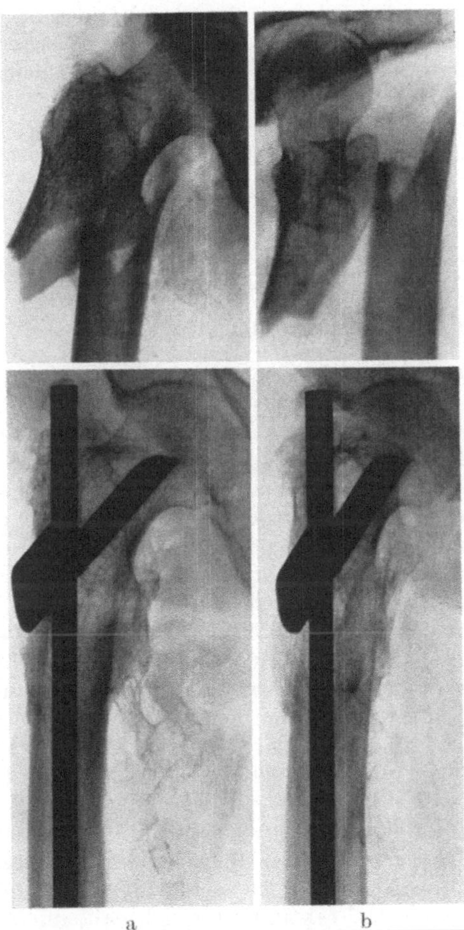

Abb. 1 a u. b

5. 19jähriger Medizinstudent, pathologische Fraktur, brauner Tumor. Die Zyste wurde ausgeräumt, mit Kielerspänen aufgefüllt, Y-Nagelung. Patient ist beschwerdefrei. Kontrollbild nach 2 Jahren.

6. 67jährige Pensionistin nach Mamma-Amputation, doppelter pathologischer Bruch. Kontrollbild 1 Jahr nach der Operation. Patientin ist noch $1^{1}/_{2}$ Jahre zufriedenstellend gegangen. Dieser Fall ist ein Beweis für die durch den Nagel erzielte *Stabilität* und die Zweckmäßigkeit, pathologische Frakturen auch in scheinbar hoffnungslosen Fällen operativ zu versorgen.

Zum Abschluß noch 2 *seltene* Indikationen:

1. 28jähriger Angestellter, pertrochanterer und Oberschenkelbruch, Kontrolle nach 1 Jahr.

2. 71jähriger Pensionist, infratrochanterer Bruch, 6 Wochen nach der auswärts durchgeführten Operation kam er mit starken Beschwerden zu uns. Entfernung des Osteosynthesematerials und Y-Nagelung. Kontrollbild nach 3 Jahren. Gangleistung sehr gut.

Zusammenfassend wäre zu sagen, daß bei den angeführten Indikationen mit diesem Operationsverfahren *sehr gute Ergebnisse* erzielt werden können. Die Methode ist technisch nicht zu schwierig, bietet große Stabilität und gestattet die frühe Belastung.

Fischer, der neben Küntscher über die weitaus größten Erfahrungen verfügt, wird Ihnen darüber noch berichten.

S. Fischer, Bevensen/Hamburg (Deutschland):

Erfahrung mit der Y-Nagelung nach Küntscher.

Eigenartigerweise besteht eine gewisse Abneigung in der Verwendung des Y-Nagels bei der pertrochanteren Fraktur. Das Einbringen des Y-Nagels durch 2 Stichinzisionen in die Markhöhle des Oberschenkels wird als besonders schwieriges Operationsverfahren im Vergleich zu den anderen operativen Methoden bei diesen Frakturen beurteilt. Durch die Verwendung des Röntgen-Fernsehens ist jedoch dem Operateur eine große Sicherheit gegeben, da er praktisch unter Sicht den Y-Nagel in die Markhöhle des Knochens einführt.

Standenat hat in seinem ausgezeichneten Referat die Technik der Y-Nagelung geschildert und ich hoffe und glaube, daß es ihm damit auch gelungen ist, den Verdacht der besonderen Schwierigkeit dieses Operationsverfahrens auszuräumen. Die *Küntscher*-Schule steht grundsätzlich aus bekannten Gründen auf dem Standpunkt, daß auch bei dieser Fraktur die intramedulläre Fixation, wie sie sich in Form des Y-Nagels und des Trochanternagels findet, den extramedullären Fixationsmethoden, wie z. B. der Laschenschraube, einer Verplattung, Verschraubung und dergleichen vorzuziehen ist. Die pertrochantere Fraktur ist bisher die Fraktur der alten Menschen und es bestand eine vitale Indikation zum operativen Vorgehen. Seit über 23 Jahren verwende ich diese Methode bei dieser Frakturart und ich habe mich bisher nicht veranlaßt gesehen, auch nachdem andere Operationsverfahren aufgekommen sind, von der Y-Nagelung abzugehen, da sie nach meiner Auffassung nach wie vor für solche Frakturen die *geeignetste* Behandlungsmethode darstellt. Der Y-Nagel gewährleistet eine *schnelle Belastbarkeit* und eine weitgehende *stabile Osteosynthese*, so daß diese alten Menschen frühzeitig, praktisch am anderen Tag nach der Operation aus dem Bett genommen werden können. Damit lassen sich andere lebensbedrohliche Komplikationen weitgehend vermeiden, weil diese alten Leute schnell ihren alten Lebensryhthmus wiedererlangen. Auch die Pflege der mit

Y-genagelten Patienten ist außerordentlich günstig und der Krankenhausaufenthalt kann verhältnismäßig kurz bemessen werden. Nach einer Statistik der Solingenschen Klinik von *Major* betrug die durchschnittliche stationäre Behandlung bei diesen Patienten 42,8 Tage, bei konservativen Behandlungen belief er sich auf 100,5 Tage.

Ningst hat die Frakturen im Trochantergebiet aufgegliedert. Dies halte ich für außerordentlich wichtig, um das geeignetste Behandlungsverfahren auszuwählen. Die lateralen Schenkelhalsfrakturen, bei denen die Bruchlinien noch bis in den Trochanterbereich hineingehen, aber bei denen der *Adam*sche Bogen erhalten ist, können mit einem geraden Schenkelhalsnagel in typischer Weise nach Küntscher genagelt werden. Frakturarten unterhalb des Trochantermassives und im subtrochanteren Bezirk lassen sich mit einer geschlossenen typischen Oberschenkelmarknagelung eventuell mit einem konischen Nagel behandeln. Der restliche Teil der pertrochanteren Oberschenkelfrakturen wird mit dem Y-Nagel versorgt.

In diesen 23 Jahren wurden von mir insgesamt 324 Y-Nagelungen durchgeführt (Tabelle). Obwohl das Krankengut einem großen Unfallkrankenhaus, wie es das Hafenkrankenhaus in *Hamburg* und das Kreiskrankenhaus in *Schleswig* darstellt, entnommen ist, erscheint dies doch eine verhältnismäßig erstaunlich geringe Anzahl. Dies ist aber in der genauen Analysierung der Bruchart begründet.

Tabelle 1. *Altersaufteilung der Y-Nagelung.*
324 Y-Nagelungen von 1. 1. 1946—31. 5. 1969

| Alter (Jahre) | | | | | | | | |
	15—20	21—30	31—40	41—50	51—60	61—70	71—80	81—90	91—100
Patientenanzahl	7	16	4	39	32	79	78	57	6
Infektionen					1		2		

Diese Tabelle veranschaulicht deutlich die *Altersaufteilung* der pertrochanteren Fraktur und es ist auffallend, daß auch die jüngeren Jahrgänge von dieser Frakturart betroffen werden. Die Ursache liegt in der Zunahme der Unfälle und in einer direkten Gewalteinwirkung auf das Trochantermassiv, wobei diese pertrochanteren Frakturen vielfach Mehrfachfrakturen sind.

Infolge der beiden Stichinzisionen ist die Infektionsquote, wie Sie erkennen (vgl. Tabelle), außerordentlich gering. Die Fraktur wird ja praktisch von außen *nicht* freigelegt. Besonders bei Mehrfachfrakturen hat sich die Y-Nagelung außerordentlich gut bewährt, da durch den Marknagelteil nicht nur die pertrochantere Fraktur, sondern auch der Schaftbereich und der suprakondyläre Bezirk mit erfaßt und fixiert werden. Manchmal verlangt die Frakturart eine gewisse Anpassung des Y-Nagels, wobei mitunter ein besonders starker Marknagelteil oder eventuell ein kurzer Marknagelteil nur verwendet werden kann. Diese Y-Nägel müssen gesondert angefertigt werden. In seltenen Fällen ist eine Kombination zwischen dicken, starken Oberschenkelmarknagel und Y-Nagel erforderlich, wobei diese Nägel (Marknagelteil vom Y-Nagel in dicken Oberschenkelmarknagel) dann ineinander geschachtelt werden müssen. Die Vorteile bei der Spontanfraktur, die mit Y-Nagelung behandelt wurde, sind allgemein bekannt, so daß ich im einzelnen nicht näher darauf einzugehen brauche. Besonders hat sich der Y-Nagel aber bei denjenigen Fällen der pertrochanteren Fraktur bewährt, die mit anderen operativen Verfahren vergeblich behandelt wurden oder bei denen Komplikationen aufgetreten waren. Diese Nagelung ist dann mit gewissen Schwierigkeiten insofern verbunden, weil vielfach erst die Markhöhle von versperrenden Schrauben frei zu machen ist, ehe der Y-Nagel eingeschlagen werden kann.

M. G. Giebel, Kassel (Deutschland):

Erfahrungen mit dem Trochanternagel nach Küntscher.

In 88 Fällen haben wir in den letzten 2 Jahren mit dem *Trochanternagel* nach Küntscher Brüche der Trochanterregion versorgt. Die *Nachteile* der bisherigen Verfahren: keine physiologische Kräfteaufnahme, schwierige Einstellung der Fraktur und Plazierung des Nagels, infektionsgefährdende Röntgen-Kontrollen in unmittelbarer Nähe des Operationsgebietes, frakturgefährdete Schädigung der subtrochanteren Kortikalis. Demgegenüber die *Vorteile* des neuen Nagels: geradezu ideale, belastungsgerechte Nagellage, frakturferne Einführung durch kleinste, oberflächliche Weichteilwunde, Frühbelastung, Verwendbarkeit für verschiedene Bruchformen der erweiterten Trochanterregion haben Sie gehört, den kleinen, schnellen, den Patienten wenig belastenden Eingriff im Film gesehen.

Per- oder intertrochantere Brüche versorgen wir unter meist idealer Reposition im nächsten Operationsprogramm. Durch die stabile, belastungsgerechte Fixierung mit dem Nagel können die Patienten am 1. oder wenige Tage nach der Operation aufstehen; konnten sie das schon prätraumatisch nur beschränkt, üben sie und sind besser zu pflegen als ohne Nagelstabilisierung.

Bei subtrochanteren Schräg- oder Drehbrüchen lassen wir je nach der Fraktur erst 2 oder 3 Wochen später belasten, da sich hierbei die Fragmente gelegentlich zusammenschieben können. Übungsstabil sind aber auch diese Brüche stets.

Mediale Schenkelhalsbrüche versorgen wir entgegen der Empfehlung Küntschers nicht üblich mit diesem Nagel: Es ist doch immer wieder mal schwierig, die Nagelspitze bis in den Kopf vorzutreiben.

Bei gut reponierten *pertrochanteren Frakturen* läßt sich der Frakturspalt mit dem Nagel leicht bis in den Kopf überbrücken und stabilisieren. Unter der Nagelung reponiert sich die Fraktur gut. Ein bestehender Spalt kann unter Frühbelastung schnell verschwinden, der Nagel verhindert nicht den Druck der Fragmente gegeneinander.

Auch kombinierte *per- und subtrochantere Trümmerbrüche* lassen sich mindestens übungsstabil fixieren. Selbst wenn in einer Achse die Nagelspitze nicht der Krümmung der Knochenachse folgt, stabilisiert der Nagel gut.

Selbst schwierige Fälle wie eine hohe *Oberschenkel-Spontanfraktur* bei Hüftgelenksankylose nach genageltem medialem Schenkelhalsbruch ließen sich mit gelegentlich bis in das Becken vorgeschlagenem Nagel belastungsfähig stabilisieren.

Hohe Oberschenkel(dreh)brüche sind manchmal leichter — wenn auch weniger stabil — von unten mit dem Trochanternagel zu versorgen.

Gut abgemessen, rutscht der Nagel auch ohne Befestigung nicht. Bei unseren 88 Fällen mußten wir nur anfangs zweimal nachschlagen. — Keine Infektion — bei der kleinen Wunde direkt über dem Knochen nicht verwunderlich. — Kein Ausbrechen des Nagels. Kein Bruch des Nagels.

In den letzten 2 Jahren konnten wir mit dieser Methode immer die Brüche der Trochanterregion *belastungsfähig* stabilisieren und brauchten daher für diese Frakturen keine andere Methode anzuwenden. Da auch Komplikationen völlig ausblieben, werden wir auch künftig für diese Brüche nur den Trochanternagel verwenden. Ich hoffe, in den verfügbaren 300 sec diese Einstellung überzeugend belegt und begründet zu haben.

Aussprache

W. MAYER, Calw (Deutschland):

1. Zur *Indikation* des Y-Nagels: Wir verwenden den Y-Nagel bei lateralen bis subtrochanteren Frakturen, wenn der *Adam*sche Bogen zerbrochen ist und wenn die laterale Wand — der Trochanter major — Bruchlinien aufweist, also das Widerlager fehlt (instabile Brüche).

2. Die *technische Durchführung* ist wesentlich einfacher als man gelegentlich lesen kann. Wir lagern den Verletzten nach Reposition mit adduziertem Bein und haben im Schnitt Operationszeiten von 20—30 min.

3. Die *Ergebnisse* sind hier aufgezeichnet (1965—1969): 55 Patienten, 54% männlich und 46% weiblich. Alter: von 20—97 Jahren, durchschnittlich 64,5 Jahre. Über 60 Jahre 61%, über 70 Jahre 48%, über 80 Jahre 31%. Durchschnittliche stationäre Behandlungsdauer 44 Tage. Gestorben sind während des Krankenhausaufenthaltes 7 = 13% (2 davon wegen eines Neoplasmas (Blase und Pankreas), so daß die echte Mortalität mit 5 = 9% anzusehen ist. Das Durchschnittsalter der Verstorbenen betrug 84 Jahre. Todesursachen: Herz- und Kreislaufversagen.

Abschließend möchte ich betonen, daß wir bei diesem Vorgehen keinen Kranken an einer TLE verloren, wir geben allen Patienten Marcumar.

Die Überlebenden haben in der Mehrzahl die vor der Verletzung bestehende Bewegungsmöglichkeiten nachher wieder erreicht.

L. NORDWIG, Peine (Deutschland):

Ich möchte über unsere Erfahrungen bei der operativen Versorgung von per- und subtrochanteren Oberschenkelbrüchen mit dem *Küntscher*-Trochanternagel berichten.

In den letzten $2^1/_2$ Jahren wurden bei uns insgesamt 85 per- und subtrochantere Oberschenkelfrakturen operativ versorgt. Anhand einer Serie von 33 Patienten haben wir die Anwendungsmöglichkeit des Trochanternagels untersucht. Die Einteilung erfolgte nach dem von Lorenz Böhler gegebenen Schema unter Berücksichtigung der von Reimers aufgezeigten Gesichtspunkte.

Nach Auswertung der Röntgenaufnahmen und dem klinischen Verlauf traten in Abhängigkeit von der Bruchform bei den mit dem Trochanternagel versorgten Brüchen folgende *Komplikationen* auf:

1. Durchwanderung der Nagelspitze nach kranial-lateral.
2. Reizzustände im Bereich der Nageleinschlagstelle.

Diese Komplikationen zeigten sich gehäuft beim Vorliegen folgender Besonderheiten:

1. Erhebliche Einstauchung des körpernahen Bruchstückes in das Trochantermassiv.
2. Zerstörung des „inneren Strebepfeilers".
3. Sehr flacher Schenkelhalsneigungswinkel.
4. Ausgeprägte Osteoporose.
5. Ungenügende Berücksichtigung der Abbauvorgänge am Bruchspalt.

Die Verwendung des Trochanternagels bei den subtrochanteren Frakturen hat sich bei uns *nicht* bewährt.

Aufgrund unserer Ergebnisse haben wir die *Indikation* zur Anwendung des Trochanternagels auf die pertrochanteren Frakturen *beschränkt*, die die nachfolgenden Voraussetzungen bieten:

1. Keine oder nur geringe Einstauchung des körpernahen Bruchstückes.
2. Erhaltener „innerer Strebepfeiler".
3. Ausreichend steiler Schenkelhalsneigungswinkel.
4. Nicht zu stark ausgeprägte Osteoporose.

Unter diesen Bedingungen ergab der *Küntscher*-Trochanternagel auch bei frühfunktioneller Behandlung und Frühbelastung sehr gute Ergebnisse. Zudem ist die Dauer des Eingriffes sehr kurz, die Schnittführung liegt fernab der Fraktur — damit bleibt das Frakturhämatom erhalten —, und die Operationswunde ist sehr klein, wodurch die Infektionsgefahr herabgesetzt wird. Nach unseren Erfahrungen lassen sich etwa 20—25% der pertrochanteren Oberschenkelbrüche ideal mit dem Trochanternagel versorgen.

N. Witt, München (Deutschland):

Es ist sehr interessant, daß wir hier von Bruchformen hören und von der Technik, wie man eine pertrochantere oder intertrochantere Fraktur zur Heilung bringt, ob man sie konservativ oder operativ behandeln soll. Wir hier wissen alle, daß man sie sowohl konservativ als auch operativ behandeln kann. Ich möchte aber glauben, daß die per- und intertrochantere Fraktur auch ein sehr starkes *psychologisches Problem* ist und zwar deswegen, weil wir es ja hauptsächlich mit alten Menschen zu tun haben. Alte Menschen, die noch eine Restfunktion haben, eine Restleistungsfähigkeit, werden enorm vom Schicksal betroffen, wenn sie so eine schwere Fraktur erleiden und dann ins Bett müssen. Und viele dieser Patienten zweifeln überhaupt, ob sie noch einmal aus dem Bett herauskommen oder ob ihre letzte Stunde geschlagen hat. Ich glaube, wenn wir heute von konservativer oder operativer Therapie sprechen, dann meine ich, daß wir im Interesse der Patienten und nicht der Frakturen angehalten sind, all die Verfahren zu wählen, mit denen wir die Patienten am *schnellsten aus dem Bett* bringen. Dies möchte ich ganz deutlich sagen, obwohl ich nicht zu denen gehöre, die der operativen Behandlung schlechthin das Wort reden. Man kann vieles mit konservativer Behandlung machen. Daß gerade bei den per- und intertrochanteren Frakturen fast in allen Fällen eine absolute Operationsindikation besteht und daß es nur wenige gibt, die nicht operiert werden können, wenn in einem Haus ein beratender Internist oder Anaesthesist vorhanden sind. Das ist das eine, was ich zu diesem Problem sagen wollte.

Alle operativen Verfahren, die wir heute gesehen haben, können zu einem guten Erfolg führen. Es ist aber nicht davon gesprochen worden, daß es sich beim alten Menschen nicht lediglich um die Fraktur, sondern auch um das nahegelegene Gelenk handelt. Viele dieser Patienten haben entweder fortgeschrittene oder schwere Arthrosen und Kontrakturen, so daß das Problem schon wieder ein anderes ist. Und auch da spielt der Moment der Frühbehandlung, der frühen Belastung, sowie der besten Nachbehandlung eine größte Rolle. Wenn Sie nämlich einen Menschen mit einem arthrotischen oder präarthrotischen Zustand des Hüftgelenkes ins Bett legen und extendieren, dann können Sie darauf gefaßt sein, daß die Arthrose bösartig wird, daß sie schmerzhaft wird, daß die Kontrakturen zunehmen und daß, wenn Sie nach 8, 10 oder 12 Wochen die Fraktur verheilt haben, funktionell keine Freude erleben werden, weil der Patient vermehrt Schmerzen hat.

Menschen, die an der letzten Grenze ihrer Leistungsfähigkeit sind, können diese nur erhalten, wenn sie selbst aktiv am Leben teilhaben und nicht in das Bett gesteckt werden, das möchte ich noch einmal sagen.

Die Ergebnisse, die wir heute durch große statistische Untersuchungen gesehen haben, haben meines Erachtens den prätraumatischen Zustand nicht berücksichtigt und wie das Gelenk zu diesem Zeitpunkt in seiner Leistung zu werten war. Vielleicht könnten die statistischen Ergebnisse der großen Sammeluntersuchungen noch freundlicher ausschauen, wenn man diesen Faktor des Gelenkzustandes vor dem Trauma noch berücksichtigt hätte. Dann würden die Statistiken eigentlich ihren ganzen und vollen Wert haben.

H. Moser, Graz (Österreich):

Nagelung bei ganz alten Leuten und bei kombinierten Trümmerbrüchen mit unserem starren Nagel seit 1948.

Unmittelbar nach dem Krieg, als wir noch keine wissenschaftlichen Kontakte mit dem Ausland hatten und von inzwischen in der USA erfundenen pertrochanteren Nägel nichts wußten, haben wir 1946 einen eigenen Nagel konstruiert, der unter den damaligen Bedingungen jeweils als Einzelstück aus dem Gesenke geschmiedet werden mußte: 1948 bekamen wir die ersten Nägel geliefert. Die Konstruktion war auf den Zweck ausgerichtet, den Patienten sofort aus dem Bett zu bringen und das genagelte Bein belasten zu können. Bei der pertrochanteren Fraktur bestehen, wie wir durch *pathologisch-anatomische* Studien feststellen konnten und immer wieder bestätigt fanden, 3 Fragmente

1. das zervikale Fragment (Schenkelkopf- und Hals),
2. das femorale Fragment,
3. das trochantere Fragment.

Das trochantere Fragment besteht aus der Crista intertrochant. und dem kleinen Trochanter und wird durch den Muskelzug des Psoas nach innen oben abgehoben, was auch beim richtigen Lesen des Röntgenbildes zu sehen ist. Da die pertrochantere Fraktur ein Torsionsbruch ist, trägt das femorale Fragment proximal nur eine dünne Schale.

Um eine Festigung durch eine Nagelung zu erreichen, mußte diese Fraktur überbrückt werden, wobei der Schaftteil unseres Nagels am Femur zu fixieren war. Die pertrochantere Fraktur betrifft das hohe und das höchste Alter, in welchem wir den Knochen nicht noch durch mehrere Schrauben durchbohren wollten, sondern den Halt des Nagels durch *Drahtumschlingungen* am Femurschaft in verschiedenen Höhen vornahmen. Der zusammengezogene Draht wird in Kerben am Schaftstück des Nagels eingerastet.

Durch diese Konstruktion war es möglich, die Patienten am Tag nach der Operation aufstehen zu lassen. Die Frühbelastung ist erforderlich, weil die Verunglückten so rasch als möglich mobilisiert werden müssen. Sie dürfen erst gar nicht bettlägrig werden. Die Gefahr für die sehr alten Leute ist hauptsächlich im Bettliegen gegeben.

Die *Suval* hatte in einer Statistik bekanntgegeben, daß bei konservativer Behandlung die Dauer 120 Tage beträgt und die Mortalität mit 25% zu beziffern ist. Wir konnten als Ergebnis unserer Frühbelastung, die am Tag nach der Operation erfolgt, die Mortalität auf 6,05% senken und die durchschnittliche Aufenthaltsdauer auf 37 Tage reduzieren. Mit unserer Methode haben wir bisher 406 eigene Fälle operiert, davon waren 27 Patienten über 80 Jahre, 22 Patienten über 90 Jahre alt. Zudem hatten wir 1 Patientin im 102. Lebensjahr erfolgreich nageln können.

Der Nagel eignet sich dank der Drahtumschlingungen am Femur auch dazu, kombinierte Frakturen wie pertrochantere *und* subtrochantere Stückbrüche zu versorgen, da man mit den Drahtumschlingungen die einzelnen Fragmente, die sich zum Durchbohren mit Schrauben nicht eignen würden, zusammenfassen und an den Schaftteil des Nagels fixieren kann, der je nach der Ausdehnung der Verletzung eine entsprechende Verlängerung erfährt. Wegen seiner Form bekam der Nagel die Bezeichnung „*Pistolennagel*".

(Erläuterung der Technik und Darstellung einzelner charakteristischer Fälle an Hand von Diapositiven.)

R. Simon-Weidner, Eßlingen (Deutschland):

Die Fixierung trochanterer Brüche mit multiplen elastischen Rundnägeln nach Simon-Weidner. (Mit 1 Abb.)

Nach 6jähriger Erfahrung habe ich an Hand von über 100 Fällen meine perkutan anwendbare Fixierung mit *elastischen Rundnägeln* dem mittelrheinischen Chirurgen-Kongreß vorgestellt und ihre Anwendung nicht allein bei Schenkelhalsfrakturen, sondern auch für trochantere Brüche empfohlen. Heute überblicken wir etwa 140 so versorgter trochanterer Frakturen. Die *Vorteile* meines Verfahrens liegen auf der Hand: Es ist einfach und schnell anzuwenden und stellt kein wesentliches Trauma dar — keine Infektion.

Die hier gezeigten Fälle betreffen Brüche mit relativ hoher innerer Stabilität nach Reposition — und auf diesen Umstand ist mein Verfahren bei trochanteren Brüchen auch in gewissem Maße angewiesen, weil die Nägel im schmalen Schaftfragment verankert sind. — Je steiler sie bei diesen Frakturen eingeschlagen werden, desto besseren Halt finden sie. Eine Übungsstabilität erreicht meine Methode bei solchen Brüchen aber durchaus.

Brüche mit geringer innerer Stabilität jedoch verlangen im Schaftfragment eine bessere Verankerung des Implantates. Und ich glaube, daß die Idee von Küntscher mit dem gebogenen Trochanternagel diesem Gesichtspunkt am ehesten entspricht. Jedoch fixiert ein Einzelprofilnagel — wie ich wiederholt dargestellt habe — das zentrale Fragment nicht gut, — starres Material hat außerdem eine nur geringe Anpassungsfähigkeit.

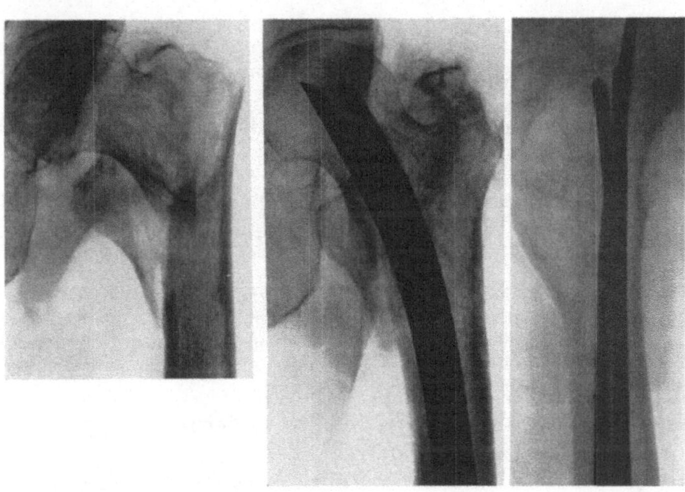

Abb. 1

Ender und ich haben daher — zunächst an Präparaten — mit elastischen langen Rundnägeln (Durchmesser von 4,5 mm) die Idee von Küntscher weiter entwickelt und gesehen, daß sich bei Erwachsenen gut 3 solche Nägel vom inneren Kondylus aus durch das Markrohr über die Fraktur und in das Kopf-Halsfragment einbringen lassen.

Die 3 formelastischen Nägel verspannen sich im Markrohr des Oberschenkels und bedürfen daher *keiner* zusätzlichen Fixierung an der Einschlagstelle. Sie lassen sich andererseits im Kopf-Halsfragment fächerartig aufspreizen und bieten so auch diesem Bruchstück einen festen Halt gegen Biegung und Drehung.

Bei *nicht* anatomisch reponierten Fragmenten fädeln wir das zentrale Fragment wie mit dem Führungsspieß am 1. wenig gebogenen Nagel auf und erreichen die Spreizbildung durch stärkere Vorbiegung der beiden anderen Nägel, die meist gut am ersten Nagel entlang in das Kopf-Halsfragment einlaufen.

Demonstration. Ein pertrochanterer Bruch mit Ausbruch eines großen hinteren Drehkeils aus dem Schaftfragment mit dem Trochanter minor — daher eine Stabilitätsgefährdung 2. Grades nach Ender. 81jährige Frau, schwere Osteoporose auf der Wirbelsäule erkennbar, hat nach 9 Tagen mit Belastung begonnen und ist in dieser Stellung geheilt (Abb. 1). 65jähriger Mann mit stark verschobenem Aufklappbruch, geschlossen reponiert, achsengrechte Stellung, Belastung nach 8 Tagen. Ein Eversionsbruch mit lateralem Hochstand und Rekurvation des Kopf-Halsfragmentes, hochgradig unstabil bei einem 87jährigen Mann. Hier haben wir, wie Sie verstehen werden, unsere Methode mit einigem Unbehagen gewagt; sie hat aber glücklicherweise zur Belastungsstabilität geführt. Er begann auch nach 8 Tagen mit Aufstehen.

Wir beschäftigen uns seit 1 Jahr mit dieser Methode und sind zunehmend überzeugt von ihrer Leistungsfähigkeit.

P. Szilágyi, Budapest (Ungarn):

Osteosynthese-Verfahren beim per- und subtrochanteren Oberschenkelbruch mit eigenem Nagel. (Mit 1 Abb.)

Es ist allgemein anerkannt, daß die operative Behandlung des per- und subtrochanteren Bruches bessere Ergebnisse gibt, als die konservative Behandlung.

An der Orthopädischen Universitätsklinik von *Budapest* werden diese Brüche routinemäßig schon seit 1953 operativ behandelt. Bis der folgende beschriebene Nagel in Ungarn nicht serienweise hergestellt wurde, waren nur wenige Operationen dieser Art durchgeführt, da die Notwendigkeit der Operation nicht allgemein anerkannt war.

Seit diese Nägel hergestellt werden, wird der per- und subtrochantere Oberschenkelbruch eindeutig *operativ* behandelt.

Im folgenden werden die 2 von mir konstruierten Nägel beschrieben:

Der *1. Nagel* besteht aus:
1. Schiene von 140°.
2. Flügelnagel von 8 cm.
3. 4 Stück Unterlagen, einer prismatischen von 0° und 3 Stück dreieckigen von 5°, 10°, 15°. Sie werden aus Metall oder aus Polyamid hergestellt.
4. 1 Fixierschraube zum Zusammenhalten der Platte mit dem Nagel.
5. 5 Schrauben.
Die 4 Unterlagen gestatten das Einstellen des Trochanternagels im Winkel zwischen 125—155°, da sie den Winkel von 140° entweder vergrößern oder durch eine Drehung um 180° verkleinern.

Der *2. Nagel* wurde im Jahre 1963 patentiert und besteht aus folgenden Teilen (Abb. 1).
1. 1 Fixierschraube,
2. 1 Unterlage, deren eine Seite glatt, die andere konvex ist,
3. 1 Platte mit einem konvex gebogenen Kopfteil und hinten gezähnt.
4. 1 Unterlage vorne gezähnt zum Einstellen des gewünschten Winkels.
5. Flügelnagel.
6. 5 Schrauben.

Der erste Nagel wurde hauptsächlich aus V_2A und der zweite aus V_4A hergestellt.

Der 2. Nagel ist stärker und ermöglicht eine größere Winkeleinstellung von 110—160° und sichert eine viel stabilere Fixation. Das ist sehr bedeutend bei pathologischen und zertrümmerten Brüchen. Die eventuellen Komplikationen sind die Korrosion und die Metallose.

Beim 1. Nageltyp wurde in 8 Fällen eine mäßige Verbiegung des Nagels und in 3 Fällen ein Bruch der Fixationsschraube beobachtet. Die Korrosion kann bei der Schädigung der Nageloberfläche vorkommen. Diese findet man meistens an der Kontaktfläche der Schiene und der Schraube. Die Korrosion ist vermeidbar, wenn man den Trochanternagel vorsichtig und bei Verwendung der entsprechenden Geräte einschlägt.

Keiner der gebrauchten Nägel mußte wegen einer Korrosion oder Metallose *vor* der Frakturheilung entfernt werden.

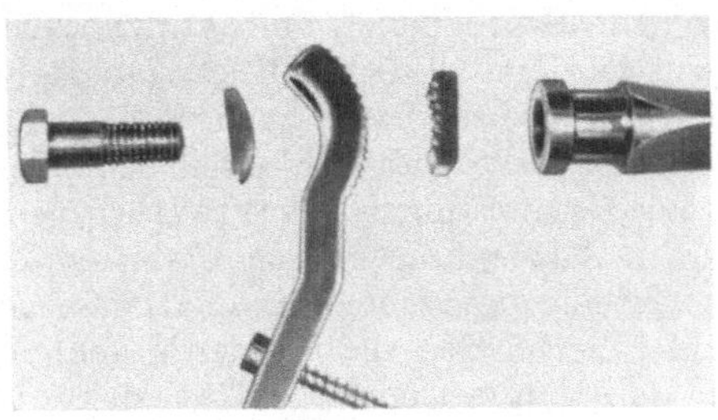

Abb. 1

Die Nägel werden bei Patienten über 70 Jahre nach der Heilung im allgemeinen nur dann entfernt, wenn sie Beschwerden verursachen. Die Verwendung der beiden Typen der Nägel ermöglicht, daß die Kranken 1—2 Wochen nach der Operation sich aufsetzen, nach 2 bis 3 Wochen mit Krücken gehen und nach 4—5 Wochen mit der Belastung beginnen.

Die Verletzten wurden 3—5 Tage nach der Aufnahme operiert. Die Hospitalisationszeit betrug 3—7 Wochen. Wir haben an der Orthopädischen Universitätsklinik von *Budapest* 500 trochantere und subtrochantere Brüche mit eigenen Nägeln operiert und nach 3—6 Monaten eine Kontrolluntersuchung durchgeführt. Der jüngste Patient war 41, der älteste 94 Jahre alt. Das Durchschnittsalter war 73 Jahre.

Die *Operationsergebnisse* wurden nach folgenden Gesichtspunkten gruppiert:

Gruppe I. gut 74,8% Heilung in gut reponierter Stellung und mit guter Hüftbeweglichkeit.

Gruppe II mittelmäßig 20,2% Heilung in genügend reponierter Stellung, mit 2 cm Verkürzung und mit beschränkter Hüftgelenksbeweglichkeit.

Gruppe III ungenügend 5% Heilung in ungenügend reponierter Stellung, mit über 2 cm Verkürzung und mit sehr beschränkter Hüftgelenksbeweglichkeit. Diese Patienten können nur mit Stock oder Krücken gehen. Die Mortalität betrug 8,2%.

Zur Gruppe III wurden Patienten mit pathologischen Brüchen und mit Tabes dorsalis eingegliedert.

Alle unsere Verletzten mit Ausnahme derjenigen, die einen pathologischen Bruch hatten, heilten *ohne Pseudarthrose*.

W. Kirschke, Berlin (Deutschland):

Erfahrungen mit der gleitenden Laschenschraube nach Pohl.

In einem Zeitraum von 14 Jahren haben wir insgesamt 748 Frakturen im proximalen Femurbereich versorgt. Davon lagen 450 Brüche im Gebiet des Trochantermassives und dessen unmittelbarer Umgebung. Auf eine nähere Klassifizierung der Frakturformen haben wir bewußt verzichtet, da es sich vielfach um per- und subtrochantere Kombinationsverletzungen handelt.

Dem Vorschlag von Schumpelick und Jantzen aus dem Jahre 1955 folgend, haben wir seitdem alle zur Diskussion stehenden Frakturen mit der gleitenden Laschenschraube nach Pohl versorgt. Es ist eine Vielzahl anderer Osteosynthesemöglichkeiten bekannt, die jedoch nach unserer Ansicht jeweils nur einzelnen Frakturtypen gerecht werden und nicht generell in Anwendung gebracht werden können.

Alle ein- und zweiteiligen Laschenkombinationen, primär oder sekundär fest miteinander verbunden, haben den Nachteil, daß sie auf die Resorptionszonen der Fragmente *keine* Rücksicht nehmen und dann eine Sperrwirkung ausüben. Zusätzlich macht auch die Wahl des Einschlagpunktes bei den starren Kombinationen Schwierigkeiten.

Die von Pohl 1950 entwickelte Laschenschraube vermeidet diese Nachteile in eindrucksvoller Weise und läßt sich für alle Frakturformen des Trochantergebietes und seiner Umgebung in Anwendung bringen. Unabhängig von den Frakturlinien kann die 10 mm starke Tragschraube in den Schenkelhals und Schenkelhalskopf eingedreht werden und findet mit ihren breiten Gewindezügen im körpernahen Fragment einen festen Halt. Sie ist in einer Länge von 8—14 cm erhältlich. Abhängig vom Einstellwinkel der Tragschraube zur Femurachse können Laschenwinkel zwischen 132,5° und 150° in Abstufungen von je 2,5° ausgewählt werden. Bei exakter Wahl des Laschenwinkels wird dem Laschenschaft nach Aufschieben der rohrartig geformten Hülse auf das Tragschraubenende ein bündiges Anliegen an der lateralen Femurkortikalis gewährt.

Für die rein trochanteren Frakturen ist der Laschenschaft kurz gehalten und mit 2 oder 3 Rundlöchern durchbohrt. Er wird mit Querschrauben, die die innere Kortikalis mitfassen sollen, am Femurschaft fixiert. Die Tragschraube gleitet in dem rohrartig geformten Laschenwinkel und läßt beim Zusammensintern der Fraktur dem proximalen Fragment ein freies Spiel. Das Ausmaß der Einstauchung kann am Herausgleiten der Schraube deutlich abgelesen werden.

Die beschriebene Mechanik hat sich bei der uns zur Verfügung stehenden großen Fallzahl ohne Frage bewährt. Aufgetretene Nachteile lagen nie im Prinzip selbst, sondern stets in der fehlerhaften Anwendung desselben. Als *Hauptfehler* müssen genannt werden:

1. Die Schraube wurde primär zu lang gewählt und ragt nach Zusammenstauchen der Fragmente zu weit aus dem Laschenwinkel heraus. Außer subjektiven Beschwerden entwickelten sich persistierende Serome, so daß ein Schraubenwechsel unumgänglich war.

2. Ein weiterer Fehler liegt in der falschen Wahl des Laschenwinkels. Ohne Zwang muß er sich der lateralen Kortikalis anlegen, sonst kommt es bei der Belastung zum Ausreißen der befestigenden Querschrauben.

Bei den subtrochanteren Brüchen und den Kombinationsfrakturen kommt das gleiche Laschenschraubenprinzip zur Anwendung. Die Laschenschäfte sind hier länger gearbeitet und zur Sicherung der Einstauchungsmöglichkeit in der Längsachse des Femurs mit Längsschlitzen versehen. Die befestigenden Querschrauben werden über eine Gleitschiene am tiefsten Punkt der Längsschlitze eingedreht, so daß die Lasche beim Einstauchen zwischen Gleitschiene und Knochen herabgleiten kann. Ausgesprochene subtrochantere Trümmerfrakturen wurden vor Anbringen des Laschenwinkels durch 1—2 Drahtcerclagen adaptiert und stabilisiert.

Ein Hauptfehler in der Verwendung des *Pohl*schen Prinzips bei den subtrochanteren Frakturen liegt in der Wahl eines zu kurzen Laschenschaftes. Mindestens 2 Querschrauben sollten das distale Fragment erfassen, um ein Ausbrechen zu vermeiden. Der 2. Fehler liegt in dem nicht richtigen Sitz der Querschrauben am tiefsten Punkt der Längsschlitze, und wir haben dann mehrfach Brüche der Querschrauben erlebt.

Die Erfahrungen an 450 Patienten bestätigen uns, daß die Methode nach Pohl unter Wahrung ihrer Prinzipien eine sichere Frakturheilung zuläßt. Ohne Verwendung starrer Teile erreichen wir immer *Funktionsstabilität*, in der größeren Anzahl der Fälle auch *Belastungsstabilität*.

H. J. FREICK, Dortmund (Deutschland):

Osteosynthese pertrochanterer Oberschenkelfrakturen mit dem Laschengleitnagel nach Pugh.

Gleitende Nägel und Schrauben sind für eine erfolgreiche Osteosynthese medialer und lateraler Schenkelhalsfrakturen unentbehrlich geworden. In zunehmendem Maße gewinnen sie auch bei der operativen Versorgung pertrochanterer Oberschenkelbrüche an Bedeutung, da sich herausgestellt hat, daß starre Nagel- oder Schraubenkonstruktionen allzuoft eine Pseudarthrose begünstigen bzw. hervorrufen.

Ein gewisser Nachteil ist jedoch darin zu sehen, daß bei den meisten Gleitsystemen die Nägel oder Schrauben zwangsläufig den Knochen verlassen, dadurch an Stabilität verlieren und oft zu unangenehmen Weichteilreizungen führen.

Der Laschengleitnagel nach Pugh, den wir seit 1965 mit bestem Erfolg verwenden, macht hier eine erfreuliche Ausnahme. Im Gegensatz zu den üblichen Gleitnägeln und -schrauben verläßt er nach eingetretener Resorption der Bruchzone *nicht* den Oberschenkelknochen, sondern *gleitet* aufgrund seines *Teleskopeffekts* ineinander.

Lassen Sie mich anhand einiger Diapositive dieses Gleitprinzip erläutern:

1. Sie sehen hier im Modell die Ausgangsposition des Nagels bei noch liegendem Führungsdraht, wie er unter Fernseh-Durchleuchtungskontrolle und unter Zuhilfenahme eines einfachen Winkelinstruments in den Schenkelhals eingebracht wurde. Zur besseren Unterscheidung ist die Bruchzone mit grüner Farbe eingezeichnet. Nach Fixation der Lasche am Oberschenkelschaft läßt sich nun der eigentliche Nagel mit seinem 3-Lamellenkopf ausfahren und entsprechend der jeweiligen Schenkelhalslänge millimetergenau bis an die Kopfkalotte vorschlagen.

2. Vorherige Längenbestimmung, bei der sich oftmals Meß- bzw. Rechenfehler einschleichen, entfällt somit.

Da durch gezieltes Ausfahren die jeweils optimale Nagellänge zum Tragen kommt, kann der *Pugh*-Nagel unter Ausnutzung jedes Quadratzentimeters an Auflagefläche hüftgelenksnahe fest verankert werden, ohne daß späteres Eindringen in den Gelenkspalt befürchtet werden muß.

Der Nagel ist nämlich so eingepaßt, daß er unter Druckbelastung von einigen Kilogramm, wie sie durch Muskelzug und Körperlast zustande kommt, gegen den Widerstand eines Klemmrings *teleskopartig* in den Rohransatz der Lasche zurückgleiten kann.

3. Hier im Modell sehen Sie, wie der Nagel der resorptionsbedingten Verkürzung gefolgt ist, ohne sich ins Hüftgelenk gebohrt oder den Oberschenkelknochen verlassen zu haben.

Wir haben bisher bei über 50 Patienten mit pertrochanteren Oberschenkelbrüchen bzw. deren Mischform, den Laschengleitnagel angewandt. Der jüngste Patient war 45 Jahre, der älteste 84 Jahre alt. Je nach Alter und Frakturtyp ließen wir Gehbelastungen 2—4 Wochen nach der Operation durchführen, nachdem Muskelanspannungs- und Bewegungsübungen im Bett vorausgingen. Die Rö-Kontrollaufnahmen ergaben keinerlei Änderung der Bruchstellung oder Nagellage. Bereits nach 12 Wochen war in den meisten Fällen die Fraktur knöchern durchbaut. *Pseudarthrosen* sahen wir bislang *nicht*.

Erlauben Sie mir, die *Vorteile* des *Pugh*-Nagels gegenüber anderen Gleitsystemen in wenigen Kernpunkten zusammenzufassen:

1. Der Laschengleitnagel nach Pugh besteht praktisch aus einem Stück. Zeitraubendes, kompliziertes Zusammensetzen ist nicht erforderlich. Das zugehörige Einschlaginstrumentarium ist *klar* konstruiert, weswegen größerer technischer Aufwand entfällt. Die Operationsdauer ist somit *kurz*, das Operationsrisiko *gering*.

2. Die starre Kombination von Nagel und Lasche erhöht die Stabilität. Bruch des Laschennagels ist bislang *nicht* beobachtet worden.

Tabelle 1

I. Chirurgische Klinik der MAL:

Von 1948—1968 wurden 404 operative Versorgungen pertrochanterer Oberschenkelfrakturen durchgeführt:

Davon verstarben in der Klinik	75 Pat.	= 18,6%
Später verstarben	168 Pat.	= 41,5%
Nicht auffindbar blieben	10 Pat.	= 2,5%
Nachuntersucht wurden	151 Pat.	= 37,3%
	404 Pat.	= 100,0%

Tabelle 2. *Ergebnis der Nachuntersuchung*
(Chirurgische Klinik der MAL — Chirurgische Klinik des Städt. Krankenhauses
Lübeck)

Operatives Krankengut: 151 Pat.	Konservative Therapie: 76 Pat.	
96 = 63%	19 = 25%	gut; gehfähig wie vor dem Unfall
45 = 30%	52 = 68%	mäßig; gehfähig mit 1 Stock
10 = 7%	5 = 7%	schlecht; nicht oder mit 2 Stöcken, mit Schmerzen gehfähig
151 = 100%	76 = 100%	

3. Der Teleskopeffekt des Nagels erlaubt einerseits, den Nagelkopf
ohne vorherige Längenbestimmung dicht an den Hüftgelenksspalt vorzu-
schlagen, wodurch die optimale Auflagefläche zum Tragen kommt,
andererseits gestattet er das resorptionsbedingte Zusammenrücken der
Fragmente bei *ununterbrochenem* Kontakt der Bruchflächen bis zur
knöchernen Konsolidierung, wobei er — ohne den Knochen zu verlassen — die unter Belastung auftretenden Scher- und Kippkräfte ab-
fängt und in Druckkräfte umwandelt. Der Schenkelhalswinkel bleibt
dabei erhalten.

4. Mit dem feststehenden Winkel von 135° lassen sich *sämtliche* Frakturen des Schenkelhalses und des Trochantermassivs nageln. Je nach
Fraktursitz bedarf es nur unterschiedlicher Laschenlänge.

Seine universelle Verwendbarkeit zusammen mit der unkomplizierten,
wenig traumatisierenden Operationstechnik lassen den *Pugh*-Nagel insbesondere für kleinere und mittelgroße Abteilungen interessant werden,
die sich nun einmal kein umfangreiches Depot verschiedenartiger Nägel
oder Schrauben und vor allem keine allzu aufwendige Operationsmethode leisten können.

Auch unter diesen Gesichtspunkten stellt der *Pugh*-Nagel ein *ideales
Osteosyntheseinstrument* dar.

Tabelle 3

Vorwiegend operatives Krankengut
(Chirurgische Klinik der MAL)
    Verweildauer im Krankenhaus: 55,0 Tage
    Bettruhe: 30,6 Tage
Vorwiegend konservatives Vorgehen
(Chir. Klinik des Städt. Krankenhauses Lübeck)
    Verweildauer im Krankenhaus: 100,5 Tage
    Bettruhe: 63,0 Tage

Aussprache

Müller-Tix, Essen-Stoppenberg (Deutschland):

Unsere Erfahrungen bei rund 50 Nagelungen im Schenkelhals- und Trochanterbereich mit dem Laschengleitnagel nach Pugh im Verlauf von $2^{1}/_{2}$ Jahren bestätigen die guten Erfolge, wie sie von Freick dargestellt wurden. Unser jüngster
Patient war 16 Jahre, der älteste 96 Jahre.

Demonstration: Es ist dies eine 96jährige Frau, die vor 8 Wochen bei uns mit einem pertrochanteren Oberschenkelbruch zur Aufnahme kam. Wir operierten die Patientin sofort notfallmäßig und konnten ein gutes Repositions- und Fixationsergebnis erzielen. Auf dem folgenden Bild sehen Sie unsere Patientin 10 Tage nach der Operation, wie sie an der Hand von 2 Schwestern über den Flur geht. Nach 4 Wochen haben die sorgenden Töchter sie wieder unter ihre Fittiche genommen.

Das nächste Bild zeigt Ihnen einen mit *Pugh*-Nagel versorgten pertrochanteren Oberschenkelbruch unmittelbar nach der Nagelung, wobei die Bruchstücke noch eine deutliche Diastase aufweisen. Nach 8 Tagen schon kommt der gute Gleiteffekt zur Darstellung. Die Bruchstücke sind durch Muskelzug und Frühbelastung *fest* ineinander gestaucht.

Das folgende Bild soll Ihnen die Anwendung bei einem subtrochanteren Trümmerbruch aufzeigen, der ebenfalls mit einem *Pugh*-Nagel versorgt wurde. Sofort aktive Beweglichkeit und nach Abheilen der Wunde volle Belastbarkeit.

Schließlich kann ich Ihnen noch 2 Bilder von Patienten vorführen, mit beidseitigen Frakturen im Abstand von $^1/_2$ bzw. 1 Jahr. Bemerkenswert ist dabei, daß es sich bei der 1. Patientin zweimal um mediale und bei der 2. Patientin zweimal um pertrochantere Brüche handelte.

Die universelle Anwendbarkeit des Teleskopnagels glaube ich durch diese Bilder besonders anschaulich gemacht haben zu können.

A. Mahner, Kipfenberg (Deutschland):

Ich muß eine kurze Mitteilung darüber machen, daß der *Pugh*-Nagel *nicht* bei allen Fällen verläßlich erscheint. Wir haben einen Fall erlebt — nach einer Reihe sehr günstiger Ergebnisse —, wo sich der proximale Teil des Nagels nach gutem zentralen Sitz spontan nach 14 Tagen zurückgezogen hatte. Wir haben ihn darauf mit einer Stichinzision nochmals vorgeschlagen; die Stellung war wieder ideal. Der proximale Teil hat sich wieder zurückgezogen, so daß wir schließlich den Nagel entfernen und durch einen *Böhler*-Laschen-Nagel ersetzen mußten. Ich möchte diese Mitteilung zum Anlaß nehmen, um zu fragen, ob einer der hier Anwesenden etwas ähnliches erlebt hat, denn das würde natürlich die *Verläßlichkeit* des Nagels als sehr *fraglich* erscheinen lassen.

H. J. Freick, Dortmund (Deutschland):

Ich kann dazu nur sagen, daß es sich dabei offensichtlich um einen technischen Fehler gehandelt haben kann, daß der teleskopierende Nagel zu leichtgängig in den Rohransatz der Lasche zurückgeglitten ist.

Gewöhnlich ist der Klemmring so fest, daß nur unter ziemlicher Anstrengung ein Zurückgleiten möglich ist.

B. Schwermer, Homburg (Deutschland):

Ich möchte an Fischer bzw. Standenat eine Frage stellen: Bezüglich des Y-Nagels hat sich in einem Fall die Schwierigkeit ergeben, daß nach dem Einschlagen des U-förmigen Schenkelhalsstückes der Patient wegen starker Adipositas umgelagert werden mußte. Es ging dann nicht mit der einfachen Lagerung in Nullstellung, sondern der Patient mußte in Seitenlage gelegt werden, um ohne zu große Infektionsgefährdung den langen Nagel einschlagen zu können. Ich möchte auch fragen, ob das auch sonst geübt wird oder nicht?

E. Standenat, Wien (Österreich):

Wir haben diesbezüglich bei unserer Lagerung *keine* Schwierigkeiten. Es muß nur zum Einschlagen des Marknagels das Bein entsprechend adduziert werden. Beim Einschlagen des Schenkelhalsteiles hat es *nie* Schwierigkeiten gegeben.

S. Fischer, Bevensen/Hamburg (Deutschland):

Ich kann das nur bestätigen, was Standenat gesagt hat. Wenn die Patienten sehr dick sind, kann es schon zu gewissen Schwierigkeiten kommen, wenn man den geraden Marknagel in den Oberschenkel einschlägt. Man tut gut daran, wenn man das gesunde Bein mehr abduziert, um das verletzte Bein dann besser adduzieren zu können.

E. Teubner, Lübeck (Deutschland):

Die Behandlung der pertrochanteren Oberschenkelfraktur mit dem Rundnagel nach Lezius und Herzer und die Spätergebnisse. (Mit 1 Abb.)

Der menschliche Knochen ist eine spröde Substanz, deren Druckfestigkeit zwar die meisten Hölzer übertrifft, deren Zugfestigkeit aber relativ gering ist und etwa dem Kupfer oder dem Duraluminium entspricht (Knese, Hahne, Biermann).

Während einer Fraktur werden die Maximalspannungen aber zu 58,3% von *Zugspannungen* gestellt, so daß die Feststellung gerechtfertigt ist, daß ein Knochen während einer Fraktur unter diesen Zugspannungen vielmehr reißt als daß er bricht.

Das gilt in besonderem Maße für die pertrochantere Oberschenkelfraktur, die eine frontale Biegungstorsionsfraktur ist. Biegungsbeanspruchungen aber, wie sie bei der pertrochanteren Fraktur auftreten, sind exzentrische Belastungen, die am Rande eines Knochenquerschnittes, also an der Kortikalis auftreten. Diese Biegebeanspruchungen müssen lateral am Trochantermassiv als *Zugspannungen*, medial dagegen als *Druckspannungen* verstanden werden. Aber selbst wenn, wie im Schema von Pauwels, beim Ein-Bein-Stand mit einem Körpergewicht von 50 kg die Zuggurtung des Tractus iliotibialis und des M. glutaeus medius die am coxalen Femurende einwirkenden Druckkräfte um 140 kg herabzusetzen vermögen, so verbleibt doch im pertrochanteren Bereich eine Biege- oder Zugspannung M von etwa 220 kg/cm², und beim Sturz auf die gleichseitige Hüfte erhöhen sich diese Kräfte erheblich, und es resultiert eine frontale Adduktionbiegungsfraktur im Maximum der Zugspannung, nämlich im Trochantermassiv.

Die axialen Druckbelastungen des Oberschenkels, die hier mit D bezeichnet sind, verteilen sich gleichmäßig über das gesamte Bein. Hülsen gibt die zu einer Fraktur notwendige Kraft bei einer Druckrichtung in der Längsachse des Oberschenkels mit 2059 kg/cm² an. Ein Druck, der unter physiologischen Bedingungen *niemals* erreicht wird, und selbst bei einem Lebensalter über 50 Jahre beträgt das Bruchmoment in axialer Richtung am Femur noch immer 1525 kg/cm².

Die *Schubspannungen*, die mit S hier bezeichnet sind, treten im Gegensatz zu den Biegebeanspruchungen in der Mitte eines Knochenquerschnittes auf. Sie belasten die Spongiosa und treten nur am coxalen Femurende subtrochanter und supracondylär auf. Diese Schubspannungen führen zur medialen Schenkelhalsfraktur und zu den subtrochanteren und supracondylären Femurbrüchen.

Da die Spongiosa spannungstrajektoriell ausgerichtet ist, die Kompakta dagegen biege- und drucktrajektoriell, müssen zur operativen Behandlung medialer Schenkelhalsfrakturen Bauprinzipien angewandt werden, die die auftretenden Schubbelastungen sicher zu neutralisieren vermögen. Dieses erreicht z. B. der *steil* eingeschlagene gerade Nagel.

Bei der pertrochanteren Oberschenkelfraktur als eine *Biegungsfraktur* bedarf es aber eines Osteosynthesematerials, das *Zugspannungen* aufzunehmen vermag.

Der 1948 an unserer Klinik von Lezius und Herzer entwickelte *Rundnagel* muß statisch als ein gekrümmter Körper angesehen werden, der an seiner Spitze Druckkräfte aufzunehmen vermag und diese medial an der Schaftkortikalis wieder abgibt. Projiziert man einen solchen gekrümmten Körper in das Trajektorensystem des Oberschenkelknochens, so wird deutlich, daß der Rundnagel ein mechanisches Dreipunktsystem schafft. Liegt die Spitze des Rundnagels korrekt im Zentrum des Schenkelkopfes, im sog. Wardschen Dreieck, stützt er sich an der lateralen Schaftkortikalis ab und wird das kaudale Nagelende im Bereich des Trepanationsbodens der Kortikalis mit einer Flügelschraube fixiert,

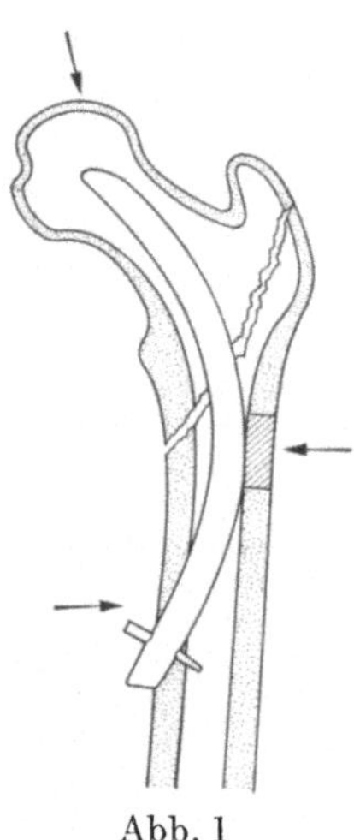

Abb. 1

so werden alle Zugspannungen vom Nagel aufgenommen. Die Druckkräfte aber werden in physiologischer Weise an der medialen Schaftkortikalis abgegeben und erlauben eine Druckosteosynthese der pertrochanteren Fraktur (Abb. 1).

Die Krümmung der Nagelachse verhindert zudem besser als bei jedem geraden Nagel eine gegenseitige Verdrehung der Fragmente, so daß auch eine *Rotationsstabilität* durch den Rundnagel gewährt wird.

Ein Statiker würde diesen Rundnagel als einen gekrümmten Träger in elastischer Bettung bezeichnen, der die Zugspannungen, die zur Fraktur führten, neutralisiert, die zur Knochenheilung notwendigen Druckkräfte aber nicht neutralisiert, so daß sich der Rundnagel als ein *biomechanisch* günstiges Osteosyntheseverfahren zur Behandlung pertrochanterer Oberschenkelfrakturen erweist.

Errechnen wir so die Querschnittskennwerte, die sich auf den X- und Y-Koordinaten der Eckpunkte ergeben, so erhalten wir die Lastwerte, mit denen die Kräfte und Biegemomente gekennzeichnet sind, die der Nagel allein aufzunehmen imstande ist. Diese Werte sind eindrucksvoll genug, um Ihnen genannt zu werden.

Bei Beanspruchung des Rundnagels bis zur Streckgrenze ergibt sich nämlich eine Zugkraft von 546,7 kp/mm², und ein seitliches Biegemoment wird sogar bis 929 kp/mm² ohne Verformung getragen.

Unter der physiologischen lotrechten Biegebeanspruchung ist der Rundnagel damit allein in der Lage, eine Druckkraft von 464,3 kp/mm² und eine gleichgroße Querkraft aufzunehmen.

Diese unvergleichliche Materialbelastbarkeit beträgt damit das 200fache der maximalen Druckbeanspruchung während des aufrechten Ganges, deren Höchstwert O. Fischer mit nur 258 kp/cm² berechnet hat.

Der *Rundnagel* allein kompensiert damit mühelos die außerordentlich hohen und stoßweise wirkenden funktionellen Druckbeanspruchungen des koxalen Femurendes, die Pauwels mit einer Verhämmerung während des Ganges verglichen hat. Im Verbund mit den Knochen aber ergeben sich noch höhere Werte. Also eine mit dem Rundnagel operierte pertrochantere Oberschenkelfraktur, die wieder Knochenkontakt hat, ist natürlich in der Lage, zusätzliche Druckspannungen zu übertragen.

Von einer knapp 10 cm langen ventralen Weichteilinzision am proximalen Oberschenkel wird zwischen Vastus medialis und Rectus femoris auf die mediale Femurschaftkortikalis vorgegangen, und bei einem solchen Zugang besteht keinerlei Gefahr, das mediale Gefäßnervenbündel zu verletzen. Der Frakturbereich selbst wird weder eröffnet noch berührt. Die mediale Femurschaftkortikalis ventral der Crista femoris wird durch ein schräges Bohrloch eröffnet, und der *Rundnagel* läßt sich jetzt *mühelos* über die Fraktur durch das zentrale Kopfsegment vorschlagen.

Mit dem geringstmöglichen Aufwand an körperfremdem Material, mit einer bemerkenswert kurzen Operationsdauer von 20—30 min und einer wünschenswert kleinen Weichteilläsion wird unter Erhaltung des ernährenden Periostmantels eine *sichere* mechanische Stabilisierung erreicht.

Bei idealer Nagellage und sicherem Knochenkontakt können die Patienten 8—10 Tage nach der Operation das Bett verlassen. Eine Osteomyelitis haben wir bei 404 Patienten, die mit dem Rundnagel nach Lezius und Herzer versorgt wurden, in keinem Falle erleben müssen; auch keine Nagelfraktur!

Die Letalität bei 404 Patienten betrug 18,6%, und 151 Patienten konnten wir jetzt, nachdem wir einen Zeitraum von 10 Jahren überblicken, nachuntersuchen.

In 63% der Fälle konnte bei operativem Vorgehen mit dem Rundnagel nach Lezius und Herzer eine Gehfähigkeit wie vor dem Unfall und eine völlige Beschwerdefreiheit erreicht werden. In 30% der nachuntersuchten Patienten mußte ein Gehstock zur Hilfe genommen werden, und selbst geringe Beschwerden und Wetterfühligkeit wurden als ein mäßiges Ergebnis gewertet. In 7% bestand eine Gehfähigkeit mit 2 Stöcken oder Gehunfähigkeit oder erhebliche Beschwerden beim Gehen.

Vergleichen wir aber ein vorwiegend operatives Krankengut, nämlich das unserer Klinik, mit einem vorwiegend konservativen Vorgehen, wie es in der Chirurgischen Klinik des Städt. Krankenhauses Süd vorliegt, so stellen wir damit ein statistisch vergleichbares operatives und konservatives Krankenmaterial aus der gleichen Stadt und dem gleichen Zeitraum gegenüber. Es stellt sich heraus, daß die Gesamtletalität von 26% bei *operativem* Vorgehen gegenüber einer Gesamtletalität von 31% bei *konservativem* Vorgehen keinen signifikanten Unterschied darstellt. Wir müssen feststellen, daß die operative Behandlung pertrochanterer Oberschenkelfrakturen *keine* Senkung der Gesamtletalität in statistisch signifikanten Ausmaßen zu erreichen vermag, daß aber das funktionelle Spätergebnis der operativen Behandlung, die Dauer der Bettruhe und die Dauer der stationären Behandlung der konservativen Behandlung pertrochanterer Oberschenkelfrakturen signifikant überlegen ist.

Wir zögern nicht, die Behandlung pertrochanterer Oberschenkelfrakturen mit dem Rundnagel nach Lezius als *empfehlenswerte Methode* herauszustellen, da die idealen biomechanischen Eigenschaften dieser Osteosynthese eine Frühmobilisierung der Verletzten erlaubt, ausreichende Drehstabilität gibt und eine beschwerdefreie Gehfähigkeit wie vor dem Unfall in fast $^2/_3$ aller operierter Patienten zu erreichen vermochte.

E. Moritz u. G. Scheuba, Wien (Österreich):

Die Osteosynthese mit dem Winkelnagel nach Scheuba.

Ein Osteosyntheseverfahren für die per- und subtrochantere Oberschenkelfraktur soll technisch *einfach*, auch in kleineren Krankenhäusern durchführbar und für jede der zahlreichen verschiedenen Frakturformen geeignet sein. Überdies soll es wegen des zumeist hohen Alters der Patienten eine belastungsstabile Osteosynthese gewährleisten. Diese Forderungen werden oft schon alleine vom Winkelnagel erfüllt, über den Scheuba schon 1966 in Linz berichten konnte. Er stellt eine Kombination des bewährten Dreilamellennagels nach Böhler mit einer 4- bzw. 8-Lochplatte unter dem gleichbleibenden Winkel von 130° dar. Wir beobachteten bisher *keine* Fraktur, die sich mit diesem starren Winkel nicht hätte ideal nageln lassen. Die Operation ist mit Hilfe eines einfachen Instrumentariums, bestehend aus dem Zielgerät, einer 9 mm-Fräse und dem Nachschlaggerät, sowie dem Nagelzug-Instrument, leicht durchführbar, setzt aber unbedingt eine gute Reposition der Fraktur voraus.

Die *Reposition* erfolgt entweder geschlossen auf dem Extensionstisch oder offen mit Hilfe des Knochenhakens, wie wir es ähnlich vor diesem Forum für die mediale Fraktur empfohlen haben. Oft ist eine leichte bis starke Außenrotationsstellung des Beines von Nutzen. Erweist sich die Reposition als instabil, wird sie vorübergehend oder dauernd mit Hilfe einer Drahtcerclage fixiert. Unter Röntgensicht wird dorsal, knapp vor der Linea aspera femoris mit dem Zielgerät ein *Kirschner*-draht so in den Schenkelhals eingetrieben, daß der Nagelteil kaudal und im axialen Strahlengang zentral oder leicht dorsal im Schenkelhals zu liegen kommt. Dann wird die laterale Femurkortikalis mit der Fräse über liegendem *Kirschner*draht ausgefräst und der Nagel mit der Hand über den *Kirschner*draht eingeschoben. Mit dem Nachschlaggerät wird jetzt der Nagel, immer noch bei liegendem Draht, mit Hammerschlägen in den Femurkopf eingetrieben, bis die Platte dem Schaft anliegt. Jetzt darf nicht weitergeschlagen werden, da es sonst zur Kippung des Winkelnagels und zur Redislokation der Fraktur kommt. Nach Fixation der Platte mit 4 bzw. 8 Kortikalisschrauben am Schaft, kann durch neuerliches Einschlagen mit dem Nachschlaggerät eine kräftige Stauchung der Fraktur erzielt werden.

Einfache Frakturen lassen sich geschlossen reponieren und auf die beschriebene Weise rasch nageln. Schneiden bei porösem Knochen die Schrauben durch, so wird speziell die oberste Schraube mit einer Gegenmutter fixiert, da es sonst in Höhe des obersten Schraubenloches zur Verbiegung des Winkelnagels bei Belastung kommen kann. Auch bei subtrochanteren Frakturen verwenden wir zusätzliche Drahtumschlingungen nur, wenn sich die Fraktur nach der Reposition für die Nagelung als zu wenig stabil erweist. Läßt sich eine Fraktur nur stark außenrotiert reponieren, so cerclieren wir, um dann innenrotieren zu können, was die Nagelung einfacher macht. Bei manchen Frakturformen empfiehlt es sich, der obersten Schraube durch eine Gegenmutter mehr Halt zu geben.

Postoperativ lassen wir nur *gefährdete* Patienten schon am 1. Tag mit Unterstützung gehen, wie unsere älteste, 99jährige Patientin, die dann nach 2 Wochen, mit einem Stock allein gehend, entlassen werden konnte. Patienten in besserem Allgemeinzustand lassen wir die ersten 5—7 Tage nur Bettgymnastik treiben, um die Wundheilung nicht zu stören. Die meisten Patienten können nach 2—3 Wochen allein mit einem Stock gehen, wenn nicht andere Erkrankungen das Aufkommen verzögern.

Unter den 5,3% meist nur oberflächlichen *Wundinfektionen* mußte bei einem Fall wegen einer Osteomyelitis und bei einem 2. Fall wegen einer Coxitis purulenta eine vorzeitige Nagelentfernung durchgeführt werden. Zu einer leichten Verbiegung des Nagelteiles ohne Folgen kam es bei 8 Patienten, zu einer Verbiegung in Höhe des obersten Schraubenloches bei 6 Patienten, wobei aber nur einmal ein Nagelwechsel erforderlich war. Sechsmal kam es zum *Nagelbruch* in Höhe des 1. Schraubenloches; 5 Frakturen waren zu diesem Zeitpunkt schon knöchern geheilt, einmal mußte ein Nagelwechsel durchgeführt werden.

Von August 1965 bis Ende 1968 wurden 205 von 322 eingelieferten Frakturen auf diese Art operiert. Die hohe Mortalität der konservativ behandelten Fälle zeigt, daß wir bei fortgeschrittenem Alter fast nur aussichtslose Fälle *nicht* operieren. Die postoperative Mortalität von 16,3% entspricht den in der Literatur aufscheinenden Durchschnittswerten. 123 Patienten konnten wir nachuntersuchen und überraschend gute Ergebnisse feststellen, wenn man bedenkt, daß ein Großteil dieser Patienten schon vor dem Unfall durch Polyarthritis, Coxarthrose, Lähmungen etc. gehbehindert war. 90,2% konnten ohne oder mit einem Stock gut gehen, 8 Patienten mit 2 Stöcken oder Krücken, und nur 4 Patienten waren gehunfähig. Zwei dieser letzteren Patienten waren gehfähig in ein Altersheim entlassen worden, wo sie aber mangels Betreuung trotz einwandfreier Röntgenbilder bis zu 1 Jahr im Bett lagen.

Zusammenfassend möchten wir sagen, daß wir dieses wenig komplikationsanfällige Verfahren mit einer *Einfachheit* der Durchführung, seiner Anwendbarkeit für alle Formen per- und subtrochanterer Oberschenkelfrakturen und der unmittelbaren Belastungsstabilität anderen Methoden für überlegen halten und in den erfreulichen Ergebnissen eine Bestätigung dafür sehen.

H. J. SERFLING u. R. BRÜCKNER, Berlin (DDR):

Operative Behandlung der pertrochanteren Frakturen mittels Bohrdrahtbündelung.

Die konservative Behandlung der pertrochanteren Fraktur hat uns wegen der langen Immobilisation der Patienten und der oft resultierenden Varusstellung nicht befriedigt. In unseren früheren Arbeitsbereichen wurde von der Laschen- oder der *Lezius*-Nagelung Gebrauch gemacht. In der Unfallabteilung der Chirurgischen Klinik der *Charité* wurden wir mit einer überalterten Bevölkerung konfrontiert. Komplizierend kamen ferner Adipositas, reduzierter Allgemeinzustand, Hochdruck,

Zerebralsklerose, kardiale Affektionen, Emphysem, Tuberkulose; Karzinom, Diabetes, Leberschäden, Epilepsie, Chorea minor und Alkoholismus hinzu. Kein geeignetes Krankengut für Osteosynthesen, die einen größeren Eingriff erforderlich machen. Aus diesem Grunde versuchten wir, mit einer möglichst *kleinen* Operation eine *übungsstabile* Osteosynthese zu erreichen.

Die guten Erfahrungen, die wir mit der *Bohrdrahtbündelung* unter Ausschaltung der Zugwirkung der pelvio-trochanteren Muskulatur bei den medialen Schenkelhalsfrakturen gemacht hatten, führten dazu, diese Methode auch zur Behandlung der pertrochanteren Brüche zu verwenden.

Wir gehen folgendermaßen vor: Am Aufnahmetage wird ein Streckverband durch die Tuberositas tibiae angelegt. Nach der internistischen Vorbereitung der Patienten, die im allgemeinen 6—7 Tage in Anspruch nimmt, Operation in Endotrachealnarkose auf dem Extensionstisch. Nach Freilegung des Femurs im Trochanterbereich werden unter Bildwandlerkontrolle 10—12 Bohrdrähte — in beiden Ebenen möglichst parallel — bis ins Caput femoris gebohrt und dicht am Knochen abgekniffen. Wir verzichten meist auf eine Trochanterabmeißelung und trennen nur die Muskelansätze vom Trochanter major ab. Dann erfolgt ein schichtweiser Wundverschluß unter Einlegen von 1—2 *Redon*drainagen. Eine Ruhigstellung nach der Operation erübrigt sich. Mit systematischen Muskelanspann- und Bewegungsübungen wird nach Abschluß der Wundheilung begonnen.

Die an Hand der Röntgenbilder festgestellte Konsolidierungsdauer betrug im Durchschnitt $5^1/_2$ Wochen. Eine volle Belastung erfolgte im Mittel nach 5 Wochen, wobei teilweise schon nach 3 Wochen, bei Trümmerbrüchen aber erst nach 6—7 Wochen voll belastet wurde. Die Drahtentfernung ist nach 8—10 Wochen zu empfehlen.

Die angeführte Operationsmethode wenden wir seit 2 Jahren an. Es wurden bisher 36 Fälle behandelt. Der jüngste Patient war 24, die älteste Patientin 90 Jahre. 12 Verletzte waren jünger, 24 älter als 65 Jahre. 10 hatten das 75. Lebensjahr überschritten. — 2 Patienten verstarben nach apoplektischen Insulten, 34 Verletzte wurden gehfähig entlassen. Bei 19 Patienten ist die Entdrahtung bereits vorgenommen worden.

Abschließend die Röntgenverlaufsserien von 3 Verletzten mit pertrochanteren Frakturen verschiedenen Typs (Demonstration).

G. KRAMER, Dortmund (Deutschland):

Möglichkeiten perkutaner Osteosynthesen bei per- und subtrochanteren Oberschenkelbrüchen.

Der Schenkelhalsbruch ist cum grano salis eine Verletzung des alten Menschen. Die Frühmobilisierung ist daher ebenso wichtig, wie die Vermeidung zusätzlicher Belastungen. Das bedeutet in der Praxis, daß man häufig auf exakte anatomische Wiederherstellung, die einen höheren operativen Aufwand verlangt, zugunsten kleinster Eingriffe, die eine rasche Mobilisierung ermöglichen, zu verzichten hat.

Die Konzession an klinische Realitäten ist aber gar nicht so groß, wenn man bedenkt, daß aus altersphysiologischen Gründen eine freie Beweglichkeit des Hüftgelenkes so oder so kaum zu erreichen ist.

Maßgebend für den Behandlungserfolg ist in erster Linie die Überlebenschance, dann die Erreichung des Gehvermögens und schließlich erst die freie Bewegungsmöglichkeit. Aus all diesen Gründen verzichten wir bei alten Patienten sowohl auf eine rein konservative wie offene operative Behandlung und wenden ausschließlich perkutane Fixationsmethoden an. Die Bilanz quoad vitam sieht so aus, daß von 86 Patienten mit per- und subtrochanteren Oberschenkelbrüchen 72 die Klinik mit Gehvermögen aus eigener Kraft verlassen konnten bzw. bei schon vorher bestehender Bettlägerigkeit der Vorzustand wieder erreicht werden konnte. Von den 14 *verstorbenen* Patienten müssen wir 7 als unmittelbare oder mittelbare Operationsfolge ansehen.

Als Osteosynthesemittel benutzen wir den Oberschenkelmarknagel und den Trochanternagel von Küntscher, den Dreilamellennagel von Smith-Peterson, den Gewindestift nach Schwier und die *Kirschner*drahtfixierung. Gegebenenfalls wurden diese Osteosynthesemittel kombiniert angewandt. Ausgeheilt sind *alle* Frakturen. Die Coxa vara-Stellung bei Trümmerbrüchen, die wir wegen der Frühmobilisierung bewußt in Kauf nahmen, war die häufigste Abweichung von der anatomisch normalen Stellung. Seit Verwendung des Trochanternagels haben wir die Coxa vara-Stellung aber nur noch bei ausgeprägt osteoporotischen Knochen erlebt. Wir ziehen daher den Trochanternagel, wenn möglich, allen anderen Methoden vor.

Zur Demonstration unserer Methoden seien noch kurz einige Beispiele angeführt:

1. Bei der 80jährigen Patientin, die nach apoplektischem Insult in außerordentlich reduziertem Allgemeinzustand war, wurde in Lokalanaesthesie die Fixierung durch einen Dreilamellennagel vorgenommen. Dieser Eingriff konnte in Lokalanaesthesie durchgeführt werden. Eine rasche Mobilisierung war am 2. postoperativen Tag möglich und die Patientin konnte nach 3 Monaten die Klinik gehfähig verlassen.

2. Bei einer 96jährigen Patientin mit einem subtrochanteren Bruch und einem großen ausgesprengten Biegungskeil wurde eine Auffädelung der Fraktur mit einem Trochanternagel ebenfalls in Lokalanaesthesie vorgenommen, wobei nur beim Eintreiben des Nagels für 2 min eine zusätzliche Lachgasnarkose gegeben wurde. Die Patientin wurde am gleichen Tag aufgesetzt und am folgenden Tag mobilisiert. Sie hat ihren bisherigen Bewegungs- und Ruherhythmus, den sie auch vorher hatte, konsequent einhalten können und befindet sich in erfreulichem Allgemeinzustand. Sie hat ebenfalls die Klinik in gehfähigem Zustand wieder verlassen können.

3. Bei dieser etwas jüngeren Patientin war eine optimale Versorgung wegen multipler Begleitverletzungen ebenfalls nicht möglich, so daß wir uns mit einer Adaptierung in dieser Weise begnügten. Das Endergebnis kann ebenfalls als erfreulich bezeichnet werden. Die Fraktur heilte in 8 Wochen aus.

4. Hier noch ein Beispiel für die gute Fixationsmöglichkeit durch den Trochanternagel. Volle Belastungsfähigkeit und Entlassung aus der Klinik erfolgten nach 6 Wochen.

Und zum Schluß noch ein Bild einer Trümmerfraktur, die mit Kombination durch Trochanternagel und Gewindestift versorgt wurde. Das Aufnahmebild ist technisch unzulänglich infolge der Lagerung. Dieses Bild sei nur gezeigt als Alternativmöglichkeit zu den offenen Operationsverfahren.

Zusammenfassend wird festgestellt, daß beim Schenkelhalsbruch des alten Menschen zur Erhaltung des Lebens häufig auf eine optimale Fixierung in idealer anatomischer Stellung verzichtet werden muß zugunsten des kleinsten und am wenigsten belastenden Eingriffes. Die *entscheidend wichtige Frühmobilisierung* kann nach unseren Erfahrungen mit *perkutanen* Eingriffen erreicht werden.

F. Vigliani u. E. A. Tagliapietra, Sassari (Italien):

Die Minimalosteosynthese der pertrochanteren Oberschenkelfrakturen. (Mit 1 Abb.)

Die pertrochanteren Frakturen weisen einige grundlegende Eigenschaften auf, die unseres Ermessens nach das therapeutische Programm entscheidend beeinflussen:

a) Es handelt sich um Frakturen des Alters.

b) Wenn sie nicht sofort reponiert und ruhiggestellt werden, rufen sie innerhalb weniger Stunden eine ausgesprochene Verschlechterung des oft schon bedenklichen Allgemeinzustandes des Patienten hervor.

c) Eine unblutige Reposition ist leicht erzielbar; weniger leicht ist es, sie mittels unblutiger Ruhigstellung zu erhalten.

d) Im Gegensatz zu den Schenkelhalsfrakturen bildet sich um die pertrochanteren Frakturen frühzeitig ein reichlicher Kallus, so daß der Patient bei korrekt erfolgter Behandlung schon 3—4 Wochen nach dem Trauma das Bein aktiv bewegen kann.

Von diesen Voraussetzungen ausgehend, haben wir unsere Behandlungsmethode folgendermaßen systematisiert:

1. Sofortige Reposition, die auf dem Frakturtisch nach Schede in lokaler Betäubung vorgenommen wird.

2. Noch in Traktion wird der Bruch mit drei bis fünf 3 mm starken *Kirschner*drähten fixiert. Da der große Rollhügel gebrochen oder osteoporotisch ist, müssen die Drähte in die Kompakta des oberen Femurdrittels eingeführt werden und sehr schräg nach innen und nach oben gegen den Femurkopf gerichtet sein. Am vorteilhaftesten ist es, wenn sie tangential der Innenfläche des unteren Schenkelhalsabschnitts verlaufen.

3. Röntgenologisch wird die exakte Lage der Drähte kontrolliert; während *die* erfolgte Fixation und Montage mittels Entfernung der Traktion und leichten Bewegungen in der Hüfte überprüft werden. Erweist sich dadurch ihre Haltbarkeit, so werden die Drähte unterhalb der Haut mit einer Drahtschneidezange (Mod. Pfau) durchgetrennt.

4. Im Bett wird ein leichter Zugverband am Knöchel angelegt so wie eine Binde, die das Knie nach einwärts hält.

Aus unserer, in 38 Fällen mit 67—93jährigen Patienten gesammelter Erfahrung geht hervor, daß die durch den Bruch hervorgerufenen Schmerzen nach erfolgter Drahtung erträglich werden und schließlich ganz verschwinden. Nach 2 Wochen kann der Patient im Bett aufgesetzt werden. Am Ende der 3. Woche beginnen wir

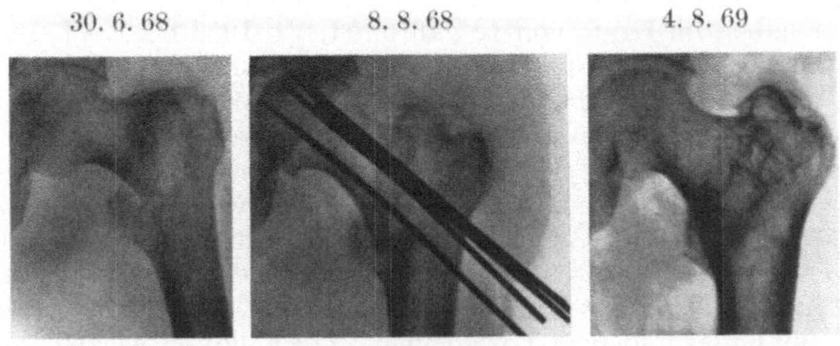

Abb. 1

mit der Mobilisierung der Hüfte. Im Laufe der 4. Woche kann der Patient das Bett verlassen. Im Abstand von 45 Tagen nach der Fraktur, wenn die Röntgenkontrolle das Vorhandensein eines kalkhaltigen Kallus bestätigt, darf der Patient beginnen, das Gewicht auf das Bein zu verlegen.

Die *Vorteile* der Methode sind folgende:

a) Größte Einfachheit und weitgehend schonender Eingriff.

b) Wegfallen des Gipsverbandes.

c) Beibehaltung der Reposition, die vollauf ausreicht, um die Schmerzen zum Abklingen zu bringen, eine *rasche* Heilung mit guter Rekonstruktion der morphologischen Eigenschaften zu erzielen und eine optimale Funktionstüchtigkeit zu erhalten.

d) Die Methode ist geeignet zur Behandlung *aller* pertrochanterer Frakturen mit Ausnahme nur derjenigen, die weitgehende Zersplitterungen mit subtrochanteren Unterbrechungen aufweisen.

Abschließend soll hervorgehoben werden, daß die *Drahtfixation* etwas mehr darstellt als ein einfaches Stillegen im Gipsverband und etwas weniger als eine Osteosynthese mit Platte und Nägeln; jedoch kaum wie in diesen Fällen von Brüchen scheint das Prinzip des „juste milieu" besser angebracht zu sein.

E. WONDRÁK u. P. MAŇÁK, Olmütz (Tschechoslowakei):

Zur Indikation und zum Zeitpunkt der Osteosynthese pertrochanterer Oberschenkelbrüche.

Die Tatsache, daß die operative Osteosynthese pertrochanterer Oberschenkelbrüche — mit der Verkürzung des Krankenlagers und des Spitalaufenthaltes, mit der schnelleren Mobilisation des bejahrten Kranken und der geringeren Sterblichkeitsquote gegenüber dem langen Liegen bei der konservativen Therapie — einen überzeugenden therapeutischen Fortschritt bedeutet, wurde durch zahlreiche Arbeiten bewiesen (Kennedy, Krupko, Meyer, Remé) und wird täglich in der klinischen Praxis bestätigt. Wir stellen aber auch fest, daß sorgfältige, umfangreiches klinisches Material und nicht nur die erfolgreich operierten Fälle einschließende Statistiken (Gergen, Rehn) zeigen, daß nicht alle dieser Verletzten operiert werden, daß stets eine gewisse Zahl von pertrochanteren Oberschenkelbrüchen konservativ behandelt wird bzw. behandelt werden muß.

Wir haben im Laufe von 12 Jahren (1. VI. 1956 bis 1. VI. 1968) insgesamt 185 pertrochantere Oberschenkelfrakturen behandelt, davon 105 operativ und 80 konservativ. Die Zahl der Operierten stieg etwa vor 10 Jahren wesentlich an. Die Fixation wurde von bloßen Adaptationsmethoden, wie sie hier die technisch anspruchslose, sicher schonende, aber wenig stabile fächerförmige Einführung bzw. Spickung mit *Kirschner*drähten nach Dyas-Arries (43 Fälle) darstellt, über die ebenso nicht genügend stabile Fixation mit dem Dreilamellennagel (11 Fälle) zu stabilen, bewegungsfesten Osteosynthesen mit dem steilen *Küntscher*-Nagel (29 Fälle) und dem Laschennagel (22 Fälle) entwickelt, die zwar zeitlich und technisch etwas anspruchsvoller sind, aber bei den heutigen Möglichkeiten der Anaesthesiologie (Mayerhofer) *keine* besondere Mehrbelastung für den Operierten bedeuten und dafür ein besseres Resultat der Fixation bieten. Die geringere Zahl der Verletzten wurde nicht operiert und meist mit einer durchschnittlich für 8—10 Wochen belassenen Drahtextension behandelt.

Von den 105 Operierten (48 Männer und 57 Frauen im Durchschnittsalter von 69,7 Jahren) sind insgesamt 11 (5 Männer und 6 Frauen im Durchschnittsalter von 76,5 Jahren) in der Klinik *gestorben,* jedoch nur 2 unmittelbar, d. h. während der 1. Woche nach der Operation (1 am 1. Tag an einer kardialen Dekompensation, 1 am 3. Tag an einer Bronchopneumonie). Vom 7.—69. Tag nach der Operation starben 9 Kranke (2 an Herzversagen bzw. Herzinfarkt, 1 an Urämie, 1 an Pulmonalembolie und 5 an Bronchopneumonien).

Von den 80 Nichtoperierten (28 Männer und 52 Frauen im Durchschnittsalter von 74,6 Jahren) sind insgesamt 26 (7 Männer und 19 Frauen im Durchschnittsalter von 77,6 Jahren) in der Klinik gestorben. Hiervon starben während der 1. Woche des Krankenlagers 7 Kranke (1 an Herzversagen und 6 an Bronchopneumonien) und vom 8.—111. Tag starben 19 Kranke (1 am 111. Tag an einer Urämie, 1 am 8. Tag an einem Herzinfarkt, 1 am 36. Tag an Tumorkachexie, 2 an Pulmonalembolie und 14 an Bronchopneumonien).

Die Analyse dieser *Sterblichkeitsquote* stellt uns 2 Fragen zur *Operationsindikation:*

1. *Was* bestimmt die Entscheidung zur Operation bzw. dazu, den Verletzten von den Vorteilen der operativen Behandlung auszuschließen?

2. *Wann* fällt diese Entscheidung?

Die Vertreter der urgenten operativen Osteosynthese pertrochanterer Oberschenkelbrüche noch am Unfallstag, sofort nach der Einlieferung, haben sicher darin recht, daß diejenigen bejahrten Kranken, die bis zum Augenblick der Fraktur beweglich oder gar arbeitsfähig waren, bei der Aufnahme in einem Zustand sind, der sich durch ein langes Krankenlager *nur* verschlechtern könnte. Leider sind aber keinesfalls alle bejahrten Verletzten in einem so guten Allgemeinzustand, und um diejenigen auszuwählen, die vom prognostischen Standpunkt für die Operation geeignet sind, operieren wir nicht urgent, sondern frühestens nach 2—4 Tagen.

So ketzerisch diese Ansicht im Vergleich zu den Ausführungen der Verfechter der Sofortoperation auch klingen mag, so halten wir unseren Standpunkt doch für berechtigt. Denn, wenn unser Kranker die 2—4 Tage Vorbereitungs- und Untersuchungszeit nicht ohne Schaden aushalten sollte, falls er in so kurzer Zeit bereits eine Pneumonie bekommt, oder durch eine andere Komplikation gefährdet wäre, würde er diese zweifellos, ja fast noch sicherer, auch in den ersten Tagen nach der Operation bekommen, denn auch beim besten und stabilsten Resultat der Osteosynthese, wird kaum ein 65—80jähriger Kranker in den ersten 2—4 Tagen nach der Operation aufstehen.

Wir benützen diese Vorbereitungs- und Wartezeit zu einer eingehenden klinischen Untersuchung (Blutbild, Rest-N, Blutzucker, Lungenröntgen, EKG, *Quick*scher Test, Blutgruppenbestimmung usw.), zur Bestellung von Blutkonserven, in letzter Zeit auch zur Festsetzung einer Anti-koagulationsprophylaxe und zur Abschätzung der Gesamtprognose auf Grund des Allgemeinbefundes. Ist diese Prognose ungünstig, so haben wir — im Gegensatz zu den medialen Schenkelhalsfrakturen — bei den pertrochanteren Oberschenkelbrüchen doch noch die Aussicht, daß dieser Bruch auf konservativem Wege heilen kann. Durch die Untersuchung stellte sich u. a. einige Male heraus, daß der zur Fraktur führende Sturz durch ein *pathologisches* Geschehen bedingt war, das wir erst nach der Einlieferung mit der Fraktur aufdeckten.

Obwohl wir heute bestrebt sind — und die Zahlen der von uns ope-rierten Kranken bezeugen es — soviel wie möglich der Verletzten mit pertrochanteren Oberschenkelfrakturen zu operieren und mit einer stabilen Osteosynthese zu versorgen, schließen wir zuerst *von der Operation* Kranke mit folgenden Befunden aus:

1. Zustände nach frischem Herzinfarkt (Hromec),
2. röntgenologisch sichergestellte Pneumonien,
3. schwere, dekompensierte Herzschäden,
4. nicht eingestellte Diabesteformen,
5. komplizierende, vital gefährdende Begleitverletzungen seitens des Zentralnervensystems, des Brust- und Bauchraumes, der großen Gefäße usw.

So selten diese Komplikationen auch sind, lohnt es sich doch immer daran zu denken, damit auch die schonendste Operation nicht zu einer schädigenden Noxe werden kann und das ohnedies schon befristete Leben gefährdet wird.

Eine nicht leicht, aber doch mit einer gewissen Erfahrung abzuwägende und einzuschätzende Symptomengruppe beruht auf typischen Alterserscheinungen, die für die Lebenserwartung des Verletzten bestimmend sind. Es geht nicht nur darum, diese Lebenserwartung des Verletzten *quantitativ* einzuschätzen und die Jahre, Monate, Wochen oder Tage zu zählen, die dem Kranken noch bevorstehen, sondern auch *qualitativ* abzuwägen, wie das zu erwartende Leben sich noch gestalten wird. Kurz gesagt ist die Frage zu beantworten, ob der Kranke noch fähig sein wird, das Gehen wiederzuerlernen. Wir werden kaum einen Gelähmten operieren, höch-stens wenn wir dadurch die Pflegemöglichkeiten wesentlich verbessern. Aber oft genug erleben wir es, daß sich nach dem Unfall der geistige Zustand des alten Kranken so ändert, daß er auch nach einer ideal durchgeführten Osteosynthese *nicht* mehr aufsteht. Auch diesen Symptomenkomplex glauben wir im Laufe einiger weniger Tage erwägen und einschätzen zu können.

Ein Kranker, der sich während der ersten 2—4 Tage im Krankenbett nicht aufsetzt, nicht auf der Extension übt, nicht die empfohlenen Atemübungen durchführt, sich nicht aufhebt beim Reichen der Leib-schüssel usw., wird kaum nach der Operation imstande sein, bei den Gehübungen aktiv mitzutun und das *Operationsresultat* ist von der Indikation her schon illusorisch. Ein bei der Gymnastik sich beteiligender

Kranker wird aber auch vor der Operation keine Pneumonie bekommen
und kann getrost nach 2—4 Tagen auf das Operationsprogramm gesetzt
werden.

Schließlich haben wir noch einen nicht weniger wiegenden Grund,
weshalb an unserer Klinik ein pertrochanterer Oberschenkelbruch nicht
urgent am 1. Tag operiert wird. Nicht jede Arbeitsstätte kann den
chirurgischen Dienst täglich mit geschulten Unfallchirurgen besetzen,
wie es in einem spezialisierten Unfallkrankenhaus der Fall ist. Auch
an großen Kliniken stehen Chirurgen im Dienst, die zwar erfahrene
Allgemeinchirurgen sind, aber die Operation eines pertrochanteren
Oberschenkelbruches seit Jahren nicht mehr durchführten oder gar seit
Jahren nicht mehr sahen. Und es ist zweifellos im Interesse des Kranken,
wenn er im planmäßigen Operationsprogramm von einem auf diesem
Gebiet erfahrenen Chirurgen oder wenigstens unter seiner Leitung
operiert wird. Das gilt noch mehr für die Eventualität der Anwendung
einer Hüftendoprothese (Beck). Wir glauben, daß auch die Beachtung
der technischen Erudition des eben zur Verfügung stehenden Chirurgen
ein in die Taktik der Behandlung der pertrochanteren Oberschenkelfraktur einzubeziehender Faktor ist, der es ermöglicht, so vielen Verletzten wie möglich eine *stabile* Osteosynthese zukommen zu lassen. Und
auch aus diesem Grunde operieren wir die pertrochanteren Oberschenkelfrakturen, deren lokaler Befund durch die Verzögerung nicht gefährdet
ist, nach einer wenigstens 2—4tägigen Vorbereitungszeit und glauben
die uns anvertrauten Verletzten nicht geschädigt, ja vielleicht manches
Mal zu ihren Gunsten unser Vorgehen vorsichtiger erwogen zu haben.

Zusammenfassung: Auf Grund unserer Erfahrungen mit der Behandlung von 185 pertrochanterer Oberschenkelfrakturen sind wir heute der
Ansicht, daß es zweckmäßig und für den bejahrten Verletzten fast segensreich ist, bei so vielen wie möglich dieser Patienten eine *stabile* Osteosynthese durchzuführen. Wir operieren aber nicht am 1. Tag, sondern
nach einer Beobachtungs- und Vorbereitungszeit von 2—4 Tagen.
Während dieser Zeit können wir die Prognose auf Grund des Allgemeinzustandes abschätzen und eine zusätzliche Belastung vermeiden. Bei
manchen Befunden (frischer Herzinfarkt, Pneumonie, dekompensierte
Herzschäden oder Diabetes bzw. vital gefährdende Begleitverletzungen)
schieben wir die Operation noch länger auf. Es ist auch zweckmäßiger, die
pertrochantere Oberschenkelfraktur im planmäßigen Operationsprogramm unter Leitung eines erfahrenen Unfallchirurgen zu operieren.

Aussprache

R. Ursic, Laibach (Jugoslawien):

Ich möchte gerne die *Art* und den *Zeitpunkt* der Operation besprechen: An
der Chirurgischen Klinik in *Laibach* werden jährlich im Durchschnitt 80 Brüche des
Trochantermassivs behandelt. Wir hatten Gelegenheit, die Resultate der operativen
und konservativen Methode zu vergleichen, weil die Männerabteilung gegenüber
der Frauenabteilung einen konservativen Standpunkt eingenommen hatte. Der
Vergleich ergab einen *absoluten* Vorrang der operativen Methode. Wir meinen,

daß diese Brüche *keine* dringende Operation benötigen. Weil wir eine notwendige Vorbehandlung verlangen, wird die Operation erst am 8. Tag durchgeführt. Diesen Standpunkt haben wir eingenommen, weil wir bei vielen Patienten starke Anämien, Elektrolytdisbalancen mit Hypokaliämie und präurämische Stadien neben arteriosklerotischer Herzinsuffizienz beobachten konnten. Bei der Niereninsuffizienz, die nicht beseitigt werden kann, ist die Operation kontraindiziert. Bei über 100 Operationen in den letzten 4 Jahren hatten wir eine *Mortalität* von 3,5%. Wir sind auch der Meinung, daß die Operation ohne eine gut funktionierende Physiotherapie kein gutes Resultat geben kann.

G. SCHEUBA, Wien (Österreich):

Zur Osteosynthese subtrochanterer Frakturen.

In zunehmendem Maße beobachten wir auch bei alten und sehr alten Patienten schwere subtrochantere Frakturen. Das Risiko einer *belastungsstabilen* Osteosynthese wird allgemein geringer eingeschätzt als die Gefahren der sonst erforderlichen 12—16 Wochen Bettruhe bei konservativer Behandlung. Bei uns hat sich nun auch für diese Frakturform der *Winkelnagel* bestens bewährt, weil er bei guter Reposition Belastungsstabilität gewährleistet.

Die Reposition wird meistens offen vorgenommen und mit Hilfe von Drahtumschlingungen provisorisch fixiert. Die Nagelung erfolgt über dem liegenden *Kirschner*draht nach den heute von Moritz schon erwähnten Richtlinien. Früher ließen wir diese Drahtschlingen sämtlich liegen und beobachteten bei 50 Zerklagedrähten oberhalb der Nageleinschlagstelle vom *Adams*bogen zum Trochanter major keinerlei Komplikationen, während unter 19 Fällen, bei denen eine Drahtumschlingung unterhalb der Nageleinschlagstelle belassen wurde, sechsmal Korrosionserscheinungen nach 5—32 Monaten auftraten. An der Berührungsstelle von Platte und Draht kommt es, abhängig vom Grad der Stabilität, früher oder später zur Reibkorrosion.

Eine 71jährige Patientin ließen wir am 4. postoperativen Tag belasten; nach 2 Wochen konnte sie mit einem Stock gut gehend entlassen werden. Nach 11 Monaten, während die Patientin längst ohne Stock ging, traten Schmerzen auf, und kurze Zeit später bildete sich eine Fistel, verursacht durch Reibkorrosion an der Berührungsstelle der Platte mit den beiden Cerclagedrähten unterhalb der Nageleinschlagstelle. Nach der Metallentfernung war die Patientin wieder völlig beschwerdefrei, ebenso 4 weitere ähnliche Fälle. Nur bei einer Patientin mußte die Metallentfernung wegen Korrosion schon vor der knöchernen Konsolidierung nach 7 Monaten durchgeführt werden. Diese 73jährige Frau mußte im Anschluß daran im Streckverband bis zur knöchernen Heilung behandelt werden.

Auf Grund dieser *negativen Erfahrungen* entfernen wir heute nach der Nagelung alle Cerclagedrähte, welche *unter* dem Plattenteil liegen, und fixieren instabile Drehkeile durch Gegenmuttern oder Zugschrauben nach den Prinzipien der Schweizer Arbeitsgemeinschaft für Osteosynthesefragen.

Während der *Winkelnagel* für jede der zahlreichen Frakturformen geeignet scheint, versorgen wir ausgewählte Fälle subtrochanterer Frakturen auch mit der die Patienten weniger belastenden geschlossenen

Marknagelung. Wenn die mediale Femurkortikalis bis 3 Querfinger unterhalb des Trochanter minor intakt ist und man sicher eine pertrochantere Fraktur oder Fissur ausschließen kann, gelingt es bei schlanken Patienten, die Fraktur mit Hilfe des *Wittmoser*-Gerätes bei leichter Schrägstellung des Beckens einzurichten und geschlossen zu nageln. Sogar bei Ausbruch des Trochanter minor, aber intakter medialer Femurkortikalis, kann die geschlossene Marknagelung zum Ziel, d. h. zur belastungsstabilen Osteosynthese führen.

Diese Fälle zeigen, daß die Indikation zur Osteosynthese bei der subtrochanteren Fraktur von vielen Faktoren abhängig ist. Während für junge Patienten bei guter Einstellung der Fraktur die konservative Therapie risikoloser erscheint, soll bei alten Patienten durch die Operation Belastungsstabilität erzielt werden, wobei aber die *Korrosionsgefahr* ausgeschaltet werden muß.

H. Tscherne, Graz (Österreich):

Die AO-Winkelplatten bei subtrochanteren Frakturen (mit Film).

Bei subtrochanteren Frakturen erfüllt die Osteosynthese mit den *AO*-Winkelplatten jene Forderungen, die jeder Chirurg heute an ein Osteosyntheseverfahren im Hüftbereich stellen sollte: *Schaffung eines mechanisch stabilen Blocks* mit der Möglichkeit der *funktionellen Übungstherapie vom 1. postoperativen Tag an*, bei exakter Operationstechnik *keine Gefahr sekundärer Dislokationen, sicherer Durchbau der Fraktur in kurzer Zeit* und nicht zuletzt *Verzicht auf jegliches intraoperatives Röntgen*, was bei der Häufigkeit der proximalen Femurfrakturen einen wichtigen Faktor darstellt.

Von den *AO*-Winkelplatten eignet sich besonders die *Kondylenplatte* für alle subtrochanteren Frakturformen. Die Klinge läßt sich leicht in die Spongiosa des Trochantermassives einbringen und muß nicht, wie bei den meisten anderen Verfahren, frakturnahe oder überhaupt im Frakturbereich durch eine oft dicke Kortikalis eingeschlagen werden. Zusätzliche Schrauben fixieren die Platte im proximalen Fragment einwandfrei und verhindern so sekundäre Varusdeformitäten durch Herausgleiten der Platte. Bei Quer- oder kurzen Schrägbrüchen ist die Möglichkeit axialer Kompression gegeben. Lange Dreh- oder Trümmerfrakturen werden vor Einbringen der Platte nach dem Zugschraubenprinzip verschraubt.

Bei pathologischen Frakturen oder hochgradiger Osteoporose, wo die Schrauben *keinen* sicheren Halt finden, kann die zusätzliche Verwendung von *Autopolymerisaten* angezeigt sein, wie hier bei einer 94jährigen mit hochgradiger Osteoporose, Varizen und Ulcera cruris. Am Unfalltag Osteosynthese mit *Palacos*, sofortige Mobilisierung und volle Belastung, nach 17 Tagen mit fremder Hilfe gehfähig entlassen.

Auch bei der *subtrochanteren Pseudarthrose* gewährleistet die Osteosynthese mit der Kondylenplatte in kurzer Zeit den sicheren knöchernen Durchbau.

Subtrochantere Femurpseudarthrose nach Osteosynthese mit Nagel und Platte, Plattenbruch, Varus- und Antekurvationsfehlstellung. Druckosteosynthese unter Korrektur der Fehlstellungen, 2 Wochen später mit Stützkrücken gut gehfähig entlassen. Pseudarthrose nach 8 Wochen durchgebildet.

Wir haben dieses Verfahren in den letzten 4 Jahren bei 54 subtrochanteren Frakturen angewandt, und zwar bei 39 frischen Brüchen, 11 pathologischen Brüchen und 4 Pseudarthrosen. Zweimal mußten wir wegen primär operationstechnischer Fehler eine sekundäre Varusdeformität korrigieren. In allen Fällen war eine rasche, komplikationslose Frakturheilung zu verzeichnen. Eine zumindest annähernd anatomische Reposition und damit die so wichtige *mediale Abstützung* war immer zu erzielen, so daß sich zusätzliche Eingriffe wegen fehlender medialer Abstützung erübrigten.

Der nun folgende *Film* zeigt die Technik dieses Osteosyntheseverfahrens. Es handelt sich um eine subtrochantere Fraktur, ein 6 cm langes, drittes Fragment mit dem Trochanter minor ist dorsomedial ausgebrochen, außerdem besteht eine ventrale pertrochantere Fissur.

Operation in Intubationsnarkose und Rückenlage auf normalem Tisch oder Extensionstisch. Die Haut ist mit einer Plastikfolie abgeklebt. Je nach Ausdehnung der Fraktur 15—25 cm langer, gerader Hautschnitt von der Trochanterspitze nach distal. Spalten der Faszie. Um die Asepsis zu erhöhen, werden Kompressen an die Faszie genäht. In Abduktion und Innenrotation wird der sehnige Ursprung des M. vastus lateralis kranial und dorsolateral L-förmig inzidiert und der Muskel mit einem Raspatorium vom Septum intermusculare laterale nach medial abgeschoben. Einsetzen von *Hohmann*haken ventral und dorsal. Beim Abschieben der Muskulatur wird das Raspatorium quer zur Längsachse geführt, um die Gefäße darzustellen. Sie werden sorgfältig ligiert. Die Fraktur kommt nun zur Darstellung. Ausräumen des Frakturhämatoms, die Bruchflächen müssen peinlichst gesäubert werden, um eine *anatomische* Reposition zu ermöglichen. Reposition und provisorische Fixation mit *Verbrugge*-Haltezangen. Zuerst wird das 3. Fragment mit einer Kortikalisschraube an das Schaftfragment verschraubt. 2 weitere Zugschrauben fixieren beide Hauptfragmente. Die Zugschrauben dürfen nicht lateral am Schaft angebracht werden, da dort später die Platte zu liegen kommt.

Der unterste Ansatz des M. glutaeus wird mit einem Meißel eine Spur nach oben abgeschoben. Um das Ausmaß der Antetorsion des Schenkelhalses zu bestimmen, wird ein *Kirschner*draht ventral auf den Schenkelhals gelegt bzw. eingeschlagen. Einschlagen des Plattensitzinstrumentes mit Hilfe des Kondylenzielgerätes 10—15 mm über dem Tuberculum innominatum in einem Winkel von 85° zum Schaft und parallel zum richtungsgebenden *Kirschnerdraht*. Der Klingenmeißel wird wieder herausgeschlagen und die Kondylenplatte sofort eingebracht. Eine Röntgenkontrolle erübrigt sich. Anschrauben der Platte. Bei langen Drehbrüchen können noch einzelne Schrauben als Zugschrauben wirken, indem das Bohrloch in der ersten Kortikalis erweitert wird. Die proximalste Schraube ist eine Spongiosaschraube. Diese Schraube ist besonders wichtig, sie muß einen festen Sitz im Calcar haben und soll das sekundäre Herausgleiten der Klinge verhindern. Hier bringt sie außerdem die pertrochantere Infraktion unter Druck. Die Fraktur bildet nun einen stabilen Block. Intraoperativ wird das Wundgebiet mehrmals mit *Ringer*lösung gespült. Einbringen von *Redon*drains. Der M. vastus lateralis wird wieder an seinen Ursprung bzw. an den M. glutaeus medius vernäht. Faszien-naht. Feine Rückstichnähte der Haut. Postoperativ wird ein Hüftverband angelegt und das Bein in eine Schaumstoffschiene gelegt. Die Bewegungstherapie beginnt am 1. postoperativen Tag, Aufstehen nach wenigen Tagen, zuerst im Gehwagen, dann mit 2 Stützkrücken. Das operierte Bein wird wohl am Boden aufgesetzt, aber nicht belastet. Entlassung meist in der 3. Woche, bei dieser Patientin am 16. Tag nach der Operation. Volle Belastung je nach Frakturart 4—8 Wochen postoperativ.

Bei richtiger Technik gewährleistet das gezeigte Verfahren eine *Stabilität für die ganze Dauer der Frakturheilung*. Die *Osteosynthese mit der Kondylenplatte* ist für uns *die Methode der Wahl bei allen subtrochanteren Frakturformen*.

H. G. WAHL, J. MÜLLER u. D. BOURAS, Krefeld (Deutschland):

Ergebnisse nach operativer Behandlung mit Winkelplatten und Kondylenplatten bei per- und subtrochanteren Femurfrakturen.

Wir haben eine lückenlose Serie von 235 per- und subtrochanteren Femurfrakturen epikritisch kontrolliert. *Sämtliche* Frakturen sind operativ behandelt worden. Tabelle 1 vermittelt die kasuistischen Daten. Es handelt sich um 168 pertrochantere und 67 subtrochantere Femurfrakturen. Das Durchschnittsalter betrug 70,2 Jahre.

Tabelle 1. *Kasuistik*

Per- und subtrochantere Femurfrakturen: 235 Fälle		
Pertrochantere Femurfrakturen	168 =	71,5%
Subtrochantere Femurfrakturen	67 =	28,5%
Total	235 =	100%
Durchschnittsalter (17—94 Jahre) 70,2 Jahre		
Durchschnittliche Hospitalisationsdauer 38,2 Tage		
Operationstermin		
notfallmäßig bis 24 Std	161 =	68,5%
sekundär nach 2—28 Tagen	74 =	31,5%

Die Vorteile der *Frühmobilisation* von Patienten mit Frakturen des proximalen Femurendes gelten heute als unbestritten und sind nur operativ, d. h. durch eine ausreichende, zumindest teilweise belastungsstabile Osteosynthese, zu erreichen. Durch diese Frühmobilisierung wird nicht nur die Zahl der bekannten Komplikationen (wie Dekubitalulzera, hypostatische Pneumonien, Harnweginfektionen und Thromboembolien) vermieden bzw. vermindert, sondern auch die Pflege erleichtert und in den meisten Fällen der Spitalaufenthalt verkürzt. Auf diese Weise werden dringend benötigte Akutbetten rasch wieder verfügbar. Die durchschnittliche Hospitalisationsdauer aller 235 Fälle betrug 38,2 Tage = $5^1/_2$ Wochen, im Gegensatz zur Extensions- oder Gipsbehandlung, welche allein schon 6—12wöchige stationäre Behandlung erfordert.

Als Kriterium für den *Zeitpunkt* der Operation haben wir uns, in Anlehnung an verschiedene Autoren, welche sich mit den Problemen der Alterschirurgie ausführlich befaßten (Bick, Glenn, Moore und Beal, Geisthövel), auf den Aktivitätsgrad vor dem Unfall bezogen. Patienten, die noch aktiv einer regelmäßigen körperlichen Tätigkeit nachgingen und keine manifesten Kreislauf- und Atmungsstörungen aufwiesen, operierten wir in der Regel notfallmäßig und ohne besondere Voruntersuchungen (ausgenommen Hb, Harnstoff, EKG) nach Behebung des Unfallschocks.

Im Hinblick auf den Personalmangel waren wir aber leider nicht selten gezwungen, Konzessionen einzuräumen in dem Sinne, daß z.B. spätnachmittags oder abends eingelieferte Verunfallte erst am nächsten Morgen operiert werden konnten. Die Zahl der so notfallmäßig, bzw. innerhalb der ersten 24 Std operierten Patienten betrug 161 = 68,5% aller zugewiesenen Fälle.

Bei manifesten Insuffizienzerscheinungen von seiten des Kreislaufs und der Atmung, sowie bei belasteter Anamnese (Nierenerkrankungen, Diabetes) stellten wir dagegen die notfallmäßige Operation im Interesse einer weiteren klinischen Abklärung zurück. Der Eingriff erfolgte dann erst nach entsprechender Vorbehandlung (kardiale Therapie, Entwässerung, Einstellung des Diabetes sowie Atemgymnastik zur Pneumonieprophylaxe), wobei die Patienten trotz Fraktur mehrmals täglich außer Bett gebracht wurden. Eine derartige Mobilisation stellt allerdings an das Pflegepersonal hohe Anforderungen, welche nicht unterschätzt werden dürfen.

Operationsmethode: Die pertrochanteren Frakturen wurden in der Regel mit der *AO*-Winkelplatte von 130° versorgt (122 Fälle), z.T. mit Zusatzosteosynthese wie Zugschrauben, Zuggurtung oder Spickdrähten (Tabelle 2). In 23 Fällen erfolgte die Einbettung der Winkelplatte bei Mehrfragmentbrüchen und stark osteoporotischen Knochen mit Kunstharz (früher *Palacos*, heute *Bonecement*). Hier besonders hängt der Erfolg von einer absolut ungestörten Wundheilung ab. Darum ist einwandfreie Asepsis unbedingte Voraussetzung. Bei Mehrfragmentbrüchen ist hierbei auf *Valgisierung* bzw. *mediale Abstützung* zu achten, um spätere Komplikationen wie Plattenbruch und Varusabweichung nach Möglichkeit zu vermeiden. Bei intaktem Schenkelhalssporn und einfachem Schrägbruch wurde auch die Kondylenplatte verwendet, wobei die oberen Spongiosaschrauben im Calcar fassen müssen und damit das proximale Femurfragment im Sinne von Zugschrauben heranziehen. Damit wird zusätzlich interfragmentäre Kompression auf den Frakturspalt bewirkt. Auf diese Art wurden 34 Fälle versorgt (davon 6 zusätzlich mit Kunstharz). In Einzelfällen kam versuchsweise auch der Y- und Trochanternagel zur Anwendung. Bei sehr gebrechlichen Patienten, denen ein

Tabelle 2. *Operationsmethode*

Per- und subtrochantere Femurfakturen: 235 Fälle		
Pertrochantere Femurfrakturen		168
Winkelplatte 130°		63
Winkelplatte 130° mit Zusatz-OS		35
Winkelplatte 130° mit Kunstharz		23
	Total	122
Kondylenplatte 87°		28
Kondylenplatte 87° mit Kunstharz		6
	Total	34
Andere Osteosyntheseverfahren (Spickdrähte, Y-Nagel, Trochanternagel)		12

größerer Eingriff *nicht* mehr zuzumuten war, konnte durch fächerförmiges, transkutanes Einbohren von mehreren *Kirschner*-Drähten in LA, nach exakter Reposition, nicht selten eine zumindest teilweise belastungsstabile Osteosynthese erzielt werden.

Die subtrochanteren Femurfrakturen wurden am häufigsten mit der Kondylenplatte stabilisiert (56 Fälle, davon 7 mit Kunstharz). In 11 Fällen bei Trümmerfrakturen im Bereich des Calcar, i.e. mit fehlender medialer Abstützung, kam auch die 130° Winkelplatte mit entsprechender Valgisation, mit und ohne Kunstharz zur Anwendung.

Tabelle 3. *Komplikationen*

Per- und subtrochantere Femurfrakturen: 235 Fälle

Exitus (während Spitalaufenthalt)	29 = 12,3%	Herzinfarkt 4, Pneumonie 5, Card.-pulm. 6, Apoplexie 2, Ulcusperforation 3, Lungen- embolie 4, Sepsis (Dekubitus, Osteitis, Pyelonephritis) 5
Wundheilungsstörungen ohne Knochenbeteiligung)	26 = 11,0%	Hautrandnekrose Serohämatom alle geheilt Fettgewebsnekrose
Osteitis	4 = 1,7%	davon 2 + cardio-pulm., 1 Restfistel, 1 geheilt
Technische Art Plattenbruch, Plattenausriß, Instabilität	11 = 4,7%	durch Umplattung bzw. Kunst- harz-Einlage geheilt
Pseudarthrosen	2 = 0,8%	durch Re-Operation geheilt

Tabelle 3 zeigt die *Komplikationen:* Die Mortalität aller 235 Fälle betrug 29 = 12,3%. Die oberflächlichen Wundheilungsstörungen sind ohne Folgen geblieben. Bei den 4 Osteitis-Fällen handelte es sich um schwer einstellbare Diabetiker. Die technischen Komplikationen (Ermüdungsbruch der Platten, Schrauben- oder Plattenausriß nach Sofortbelastung, bedingt durch fehlende mediale Abstützung bzw. ungenügende Valgisation) gehen auf methodische Fehler früherer Jahre zurück, als die oben genannten biochemischen Prinzipien *noch nicht klar* erkannt oder nicht immer strikte beachtet wurden. Diese konnten alle durch einen Zweiteingriff (Umplattung, zusätzliche Osteosynthese oder Fixation mit Kunstharz) behoben werden, ebenso die beiden Pseudoarthrosen.

Bei den *Nachkontrollen,* 1—10 Jahre nach dem Unfall, konnten 152 Fälle = 64,5% erfaßt werden. Die übrigen waren in der Zwischenzeit verstorben oder unauffindbar. Von diesen nachkontrollierten Patienten waren immerhin 95 ohne, und 41 mit einem Stock gehfähig (zusammengefaßt 136 = 89,5% gute Spätresultate). Die Verkürzungen und Varusabweichungen sind Folgen ausgedehnter per- und subtrochanterer Trümmerfrakturen und technischer Fehlleistungen (Tabelle 4).

Die große Bedeutung der *operativen* Versorgung der per- und subtrochanteren Femurfrakturen durch eine stabile Osteosynthese wird durch diese Untersuchungsergebnisse eindeutig unterstrichen. Eine

Tabelle 4. Ergebnis der Nachkontrollen

Per- und subtrochantere Femurfrakturen: 235 Fälle

Nachkontrolliert		152 = 64,5%
Gestorben oder unauffindbar		83 = 35,5%
Gehfähigkeit	ohne Stock	95
	mit 1 Stock	41
	mit 2 Stöcken	16
		152
Verkürzungen	bis 2 cm	18
	>2 cm	4
Röntgenbefund	seitengleich	105
	Varusabweichung	24
	Arthrose	23
		152

Mortalitätsquote von 12,3% bei einem Durchschnittsalter von 70 Jahren (wie sie in unserem Krankengut zur Darstellung kam) liegt bedeutend tiefer als diejenige, die früher, bei rein konservativer Behandlung erzielt wurde.

Unter diesem Aspekt besteht für die operative Behandlung dieses Frakturtyps beim gealterten Patienten auch mit denjenigen Chirurgen Übereinstimmung, welche in der Frakturenbehandlung sonst ausgesprochen konservativ eingestellt sind.

Aussprache

G. BRUNNER, Karlsruhe (Deutschland):

Von 400 Brüchen der körpernahen Femurepiphyse, die wir in den letzten $4^1/_2$ Jahren beobachtet haben, waren 238 infra- und pertrochantere Frakturen, das sind 58,7% der Gesamtzahl.

Vor allem waren von diesen Frakturen Verletzte zwischen dem 60. und 80. Lebensjahr betroffen; stellen doch diese Bruchformen typische Altersfrakturen dar.

Die bekannt großen Risken der langen Ruhigstellung im Extensionsverband und die danach resultierenden schlechten Ergebnisse bedingt, durch Muskelatrophie, Versteifungen der Gelenke und Entkalkungsvorgänge am Skelet, haben uns veranlaßt, unser Augenmerk mehr *operativen* Maßnahmen zuzuwenden; letztlich hat uns auch der Vergleich der Mortalitätsziffern anderer Kliniken sowie unserer Klinik, 16,2% bei operativem Vorgehen, 26,8% bei konservativem Vorgehen, dazu gebracht, daß wir von diesen 238 Verltezten 140, das sind fast 59%, mit einer 130°-Winkelplatte nach der Methode der A-O versorgt haben. Wir sind uns dabei völlig im klaren, daß die konservativ behandelten Fälle eine negative Auslese darstellen.

Bei den Operationen sind wir nach der Originaltechnik vorgegangen. Sicher werden die per- und infratrochanteren Frakturen bei lang genug dauernder Extensionsbehandlung *immer* fest, aber alle Nachteile der langen Immobilisierung kommen dabei eben zum Tragen. Natürlich ist man bei manchen Fällen gezwungen, wegen verschiedener, meist interner Gegenindikationen konservativ zu bleiben. In den meisten Fällen gelingt es aber, in Zusammenarbeit mit dem Anaesthesiologen und dem Internisten, nach entsprechender Vorbehandlung der Verletzten auch im fortgeschrittenen Alter eine Operationsfähigkeit zu erreichen. Sicher ist hohes Alter allein *keine* Kontraindikation. Gerade die Alten sollen möglichst rasch aus dem Bett gebracht werden, und dies ist bei der Extensionsbehandlung einfach nicht möglich. Die großen Vorteile bei der operativen Behandlung sind zusammengefaßt:

1. Übungsstabilität.
2. Stark verkürzte Liegezeit, die bei operativem Vorgehen 5—6 Wochen, bei konservativem Vorgehen 12—14 Wochen beträgt.
3. Fehlen von Weichteil- und Knochenatrophie.
4. Weitgehendes Fehlen von Versteifungen.
5. Geringere Mortalität.
6. Vor allem geringere Invalidität; dies trifft besonders bei den Verletzten zwischen 40 und 60 Jahren zu.

Ein weiteres Argument ist die Dauer des *Klinikaufenthaltes*. Sie betrug bei operativem Vorgehen im Durchschnitt 51,3 Tage, bei konservativem Vorgehen 103,8 Tage. Auch die kurze Dauer des Eingriffs und die relativ geringe Belastung durch die Operation sprechen für ein operatives Vorgehen.

Sofort nach dem operativen Eingriff kann im Bett mit Spannungsübungen begonnen werden. Nach Abschluß der Wundheilung, nach 10—14 Tagen, erfolgen aktive Bewegungsübungen unter Anleitung von Krankengymnasten, die in den folgenden 4—5 Wochen durchgeführt werden. Nach 6—7 Wochen sind die ersten Gehversuche der Verletzten im Gehwagen möglich, wobei das operierte Bein elastisch gewickelt wird und noch nicht belastet werden soll. Ansteigende Belastung des operierten Beins erfolgt nach 8—9 Wochen, auch zuerst im Gehwagen, später unter Verwendung von Stockstützen. Volle Belastbarkeit wird im allgemeinen nach 3 Monaten erreicht, zu einem Zeitpunkt, wo die meisten der Verletzten schon zu Hause sind.

Selbstverständlich ergeben sich bei allen Verletzten mit Zeichen eines Hirnabbaus oft Schwierigkeiten beim Wiedererlernen des Gehens, ihre Ursachen sind aber unfallfremd.

H. Tscherne u. R. Szyszkowitz, Graz (Österreich):

Osteosynthese mit Winkelplatte und Palacos bei pertrochanteren Brüchen.

Bei einer Serie von 163 frischen, pertrochanteren Oberschenkelbrüchen während der letzten 4 Jahre (1965—1969) haben wir die Osteosynthese mit einer *AO*-Winkelplatte und einem Autopolimerisat durchgeführt, ein Verfahren, wie es zuerst von Müller angegeben wurde. Diese Methode wurde ausschließlich bei Patienten, die über 65 Jahre alt waren, angewendet, besonders wenn eine *unstabile* pertrochantere Fraktur bestand, d.h., wenn die Abstützung durch den medialen Kortikalispfeiler fehlte. Gerade diese Patienten in hohem Alter und schlechtem Allgemeinzustand sind aus vitalen Gründen auf eine Osteosynthese angewiesen, die eine uneingeschränkte Frühmobilisation mit voller Belastbarkeit ab dem 1. postoperativen Tag auch bei unstabilen Bruchformen gewährleistet.

Die Implantation des von uns verwendeten Autopolimerisates *Palacos* im Knochen wurde wegen seiner guten Einheilungstendenz mehrmals empfohlen, *ohne* daß nachteilige Begleiterscheinungen beschrieben worden sind (Boitzy, Charnley, Müller, Willert und Schreiber).

Müllers *Operationstechnik* haben wir insofern modifiziert, als wir in den meisten Fällen die Fraktur nicht freilegen und diese nicht offen reponieren, sondern nach geschlossener Reposition unter Bildwandlerkontrolle am Extensionstisch von einem kleineren Zugang schneller und schonender eine stabile Osteosynthese erzielen. Gelingt es *nicht*, die Fraktur geschlossen zu reponieren, führen wir die schwierigere, offene Reposition ebenfalls am Extensionstisch durch. Der proximale Oberschenkelschaft wird nur handbreit freigelegt und 3 cm distal vom Tuberculum innominatum ein Kortikalisfenster gefräst. Mit dem scharfen Löffel werden Hämatom, Knochenmark und porotische Spongiosa des Trochantermassives, Schenkelhalses und subtrochanteren Bereiches entfernt. Den Klingenmeißel schlagen wir unter Bildwandlerkontrolle so ein, daß er knapp über dem *Adam*schen Bogen liegt und bis auf 1 cm an den Gelenkspalt reicht. Dann wird das *Palacos* in knetbarem Zustand in den Hohlraum eingedrückt und rasch die entsprechende Winkelplatte nachgeschlagen und mit Schrauben, die teilweise im *Palacos* verankert sind, fixiert.

Wie das Durchschnittsalter von 80,7 Jahren beweist, stellen unsere 163 Patienten eine extrem *negative* Auslese dar, so daß die entsprechende Letalität während des stationären Aufenthaltes 22% betrug. In der Altersstufe zwischen 65 und 80 Jahren zeigte sich dagegen eine Letalität von 5,3%. Die älteste Patientin, die nach 21 Tagen gehfähig entlassen werden konnte, war 99 Jahre alt. Den durchschnittlichen Spitalsaufenthalt fanden wir bei 30 Tagen trotz folgender Komplikationen: Bei 5 Patienten, das sind 3%, kam es zur Infektion, bei 4 Patienten erforderten operationstechnische Mängel eine Korrekturoperation. Seitdem wir die Fraktur nur ausnahmsweise freilegen, den Plattensitz und die Plattenlänge mit dem Bildwandler kontrollieren, sind beide Komplikationen wesentlich seltener geworden.

Wir haben versucht, alle Patienten, bei denen die Operation mindestens 1 Jahr zurückliegt, nachzukontrollieren. Von diesen 108 Patienten waren 39 mittlerweile verstorben, von 18 konnte entweder das objektive oder örtliche Befinden nicht ausreichend eruiert werden und 51 wurden persönlich nachuntersucht. Mehr als die Hälfte von ihnen zeigte eine Gehfähigkeit wie vor dem Unfall, höchstens bei Wetterumschwung Gelenkbeschwerden und manche eine endgradige Bewegungseinschränkung im Hüftgelenk. Ein Drittel von ihnen benützte auch bei kürzeren Spaziergängen einen Stock, klagte nach längeren Anstrengungen über Beschwerden im Rücken, in den Hüft- oder Kniegelenken bei einer nicht störenden Bewegungseinschränkung. Schließlich benötigten 7 von den 51 Patienten zum Gehen 2 Stöcke oder eine fremde Hilfe, bekamen Schmerzen nach kürzeren Anstrengungen und zeigten eine hindernde Einschränkung der Hüftbeweglichkeit.

Röntgenologisch fanden wir in einzelnen Fällen den von Boitzy beschriebenen Reizkallus, der sich in der Regel im 6. Monat weitgehend zurückbildete. Bei 8 Patienten sahen wir verschieden große, zystenartige Aufhellungen, besonders bei nicht exakt reponierten Frakturen und nicht absolut stabilen Osteosynthesen, manchmal parallel mit einem weniger guten klinischen Ergebnis. Zweimal zeigte sich nach 12 und 26 Monaten eine überschießende Kallusform ohne Rückbildungstendenz, die jedoch klinisch keine Beschwerden verursachte.

Abschließend können wir sagen, daß dieses Verfahren auch bei *unstabilen Bruchformen*, den Mehrfragment- und Trümmerbrüchen eine nach wenigen Tagen schmerzfreie und ab dem 1. Tag absolut belastungsstabile Osteosynthese ermöglicht. Besonders bei Patienten mit unstabilen Frakturen in schlechtem Allgemeinzustand und mit einer Lebenserwartung von nur wenigen Jahren halten wir die einfachere und schonendere Modifikation, *ohne die Fraktur freizulegen*, für empfehlenswert.

Aussprache

L. Eigenthaler, Salzburg (Österreich):

Ich selbst möchte noch einmal auf die ganz frühe Mobilisation und Belastung zurückkommen.

Wer heilt die Wunden? Die Zeit. Warum lassen wir einer Operationswunde überhaupt keine Zeit mehr zum Heilen? Auf der einen Seite fürchtet man auch jetzt noch immer die Infektion, andererseits läßt man die Leute mit liegendem Drain und mit Flaschen aufstehen und gehen und den Wunden keine Zeit mehr zum Heilen.

O. Russe, Wien (Österreich):

Darf ich an die Worte unseres Präsidenten anschließen.

Er zitierte Böhler, der an die *Merseburger* Zaubersprüche erinnerte, Blut soll zu Blut und Bein soll zu Bein.

Es darf nicht dazu kommen und ist wohl eine mangelnde Technik, wenn *Palacos* *zwischen* den Bruchflächen eingezwängt wird, wenn Knochen nicht mehr mit Knochen zusammenfinden und daher nicht heilen kann. Demonstration: Hier das Operationsröko eines Patienten, der von einem anderen Krankenhaus zu uns gekommen ist: Er war schon zweimal voroperiert worden, und das ist jetzt die 3. Operation, die notwendig war. Die Infektionsquote steigt immer höher und das Risiko wird immer größer. Die weiße Masse, die man hier sieht, ist *Palacos*. Aber nicht nur diese große Masse zwischen den Bruchflächen, sondern viele kleine Stücke auch im Spongiosabereich. Ein Residuum der Erstoperation ist diese Schraube. Die vielen Teile von *Palacos* sind das Residuum der 2. Operation. *Palacos* ist sicher gut bei der Versorgung pathologischer Brüche und bei richtiger technischer Durchführung vielleicht auch bei anderen Brüchen, aber sicher ist es fehlerhaft, durch *Palacos* zu verhindern, daß Knochen zu Knochen finden kann.

G. Scheuba, Wien (Österreich):

In den Jahren 1964 und 1965 führten wir an der II. Unfallstation in Wien die Osteosynthese mit *Palacos* bei 55 Patienten mit einem Durchschnittsalter von 75,5 Jahren durch. Wir haben dieses Verfahren wieder verlassen, weil unsere Erfahrungen mit dieser Methode nicht immer gut waren. Der Eingriff ist für die Patienten insofern belastender, als die Ausräumung des Markraumes ziemlichen Blutverlust bringt und daher erhöhten Blutersatz erfordert. Sechsmal erlebten wir eine Wundinfektion, die bei 4 Patienten beherrscht werden konnte. Bei 2 Patienten blieb aber eine Fistel bestehen, die bei solchen Fällen aber notwendige Metallentfernung kann nach der Osteosynthese mit *Palacos* nicht oder nur sehr schwer durchgeführt werden. Weiteres klagen selbst Patienten, deren Frakturen auf dem Röntgenbild einwandfrei aussehen, oft noch nach Jahren über Schmerzen, was uns nur so erklärbar scheint, daß das *Palacos* im Markraum die natürliche Knochenbruchheilung zumindest *stark verzögert*, vielleicht sogar verhindert. Die bei vielen Fällen schon nach 1—2 Monaten beobachtete starke Reizkallusbildung scheint die Unruhe in der Fraktur zu bestätigen. 5 Patienten mußten wir wegen eines gebrochenen Nagels nachoperieren, was dann wirklich nicht als einfach zu bezeichnen ist. Die Osteosynthese mit *Palacos* verlangt neben persönlicher Erfahrung eine sehr präzise Arbeit, da eine notwendige Korrektur nach Festwerden des Kunstharzes für den Patienten eine enorme Belastung darstellt. So bestechend die Idee sein mag, so möchten wir nach unseren Erfahrungen doch davon *abraten*. Unmittelbar postoperative Belastungsstabilität kann man heute auch mit anderen Verfahren, so z. B. mit dem Winkelnagel, erzielen.

A. Masse, Rennes (Frankreich):

Masse berichtet über die Erfahrungen aus der Chir. Univ.-Klinik in *Rennes*. Seit 1965 wird in ausgewählten Fällen eine *Winkelplatte* mit Knochenzement angewendet, und zwar nur im Fall von starker Osteoporose, wenn das gewöhnliche Osteosynthesematerial nicht im Kopfteil hält und wo auch die Fixation im porotischen Schaft problematisch ist.

Wir haben in den letzten 4 Jahren ein kleines ausgewähltes Material von 36 Fällen mit einem Durchschnittsalter von 82 Jahren. Bezüglich der Technik ist es wichtig, den Schenkelhals entsprechend auszuhöhlen, um den Knochenzement einbringen zu können. Auch im Schaftbereich ist ein entsprechender Platz für die Einbringung des Knochenzements zu schaffen.

Schwierigkeiten entstehen, wie schon heute öfters gehört, bei medialen Trümmerzonen, da dort ein Defekt besteht, der unter Umständen ebenfalls mit Knochenzement ausgefüllt werden muß. Was die Resultate anlangt: Ein einziger Todesfall wegen Herzversagens, keine Infektionen.

Wenn die Montage solid und korrekt ist, das war bei $^2/_3$ der Fall, kann mit dem Aufstehen 10 Tage postoperativ begonnen werden. In $^1/_3$ der Fälle, wo die Montage nicht absolut fest war, warteten wir die knöcherne Heilung ab, wobei zu bemerken ist, daß der eingebrachte Knochenzement die knöcherne Frakturheilung *nicht* beeinträchtigt oder verzögert hat.

Spätergebnisse: Von diesen alten Leuten konnten nur 9 nachuntersucht werden, 6 davon nach 2 Jahren, 3 nach 4 Jahren. Die Funktion der Hüfte war gut und auch der Gang war mit 1 Stock und mitunter auch ohne Stock möglich. Die Röntgenkontrollen zeigten gute Heilung des Bruches. Es sei nochmals hervorgehoben, daß die *knöcherne Heilung* durch den *Knochenzement nicht beeinträchtigt* wurde. Als Resümee wäre zu sagen, daß die Methode mit dem Knochenzement ausschließlich bei Fällen mit *osteoporotischen* Knochen verwendet werden soll, für Fälle von hohem Alter, wenn es keine andere Operationsmethode gibt.

J. Böhler, Linz (Österreich):

Mir ist aufgefallen, daß in dieser Debatte nicht das Wort *Ostamer* gefallen ist. Sie werden sich erinnern an das Massenexperiment des *Ostamer* und dessen verheerende Folgen. Die Grazer haben darüber berichtet. Das Methylmethylmetacrylat ist nur insofern günstiger, da es besser vertragen wird. Grundsätzlicher Unterschied ist keiner. Die Wirkung des *Ostamers* in den Vereinigten Staaten ist die, daß jegliche Kunststoffeinbringung, einschließlich *Palacos* und *Bonecment, strengstens* verboten ist.

R. Szyskowitz, Graz (Österreich):

Ich wollte sagen, daß bis jetzt, außer die von Scheuba angegebenen, keinerlei negative Ergebnisse über mit *Palacos* behandelte Patienten veröffentlicht worden sind. *Palacos* wurde in 1000 Fällen gesichert reaktionslos vertragen; das ist veröffentlicht und wir wissen es von der Prothesentechnik. Es entbindet die Osteosynthese mit *Palacos* nicht einer exakten Operationstechnik. Wir haben nie eine Pseudarthrose gefunden.

Zum Aufstehen: Es ist eben die Pneumonieprophylaxe bei alten Patienten wichtiger als die lokalen Verhältnisse einer Wunde. Diese wird natürlich *nicht* übertrieben. Die Operierten werden einmal am Tag herausgestellt und langsam eine zunehmende Mobilisation vorgenommen.

E. Beck, Linz (Österreich):

Ergebnisse mit multiplen Schrauben und Platte nach Deyerle.

Im statischen Belastungsversuch haben Hackstock und Hackenbroch jun. eine Reihe verschiedener Fixationsmethoden für den Schenkelhalsbruch untersucht. Sie haben am Leichenknochen eine subkapitale

Osteotomie im Sinne einer Fraktur nach *Pauwels* III ausgeführt. Die Osteotomie wurde mit verschiedenen für den Schenkelhalsbruch verwendeten Osteosynthesen versorgt.

Mit Hilfe von Meßuhren mit einer Genauigkeit von 1/100 mm wurde unter steigender Last die Verschiebung des Hüftkopfes nach medial und nach kaudal gemessen. Diese Untersuchungen ließen erkennen, daß die Schrauben und Platte nach Deyerle auch bei hoher Belastung eine *große Stabilität* aufwiesen. Es war daher naheliegend, diese Osteosynthese auch bei pertrochanteren Oberschenkelfrakturen zu verwenden, da diese Brüche, wie der Schenkelhalsbruch nach *Pauwels* III, eine große Anforderung an das verwendete Osteosynthesematerial stellen.

Deyerle hat seine Schrauben und Platte aus mehreren Gründen in die Behandlung der Schenkelhalsbrüche eingeführt. Durch die Führungslöcher in der Platte können in dem vorgewählten Winkel von 140° bis zu 10 Schrauben parallel zueinander in den Schenkelhals und den Oberschenkelkopf eingeführt werden.

Die Lage der Schraubenlöcher in der Platte gestattet eine regelmäßige Verteilung der Schrauben auf den Querschnitt des Schenkelhalses. 5 Deyerle-Schrauben haben denselben Querschnitt wie ein *Smith-Petersen-Nagel* und entsprechen 4,8% des Schenkelhalsquerschnittes. Durch die Führung der Schrauben an einer Platte wird das Durchschneiden an der Kortikalis des Oberschenkelschaftes verhindert. Sie wirken so als Gleitschrauben. Von Deyerle durchgeführte Belastungsproben ergaben bei 5 Schrauben eine fast dreifache Belastbarkeit gegenüber einem *Smith-Petersen*-Nagel des gleichen Querschnitts.

Deyerle hat 3 verschiedene Platten zur Osteosynthese des Schenkelhalsbruches angegeben. Wir haben für die *pertrochanteren Oberschenkelbrüche* seine Platte Nr. 3 verwendet. Diese Platte hat 10 Führungslöcher für die Schrauben und wird mit 4 Schrauben am Oberschenkelschaft fixiert. Wir haben *immer* unter Bildwandlerkontrolle operiert. Es sei gleich vorweggenommen, daß die Operation technisch *nicht* einfach ist, da es sehr schwierig ist, alle 10 Schrauben richtig im Schenkelhals unterzubringen. Die Führung für die Schraubenlöcher in der Platte ist zu kurz, um ein paralleles Einführen der Schrauben zu gewährleisten. Aus diesem Grund hat Deyerle neuerdings auch eine Führung angegeben.

Wir haben mit den multiplen Schrauben und Platten 10 pertrochantere Oberschenkelbrüche versorgt. Es wurden nur Brüche, die nach Dimon *unstabil* sind, hierfür ausgewählt. Alle Operierten durften nach Abheilung der Wunde voll belasten.

Die Frage, die uns am meisten interessierte, war zu sehen, ob diese Osteosynthese tatsächlich belastungsstabil ist.

Von den 10 Fällen muß ein Fall, der wegen einer Psychose nicht frühzeitig mobilisiert werden konnte, ausgeschlossen werden. Er heilte zwar auch ohne sekundäre Verschiebung nicht, aber unter Belastung. Unter den restlichen 9 Fällen kam es in 6 Fällen trotz Frühbelastung zu *keiner* sekundären Verschiebung. Bei 3 Operierten war die Osteosynthese nicht stabil und es kam zu einem geringen Absinken in Varus. In einem Fall wurde neben der Fixation mit Platten und Schrauben nach Deyerle auch gleichzeitig medialisiert. Es verblieb ein Defekt im Trochantermassiv. Durch das spätere Zusammenrücken der Bruchstücke sind mit

Ausnahme von 2 Schrauben alle im Sinne von Gleitschrauben lateral aus der Platte ausgetreten. 2 Schrauben haben aber den Oberschenkelkopf perforiert, da sie offensichtlich an der Platte verklemmt waren. Auch Deyerle selbst hat solche Vorkommnisse beobachtet, mißt diesem Umstand aber keine große Bedeutung bei. Wir haben in unserem Fall nach Heilung des pertrochanteren Bruches das Osteosynthesematerial entfernt. Das funktionelle Ergebnis war gut.

Bei pertrochanteren Oberschenkelbrüchen kann man mit der Platte nach Deyerle und ihrer multiplen Verschraubung *ausreichende Stabilität* erzielen. Voraussetzung dafür ist allerdings eine *gute technische* Einrichtung und genügende Erfahrung.

F. Povacz, Linz (Österreich):

Ergebnisse der Medialisierung nach Dimon.

Es sind nun runde 30 Jahre der operativen Behandlung pertrochanterer Oberschenkelbrüche zu überblicken. Trotz vieler Modifikationen in der Technik konnte das eigentliche technische Problem bisher *nicht* gelöst werden. Statistiken mit verschiedenen Operationsverfahren weisen ca. 20% Mißerfolge auf, gleichgültig ob es sich um eine Mitteilung aus dem Beginn der fünfziger Jahre oder aus der letzten Zeit handelt. Unter *Mißerfolg* verstehe ich, wenn es nicht gelingt, die bei der Operation erzielte Stellung bis zur knöchernen Heilung zu erhalten. Die Analyse dieser Mißerfolge zeigt uns, daß es sich fast immer um Bruchformen handelt, bei denen durch die Operation eine *Wiederherstellung des medialen Tragpfeilers (Adamscher Bogen) nicht gelingt.*

Schon 1949 hat Evans vorgeschlagen, von diesem praktischen Gesichtspunkt her die pertrochanteren Brüche in „stabile" und „unstabile" einzuteilen. Der Anteil der unstabilen Bruchformen beträgt zwischen 30% und 50%. Diese Einteilung haben in der Folge viele Autoren übernommen, ohne daraus Konsequenzen zu ziehen, obwohl wiederholt nachgewiesen wurde, daß kein Osteosynthesematerial *allein* den Belastungen standhält, denen es beim pertrochanteren Bruch ausgesetzt ist. Beim unstabilen operierten pertrochanteren Bruch befindet sich das Osteosynthesematerial in dieser Situation.

Dimon hat 1967 die Behandlungsergebnisse von 140 unstabilen pertrochanteren Brüchen publiziert. 75 dieser Brüche wurden in der herkömmlichen Art mit Nagel und Platte, 65 nach einem speziellen Verfahren versorgt. Dieses Verfahren, das als *Medialisierung* bekannt ist, verzichtet bewußt auf eine anatomische Wiederherstellung. Es ersetzt den verlorengegangenen medialen Tragpfeiler durch mediale Abstützung und Aufrichtung des SH-Schaftwinkels.

Die wesentlichen technischen Schritte sind:

1. Osteotomie der dünnen trochanteren Spitze des Schaftfragmentes.

2. Einbohren eines Führungsdrahtes im Zentrum des Hals-Kopffragmentes.

3. Verschieben des Schaftfragmentes *unter* die mediale Spitze des Halsfragmentes.

4. Einschlagen eines geeigneten Nagels mit Platte (135—155°).

5. Sorgfältiges Einstauchen der Fragmente und Fixation der Platte.
Er konnte dadurch die Ergebnisse wesentlich verbessern. An den
75 mit Nagel und Platte versorgten Frakturen beobachtete er 32 Mißerfolge, an den „Medialisierten" nur 5.

Die Methode ist nicht grundsätzlich neu. Man findet immer wieder
vereinzelt Rö-Bilder aus früheren Jahren, die medialisierte Brüche zeigen.
Auch die Anwendung einer steilen Platte (160°) ist oft zwangsläufig
mit Valgisierung und Medialisierung verbunden. Vielfach scheint sie
jedoch noch unbekannt zu sein.

Von den Krankenhäusern, die sich an den Vorarbeiten für diesen
Kongreß beteiligten, haben nur 4 dieses Verfahren an insgesamt 62
unstabilen Brüchen angewendet. Von diesen 62 konnten 31 sechs Monate
nach dem Unfall oder später nachuntersucht werden (= Gruppe I). Die
restlichen 31 sind entweder während des Krankenhausaufenthaltes oder
kurz danach verstorben, oder sie sind nach der Entlassung zu keiner
Kontrolle mehr erschienen (= Gruppe II).

Das Durchschnittsalter in der Gruppe I war 69,6 Jahre in der
Gruppe II 77,6 Jahre.

Ergebnisse

Gruppe I:

1. *Festigkeit:* 22 wurden in der Operationsstellung fest. 6 sind fraglich fest.
3 sind in Varus abgesunken und nicht fest.
2. *Komplikationen:* 3 Infektionen, 1 oberflächlich, 2 tief. 1 Plattenbruch, es
wurde sekundär eine AO-Kompressionsplatte eingesetzt.
3. *Gang:* 3 Patienten sind gehunfähig (ein 92jähriger, ein 67jähriger wegen
interner Erkrankung, ein 70jähriger wegen tiefer Eiterung). 13 Patienten zeigten
zeitweises oder dauerndes Hinken.
4. *Schmerzen:* 12 Patienten klagten über leichte Schmerzen.
5. *Beweglichkeit:* 7 Patienten zeigten stärkere Bewegungseinschränkungen. Es
war die Rotation $^2/_3$ behindert bis gesperrt. Sechsmal war gleichzeitig die Ab-
und Adduktionsbewegung im selben Ausmaß behindert und die Hüfte konnte nicht
bis 90° gebeugt werden.

Gruppe II: In dieser Gruppe gab es 4 Infektionen, davon 3 tief. Dreimal kam
es zu einer Coxa vara, 1 Bruch, der 4 Monate beobachtet ist, war fest. Eine weitere
Auswertung ist nicht erfolgt.

Betrachtet man die Gruppe I, so konnten doch 22 von 31 *unstabilen*
Brüchen in der bei der Operation erreichten Stellung zur Heilung gebracht werden. Dies bedeutet gegenüber der konventionellen Nagelung,
wo dies nur in einem Drittel bis der Hälfte der Fälle gelingt, einen
wesentlichen Fortschritt.

A. Debrunner u. O. Cech, St. Gallen (Schweiz):

Die abstützende Aufrichteosteotomie. (Mit 1 Abb.)

Bestimmte Frakturtypen bei den pertrochanteren Brüchen erweisen
sich als *instabil* und sind mit den üblichen Osteosyntheseverfahren nicht
befriedigend zu versorgen. Diese Gruppe von instabilen Frakturen haben

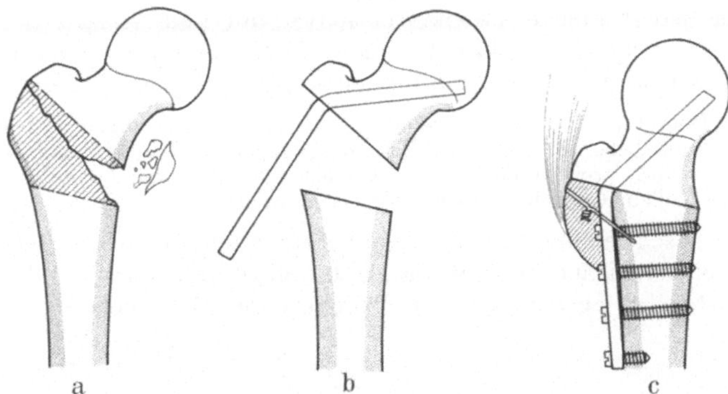

Abb. 1a—c. *Instabile* Fraktur. a die Keilosteotomie, b Plattensitz und Aufrichtung
des Schenkelhalses, Adaptation der Osteotomieflächen aufeinander. c Abstützung
der medialen Kortikalis. Reinsertion des Trochanter major mit Drahtnaht lateral
am Femur (Zuggurtung)

wir in unserer Einteilung der pertrochanteren Brüche, welche wir in
einem anderen Beitrag gegeben haben, von den stabilen Brüchen ab-
gegrenzt. Wir haben nachgewiesen, daß bei dieser Gruppe die mediale
Abstützung am *Adam*schen Bogen fehlt, und haben deshalb eine Operationsmethode entwickelt, die auf die Wiederherstellung des medialen
Tragpfeilers am *Adam*schen Bogen hinzielt: die *abstützende Aufrichteosteotomie*.

Das Prinzip besteht darin, durch eine quere Osteotomie und Keil-
resektion aus der Trochantergegend horizontale Bruchflächen zu schaffen
am *Adam*schen Bogen, auf denen die beiden Fragmente medial aufeinander abgestützt werden können, mit anderen Worten: eine Stabilisierung des Bruches mittels einer nicht-anatomischen Rekonstruktion des
*Adam*schen Bogens.

Die Operation entspricht also nicht genau der *Medialisierungs-
Osteotomie* von Dimon, obwohl bei beiden eine Aufrichtung des Schenkelhalses erzielt wird. Die Medialisierung nach Dimon kann jedoch nicht
in jedem Fall die Nachvarisierung des Schenkelhalses verhindern, vor
allem dann nicht, wenn sein medialer Sporn sich in die weiche Spongiosa
des Schaftes einstaucht und hier keinen Halt findet.

Zur *Technik der Operation* gehört die Eröffnung des Frakturherdes
zur genauen Inspektion des Bruches unter Sicht. Dazu wird der Vastus
lateralis breit abgelöst und die Gelenkkapsel eröffnet. Die Lage der
Osteotomie und die Keilentnahme gehen aus der Abb. 1 hervor. Wichtig
ist, daß die beiden Hauptfragmente medial aufeinandergestellt werden
können. Dies gelingt in der Regel leicht, wenn der Schenkelhals um
etwa 30° aufgerichtet wird. Diese Aufrichtung verbessert die Stabilität
zusätzlich ganz wesentlich. Die Fixation erfolgt mit einer starken Winkelplatte, welche direkt von der Frakturfläche her unter Sicht in den
Schenkelhals eingeschlagen wird. In der Regel sind deshalb etwas kürzere
Klingen notwendig. Wir haben dafür spezielle Platten mit Klingenlängen
von 60 und 50 mm.

Der osteotomierte Trochanter major mit dem Ansatz der Hüftabduktoren wird am Schluß mit einer Drahtschlinge wieder lateral am Femur befestigt und übernimmt die Zuggurtung des Systems.

Die Fixation ist so stabil, daß die alten Leute unmittelbar nach der Wundheilung aufstehen, mit Krückstöcken herumgehen und sofort belasten können. Dies ist wichtig, weil sie das Entlasten meistens nicht mehr lernen und praktisch doch mit vollem Gewicht auf dem Bein stehen.

Die beschriebene Technik der abstützenden Aufrichteosteotomie hat sich uns bei bisher über 40 Fällen bewährt und wird zur Behandlung der unstabilen pertrochanteren Brüche regelmäßig verwendet.

Aussprache

E. Trojan, Wien (Österreich):

Ich möchte ein Wort zur Medialisierung bei subtrochanteren Brüchen sagen, und zwar an das anschließen, was Krotschek heute schon gesagt hat und noch einmal ausführlicher bringen wird. Bei den subtrochanteren queren oder kurzen Schrägbrüchen scheint mir die Medialisierung aber nicht, wie Sie hier gesehen haben, mit einem Dreilamellennagel und einer steilen Platte, sondern mit einer Platte und Nagel *aus einem Stück* ausgezeichnete Ergebnisse zu geben. Wir machen dies bei den subtrochanteren kurzen schrägen oder den queren Brüchen und auch bei manchen unstabilen so, daß wir die Spitze des distalen Bruchstückes abmeißeln und dann medialisieren. Wenn das korrekt gemacht wird, können die Patienten früh belasten. Die Bilder, die Tscherne gezeigt hat, sind vorwiegend lange Drehbrüche gewesen. Die werden natürlich mit einer steilen Platte versorgt. Wenn man bei den queren und kurzen Schrägbrüchen die richtige Nagellänge wählt und den richtigen Winkel, dann sind diese Frakturen *sehr stabil*. Es war auch von Vollbelastung die Rede, bei Tscherne nach 4—8 Wochen; ein anderer hat von 6 bis 7 Wochen gesprochen. Wenn man mit einer steilen Platte medialisiert und eine richtige Montage macht, kann man in der 3., aber spätestens in der 4. Woche voll belasten lassen. Dies ist für die alten Leute ganz wichtig; denn von einer Übungsstabilität haben sie meist wenig. Man kann sie nicht mit Stützkrücken gehen lassen, aber mit der steilen Platte, wie sie Krotschek noch zeigen wird, kann man sie nach spätestens 4 Wochen *voll* belasten.

F. Povacz, Linz (Österreich):

Debrunner hat hier ein Schema gezeigt und gemeint, die Medialisierung gäbe *keine* Abstützung. Wenn man das Schema ansieht, stimmt das, weil die Kortikalis des Schaftes gegenüber der Kortikalis des *Adam*schen Bogen nach medial verschoben ist. Man kann sich das Röntgen nicht als Schema denken. Wenn man es sich räumlich vorstellt, dann steht die Spitze des Fragmentes im Rohr des Schaftes drinnen und ist hier auch abgestützt. Es ist also auch nach der Methode von Dimon medial der Tragpfeiler ersetzt.

J. Krotschek, Kalwang (Österreich):

Bezüglich der mangelhaften Publikationen über die Valgisierung und Medialisierung darf ich auf meine Arbeit, die ich im Archiv für Orthopädie und Unfallchirurgie im Jahre 1964 veröffentlicht habe, hinweisen, wo die Medialisierung und primäre Valgisierung genau beschrieben ist, und zwar nicht als zufälliges Ergebnis, sondern als zwangsläufiges statisches und mechanisches Problem. Ich kenne wohl die Arbeit von Dimon, die 1967 im Bone of Joint Surgery erschienen ist.

Ich habe Ihnen heute in meinem Vortrag ausschließlich Bilder von knöchern geheilten Frakturen gezeigt. Dimon berichtet in seiner Arbeit, daß er diese Methode seit 1952 anwendet, interessanterweise zu einer Zeit, wo die Publikationen über die pertrochanteren Frakturen sehr gering waren, und er hat in seiner Arbeit ein einziges Bild eines knöchern geheilten Bruches.

Und das, was mein Vorredner noch bemerkt hat, möchte ich unterstreichen: Die mediale Abstützung ist durch die Medialisierung — genauso, wenn ich 2 Rohre gegeneinander verschiebe — natürlich zwangsläufig gegeben. Wo dabei der Trochanter minor ist, ist völlig belanglos.

F. Makai u. J. Cervenanský, Preßburg (Tschechoslowakei):

Vergleich der Resultate der operativen und konservativen Behandlung der pertrochanteren Oberschenkelbrüche.

Die operative Behandlung der pertrochantären Oberschenkelbrüche hat sich viel später als die Schenkelhalsnagelung bei medialen Brüchen eingebürgert. Heute ist die *operative* Behandlung von fast allen Traumatologen empfohlen. Viele Autoren haben auf ihre Vorteile hingewiesen: frühes Aufstehen vom Bett, weniger allgemeine Komplikationen, oft auch eine niedrigere Sterblichkeit. Nachteile der *konservativen* Behandlung sind die lange Liegedauer der Patienten, die wieder viele Komplikationen bei diesen älteren Leuten hervorruft; Versteifung der Gelenke und lange Rehabilitation nach der mehrwöchigen Extensionsbehandlung. Im allgemeinem ist das Durchschnittsalter der Patienten mit pertrochanteren Brüchen höher als die der medialen Brüche (in unserem Material um 4 Jahre) und darum sind auch die Komplikationen häufiger.

Oft ist der Ausgang der konservativen Behandlung mit ungenügender Extension eine starke Varusstellung, was zum Hinken und zu Schmerzen führt. Nur selten kommt es zu solch gutem Ergebnis nach einer konservativen Behandlung, wie bei dieser 74 Jahre alten Frau, die vor dem trochanteren Bruch an einer schweren Coxarthrose litt, die sich nach Ausheilen des Bruches sehr gebessert hat. Oft werden bei multiplen Brüchen die pertrochanteren Brüche nicht erkannt und da kommt es zur Ausheilung mit starker Verschiebung und Verkürzung oder bei jüngeren Patienten meistens zur Pseudarthrose.

Die *operative* Behandlung ist auch nicht ohne Komplikationen, die meistens durch ungenügendes Osteosynthesematerial oder durch mangelhafte Reposition und Fixation bedingt sind. Bei der operativen Behandlung sollten wir uns immer um eine *stabile* Osteosynthese mit guter medialer Abstützung am *Adam*schen Bogen bemühen, wie das in letzter Zeit Debrunner und Čech schön demonstriert haben. Die operative Reposition und Osteosynthese haben wir immer auf offenem Wege durchgeführt, mit adäquater Bluttransfusion, wie das auch Müller und Allgöwer empfohlen haben. Wir scheuen auch nicht vor Not-Osteosynthesematerial zurück (aber gleiche Metalle), um eine stabile Osteo·synthese zu erzielen.

Wir haben die Ergebnisse der Behandlung der pertrochanteren Oberschenkelbrüche in unserem Material in den letzten 15 Jahren ausgewertet. Wir konnten 90% der Patienten nachuntersuchen. Obwohl von 1953—1962 nur $\frac{1}{4}$ der Patienten operiert wurde, waren auch damals die Ergebnisse der operativen Behandlung signifikant besser als die der konservativen Behandlung. Als schlechtes Ergebnis haben wir Pseudoarthrosen, Arthrosen, Fehlstellungen, Beinverkürzungen usw.

bezeichnet. Der Prozentsatz der Todesfälle war in beiden Gruppen ziemlich hoch. In diese Gruppe haben wir nicht nur die im Spital verstorbenen Patienten eingereiht, sondern auch die Patienten, die zu Hause bis zu 6 Monaten nach dem Unfall starben. So haben wir eine wirklichkeitstreue Todesziffer.

In den letzten 5 Jahren, wo wir $^3/_4$ der Patienten mit pertrochanteren Brüchen *operiert* haben, waren die Ergebnisse der operativen Behandlung noch *viel* besser. Da waren auch weniger schlechte Ergebnisse und nur die Hälfte der Todesfälle von 1953—1962. Der Prozentsatz der Todesfälle ist in der operierten Gruppe nicht signifikant höher — meist postoperative pulmonale Embolie — da wir seit 1968 allgemeine Antikoagulantien als Thromboembolieprophylaxe benützen.

Abschließend können wir sagen, daß in unserem Material die Ergebnisse der *operativen* Behandlung der pertrochanteren Oberschenkelbrüche *signifikant besser* waren als die der *konservativen* Behandlung. Die Ergebnisse könnte man mit besserer prä- und postoperativer Behandlung und stabiler Osteosynthese noch weiter verbessern. Vielleicht kann auch die Zahl der Todesfälle mit besserer Thromboembolieprophylaxe gesenkt werden. Die Ergebnisse der konservativen Behandlung kann man derzeit nicht mehr weiter verbessern.

Rundgespräch. Leiter: J. Böhler, Linz (Österreich):

Vergleiche der konservativen und operativen Behandlung.

Von den vorgesehenen 17 Teilnehmern konnten infolge Ausreiseschwierigkeiten nur 2 erscheinen.

J. Böhler:
Ich glaube, es wird genügen, wenn ich die beiden Herren frage, ob sie sich den heute schon gebrachten Prinzipien und Grundsätzen über die Indikation der operativen Behandlung anschließen, bzw. welche Indikationen sie dazu haben, welche Mortalität sie im Vergleich der konservativen und operativen Fälle haben und vielleicht, wenn sie auch gleichzeitig äußern, welche Methoden sie anwenden.
Herr Ravasz bitte:

J. Ravasz, Budapest (Ungarn):
In unserem Institut in Budapest haben wir in den letzten 3 Jahren die pertrochanteren Brüche operativ behandelt. Wir bestimmen nur die Kontraindikationen. Wenn wir operieren können, dann operieren wir. Die Kontraindikation ist bei uns gegeben:
1. Wenn die Verletzten in schlechtem Allgemeinzustand sind.
2. Bei Brüchen ohne Verschiebung, also Fissuren. Diese heilen ohne unfallchirurgische Maßnahmen.
3. Wenn wir bei Trümmerbrüchen damals kein Osteosynthesematerial hatten, konnten wir nicht operieren.

J. Böhler:
Das heißt also, daß Sie die Trümmerbrüche mit einer entsprechenden Technik jetzt auch operieren würden. Welche Technik wenden Sie dabei an?

J. Ravasz:
Wir kaufen das Osteosynthese-Material im Ausland. Wir machen manchmal wegen Materialmangels nicht die Operation, die wir vorhaben.

J. Böhler:
Ich habe in Ihren Bildern gesehen, daß Sie den steilen Marknagel verwenden. Eine Medialisierung könnte ja mit jedem Osteosynthesematerial gemacht werden?

J. Bauer, Kosice (Tschechoslowakei):
Zur Indikation möchte ich mich ganz den Ansichten von Wondrak anschließen. Wir machen die Nagelung nicht als Notfall und bereiten die Patienten vor. Wir operieren am 2.—4. Tag nach dem Unfall. Wir stützen unsere Erfahrungen auf 296 Patienten, aber ich will Sie mit Zahlen nicht zu sehr langweilen, sie weichen nicht sehr von denen ab, die wir heute schon gehört haben. Wir sind der Ansicht, daß man die *Operationsfähigen* operiert und die inoperablen Patienten konservativ behandelt.
Zur 2. Frage.
Welche Operationstechnik wir anwenden: Bis 1960 haben wir die Leute konservativ behandelt und auch nach 1960 wegen Mangels an Osteosynthesematerial. Ich habe vor diesem Forum vor 3 Jahren gezeigt, was für ein Not-Osteosynthesematerial wir verwenden müssen. Wir sind mit einer selbst konstruierten Platte gekommen, die wir mit einem Dreilamellennagel kombinierten. Die Endresultate waren nicht gut, denn die Platte brach oft. Dann haben wir den steilen *Küntscher*-Nagel verwendet. Seit 3 Jahren haben wir jetzt *genügend* Osteosynthesematerial. Eine Medialisierung haben wir *nicht* durchgeführt.

J. Böhler:
Ich glaube die Frage konservative und operative Behandlung ist ausreichend geklärt, so daß wir die paar Minuten, die uns noch bleiben, für andere Fragen verwenden können, die uns im Laufe des Tages aufgefallen sind.
Als 1. Frage: Noch einmal das *Sofortoperieren*. Von Herrn Bauer haben wir gerade gehört, daß er nicht dieser Meinung ist.
Die These kommt aus Amerika: "The patient ist never better, as immediatly after the accident". Aber ich glaube, das stimmt nicht. Es handelt sich um alte Leute, diese sind im allgemeinen dehydriert und sie sind in keinem entsprechenden Allgemeinzustand. Wir haben vor 2 Jahren bei unseren Schenkelhalsbrüchen das sehr genau nachuntersucht. Die besten Ergebnisse haben wir gehabt, wenn die Operation ungefähr 2—3 Tage verzögert war, d. h., daß man 2—3 Tage vorbereitet und die Operation nicht als Notfallsoperation, womöglich gar in einem nicht 100% funktionierenden Nachtbetrieb ausführt. Das ist unsere Stellungnahme dazu.
Herr Ravasz, wie wird das im Zentralinstitut in Budapest gehandhabt?

J. Ravasz:
In den letzten 3 Jahren haben wir mehr als 1000 Nagelungen wegen petrochanterer Frakturen gehabt. Von diesen haben wir nur 21 Verletzte innerhalb der ersten 24 Std operiert. Früher operierten wir im allgemeinen nach 10 Tagen, jetzt meistens nach dem 3.—5. Tag.

J. Böhler:
Am 4. und 5. Tag ist bekanntlich die Thrombose- oder die Emboliegefahr schon sehr groß und hat schon fast den Höhepunkt erreicht. Machen Sie eine präoperative Antikoagulantienprophylaxe?

J. Ravasz:
Nicht grundsätzlich, nur wenn es einen Befund gibt, daß eine Gefährdung besteht.

7*

J. Bauer:

Pauschal machen wir auch die Antikoagulantientherapie nicht, nur ausnahmsweise, wenn eine Prädisposition vorhanden ist, wie Varizen usw.

Ich habe selbst die Gelegenheit gehabt, $^1/_2$ Jahr in *Zürich* zu arbeiten. Dort ist die Antikoagulantientherapie pauschal eingeführt; bei jedem Patienten wird gleich bei der Aufnahme die Antikoagulation durchgeführt.

J. Böhler:

Uns fällt es auch schwer, die Prädisposition zur Thrombose festzustellen, deshalb machen wir auch eine generelle Prophylaxe.

Etwas weiteres ist mir aufgefallen: Wenn man nicht sofort operiert, was macht man in der Zwischenzeit? Das kam heute noch nicht zur Sprache. Wie werden die Verletzten von der Aufnahme an bis zur Operation versorgt?

J. Ravasz:

Nach der Einlieferung werden die Patienten mit einem Extensionsverband versorgt.

J. Böhler:

Ich wollte nur das hören, machen Sie eine Ruhigstellung oder nicht? Und Sie Herr Bauer?

J. Bauer:

Immer eine Extension,

J. Böhler:

Ich weiß nicht, ob ich aus Liestal recht verstanden habe, daß die Versorgung bis zu 1 Monat hinausgeschoben wird und daß die Verletzten täglich aus dem Bett herausgehoben werden. Also, daß keine Ruhigstellung und kein Extensionsverband verwendet wird. Nach unserer Erfahrung ist es doch sehr schmerzhaft, wenn ein Oberschenkelbruch ohne Extensionsbehandlung im Bett liegt. Wir machen auch grundsätzlich sofort eine Extension.

Eine weitere Frage, wenn ich noch an das, was Herr Eigenthaler gesagt hat, anschließen darf, ist die *Redon*-Drainage. Wie lange soll eine *Redon*-Drainage bleiben? Wir lassen unsere *Redon*-Drainagen bei einem Antikoagulierten 4—5 Tage liegen. Wir haben heute vormittag einen Film gesehen, ich glaube auch aus Liestal, wo der Betreffende nach 9 Tagen mit seiner *Redon*-Flasche gegangen ist. Ich möchte an beide Herren die Frage richten, ob Sie es nicht für möglich halten, daß es über den Weg des *Redon*-Drains zu einer Infektion kommen kann.

J. Ravasz:

Wenn wir eine *Redon*-Drainage benützen, dann bewegen sich die Patienten in dieser Zeit nicht aus dem Bett. Aber wir machen *Redon*-Drainage nur, wenn wir *große* Brüche aufmachen müssen.

J. Böhler:

Wie lange lassen Sie das *Redon*-Drain liegen? Solange es blutet, oder halten Sie einen bestimmten Zeitraum ein und nehmen Sie es dann heraus?

J. Ravasz:

Nein, solange es blutet.

J. Böhler:

Auch wenn es 14 Tage lang blutet?

J. RAVASZ:
Nein, höchstens 5 Tage.

J. BAUER:
Bei uns üben die Patienten, wenn die Wundheilung komplett ist, nicht nur passiv, sie üben aktiv schon im Bett, aber gehen nicht herum.

J. BÖHLER:
Wie lange lassen Sie die Drainage liegen?

J. BAUER:
Zweimal 24 Std.

J. BÖHLER:
Auch bei einem Antikoagulierten?

J. BAUER:
Wir machen keine Antikoagulation.

J. BÖHLER:
1. Diapositiv: Hier etwas, was heute noch gar nicht zur Sprache gekommen ist; nämlich die Komplikation, die durch eine medial zu weit vorstehende Schraube entstehen kann.
Es sind in der Literatur eine ganze Reihe von Fällen beschrieben worden, wo es zu einem Aneurysma der A. femoralis profunda — die ja ziemlich knapp am Oberschenkelschaft medial vorbeizieht — gekommen ist. Beim Bohren sieht man manchmal, wenn man zu tief bohrt, daß es zu einer kräftigen Blutung kommt, oder, wenn man mit dem Gewindeschneider zu tief kommt und Gewebe mitfaßt, daß auch die Arterie verletzt werden kann.
Haben Sie in Ihrem Material, das ja sehr groß ist, Verletzungen der A. femoralis gesehen?

J. RAVASZ:
Noch nicht.

J. BÖHLER:
Ich glaube trotzdem, man soll darauf achten, daß man die Schrauben nicht zu tief medial hineinbohrt, da es zu einer Arrosionsblutung oder zu einem Aneurysma der A. femoralis profunda kommen kann.
Dia: Dieses habe ich deshalb gewählt, weil es einen subtrochanteren Bruch mit einer schweren Arthrose zeigt. Herr Witt hat heute vormittag schon anklingen lassen, daß eine Arthrose durch eine Fraktur verschlechtert werden kann.
Ich möchte an beide Herren die Frage richten, ob nicht eine Alternative zur Osteosynthese besteht? Zeigt das Dia Ihre grundsätzliche Versorgung einer Fraktur bei einer schweren Arthrose, nämlich die Osteosynthese mit oder ohne gleichzeitiger Transfixation des Hüftgelenkes?

J. RAVASZ:
Ja.

J. BAUER:
In solchen Fällen, wo das Hüftgelenk schon soweit geschädigt oder ganz ankylotisch ist, dort führe ich auch den Dreilamellennagel bis in das Azetabulum.

J. Böhler:
Herr Pospisil aus Horn möchte dazu ein Bild zeigen.

G. Pospisil, Horn (Österreich):
Wir haben eine weitere Alternativlösung gemacht, und zwar handelt es sich dabei um eine 70jährige Patientin, die eine frische pertrochantere Fraktur erlitten hat, bei gleichzeitiger Koxarthrose und Fastankylose mit schwerer Kontraktur. Wir haben mit dem Gedanken, sowohl die Fraktur, als auch die Koxarthrose und die schmerzende Fehlstellung zu sanieren, eine totale Hüftendoprothese nach Mackee-Farrar durchgeführt. Der postoperative Verlauf war komplikationslos; die Frau konnte am 12. postoperativen Tag voll belasten und war mit Armstützkrücken gehfähig. Die Frau war an sich kreislauf- und herzmäßig vorgeschädigt, aber trotzdem ist der Erfolg nicht ausgeblieben. Ich glaube, man sollte zumindest an diese Alternative denken, wenn eine schwere Koxarthrose besteht.

J. Böhler:
Ich danke Herrn Pospisil, ich glaube auch, daß dies eine gute Versorgung ist, da die betreffenden Patienten besser daran sind, als sie vor dem Unfall waren.
Ich möchte mir noch erlauben, eine Frage der morphologischen Nomenklatur anzuschneiden: Wir haben heute oft vom *Calcar femoris* gehört. Auf den gleichzeitig gezeigten Bildern hat es sich aber um den *Adam*schen Bogen gehandelt. Es ist schon ziemlich lange her, daß ich auf der Anatomie war, aber der Calcar femoris, soweit ich mich erinnere, ist der Schenkelsporn. Dieser ist eine quere Kortikalisversteifung etwa in Höhe des Trochanter minor, die in den Markraum hineinragt. Er ist aber auf keinen Fall mit dem *Adam*schen Bogen zu verwechseln und hat beim Menschen *keinerlei* statische Funktionen. Im amerikanischen Schrifttum wird der *Adam*sche Bogen manchmal als Calcar femoris bezeichnet und das scheint sich in der Schweiz niedergeschlagen zu haben. Ich bitte zu entschuldigen, daß wir so weit vom Thema des Rundgespräches abgekommen sind, aber ich dachte, daß es interessant wäre, diese Punkte zu besprechen.
Ich danke vielmals.

Wissenschaftliche Sitzung

(25. Oktober 1969)

W. Wehner, Leipzig (DDR):

Unsere Erfahrungen seit der Ablösung der konservativen Behandlung der pertrochanteren Oberschenkelbrüche durch die Laschennagelung. (Mit 1 Abb.)

Auf Grund ihrer prinzipiell günstigen Ausheilungstendenz behandelten auch wir die pertrochanteren Oberschenkelbrüche bis vor wenigen Jahren weitgehend *konservativ. Lokale* Komplikationen wie beispielsweise die von der benachbarten Schenkelhalsfraktur her gefürchteten Pseudarthrosen, Kopfnekrosen und Koxarthrosen traten nicht auf. Bisweilen nahmen wir eine Coxa vara traumatica in Kauf. Dennoch war das Gesamtergebnis deprimierend. Durch das *hohe Lebensalter* der Geschädigten und die *Länge des Krankenlagers* verloren wir *40%* (!) der betroffenen Patienten an *allgemeinen* Komplikationen, etwa die Hälfte an Bronchopneumonie, $^1/_3$ an allmählichem Herz-Kreislaufversagen, jeweils über 10% an Lungenembolie und Dekubitalsepsis, den Rest an zerebralen Durchblutungsstörungen, senilem Marasmus, urologischen Komplikationen usw. Andere Kliniken berichten über ähnlich niederschmetternde Ergebnisse, so z.B. Steingrüber und Grafe von einer primären Letalität von 38,2%.

Deshalb versuchten wir in Übereinstimmung mit vielen anderen Autoren (Domrich et al., Kort und Wormuth, Nigst, Salem, Spängler und Zekert u. a.), durch geeignete, risikoarme (Fritsche), operative Maßnahmen die Immobilisationszeit wesentlich abzukürzen und das Gesamtergebnis signifikant zu verbessern.

Von den zur Zeit miteinander konkurrierenden metallischen Implantaten (Schink), Laschennagel (McLaughlin 1960), -schraube, Lezius-Herzer-Rundnagel, Y-Nagel, steiler Küntscher-Nagel, langer Trochanter-Marknagel (Küntscher und Wolfers), Doppelbolzung nach K. H. Bauer, *AO*-Schenkelhalsnagel mit verlängerter Platte, pertrochantere Platten mit festem Winkel von 130° usw. entschieden wir uns aus verschiedenen Gründen zunächst für die *Laschennagelung* (Jonasch), um nach einer größeren Anzahl von Osteosynthesen zur Auswahl der besten Methode beitragen zu können.

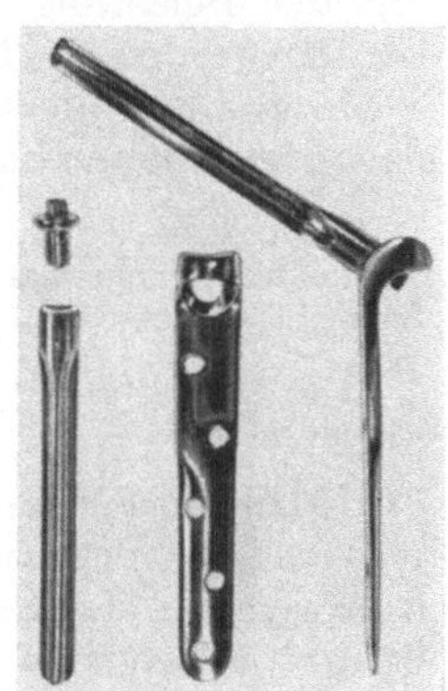

Abb. 1. Der von uns verwendete Laschennagel zur Osteosynthese pertrochanterer Frakturen

Abb. 1 zeigt den von uns verwendeten Schenkelhalsnagel mit *verstellbarer* Lasche bzw. Knochenplatte (Hersteller: VEB Medizin- und Orthopädiemechanik Suhl, Betriebsteil Königsee, DDR-6824 Königsee/Thüringen, Bahnhofstraße 5). Die Fixation am Femurschaft erfolgte anfangs mit Vierkantschrauben, inzwischen mit Schrauben, deren Gewinde dem Prinzip der SAO entspricht.

In den letzten $2^1/_2$ Jahren (Tabelle) behandelten wir insgesamt 117 pertrochantere Frakturen (97 Frauen und 20 Männer). Während wir 1967 zaghaft mit der Laschennagelung begannen, unterziehen wir jetzt rund die Hälfte aller betroffenen Patienten dieser Therapie.

Tabelle. *Zusammenstellung von uns behandelter pertrochanterer Frakturen*

Jahr	Anzahl	Davon operiert	Exitusfälle der Operierten
1967	38	6	0
1968	53	33	7 } $\triangleq$ 19,2 ± 5,4%[a]
Januar bis Juni 1969	26	11	2
$2^1/_2$ Jahre	117	50	9

[a] Korrigiert nach B. L. van der Waerden, Klin. Wschr. **15**, 1718 (1936).

Zur allgemein bekannten *Technik* dieses Verfahrens möchten wir nur folgendes erwähnen:

1. Wir erstreben einen *frühzeitigen Operationstermin*.

2. Das proximale Fragment besitzt meist einen *kaudalen Sporn*, der gut reponiert im peripheren *verhakt* wird. Bleibt er medial vom Schaft, droht leicht ein Ermüdungsbruch im Laschenbereich.

3. Die Osteosynthese gelingt in der Regel so *stabil*, daß sofort mit dem isometrischen Muskeltraining, nach der Wundheilung, spätestens nach 14 Tagen, mit Aufsitzen und Bewegungsübungen und nach 4 Wochen mit der Belastung begonnen werden kann. Besonders gefährdete Patienten werden an den ersten Tagen nach der Operation (eventuell mit Schiene) aus dem Bett herausgesetzt. Die Entlassung erfolgt individuell nach dem Behandlungsergebnis.

Demonstration: Die Abb. 2—4 zeigen einige entsprechende Röntgenaufnahmen, die uns freundlicherweise von der Radiologischen Klinik der Karl-Marx-Universität Leipzig (Direktor: Prof. Dr. med. habil. W. Oelßner) zur Verfügung gestellt wurden.

Die *Vorteile* der Laschennagelung zeigen sich in folgenden Ergebnissen:

1. Die *Überlebenschance* operierter Patienten steigt nach den Angaben vieler Autoren erwartungsgemäß an (z. B. Hershey u. Apogi, Iselin, Kort u. Wormuth, Lorhan, Miczoch, Moritsch, Salem u. a.). Die Letalität beträgt je nach Beobachtungszeit und unterschiedlichem Krankengut 5—25%. Da wir zunächst nur die Hälfte unserer Patienten operierten, können wir noch keine signifikante Aussage treffen, jedoch liegt auch bei uns das Durchschnittsalter der nach Operation Verstorbenen höher als das aller Verletzten. Unsere Letalitätsrate entspricht der der Literatur.

2. Die von uns noch konservativ Behandelten stellen eine negative Auslese dar. 1968/69 starben 22 von 35 Patienten. Das sind $62,2 \pm 7,9\%$!

3. *Dekubitalgeschwüre, Gelenksteifen, erhebliche Fehlstellungen und monatelange Rehabilitationszeiten* sind bei den Operierten praktisch unbekannt.

4. Die unfallchirurgischen Frauenstationen werden wesentlich *entlastet* (Pflege erleichtert, Betten weniger blockiert).

5. Die *funktionellen Ergebnisse* der bisher mit Laschennagel Versorgten sind im Überlebensfall im bisher allerdings noch kurzen Nachuntersuchungszeitraum *recht gut*.

6. Die *lokalen Komplikationen* sind bislang geringfügiger Natur.

Wir haben noch kein Methylmetakrylatpräparat (z. B. *Palacos*) zusätzlich eingebracht, was die Stabilität weiter verbessern könnte.

Kritisch möchten wir darauf hinweisen, daß wir uns den Vorteil des völlig variabel einzustellenden Winkels zwischen Nagel und Platte mit einem *Festigkeitsverlust* und einer bedeutend höheren *Korrosionsanfälligkeit* erkaufen. Nach unseren eigenen Erfahrungen wäre ein präjudizierter Winkel von 130° im allgemeinen leicht einzuhalten, was für die pertrochantere Platte der SAO spricht, die uns bisher leider nicht zur Verfügung stand.

Zur erfolgreichen operativen Behandlung der pertrochanteren Frakturen dürfen als *wesentliche weitere Voraussetzungen* nicht verschwiegen werden:

1. die kritische Beurteilung der Operabilität im höheren Lebensalter,
2. die Möglichkeiten intensiver prä- und postoperativer Behandlung mit den dazu notwendigen verfeinerten Labormethoden,
3. der eventuelle Einsatz hochwertiger Antibiotika,
4. eine moderne Anästhesie (Mayrhofer u. Scheuba),
5. eingeübte Operationskollektive mit verbesserter Operationstechnik und verkürzten Operationszeiten und
6. spezielle Methoden physiotherapeutischer Nachbetreuung.

Zusammenfassung. In den letzten Jahren führten wir die ersten 50 Laschennagelungen aus, die uns bei der Behandlung pertrochanterer Frakturen nennenswerte Fortschritte gegenüber der rein konservativen Methode brachten.

Aussprache

O. Huber, Neunkirchen (Österreich):

Wir haben uns bemüht, bei der Behandlung von subtrochanteren Oberschenkelbrüchen eine Osteosynthese nach folgenden Gesichtspunkten durchzuführen: Die Biegungs- und Scherkräfte in Druckkräfte umzuwandeln, um eine baldmögliche Belastung des operierten Beines zu erreichen.

Wir behandelten die Frakturen mit einem langen Schaftanteil mit Marknagel und Drahtumschlingung. Die Querbrüche in der Höhe des Trochanter minors mit nur kurzem Schaftanteil des zentralen Bruchstückes wurden mit einer etwas veränderten *Endler*-Platte versorgt, die einen Winkel von 165—175° hat. Es wurde dabei auch immer eine Medialisierung und Valgisierung durchgeführt. Wir haben 14 Tage postoperativ mit der Belastung begonnen; es traten keine wesentlichen Komplikationen nach Belastung auf.

Die Operation erfolgt am 3.—4. Tag nach dem Unfall.

In den letzten 5 Jahren wurden nach dieser Methode 42 subtrochantere Oberschenkelbrüche behandelt.

R. Bimler, Wiesbaden (Deutschland):

Die frühfunktionelle Behandlung von pertrochanteren Oberschenkelbrüchen auf der Frankfurter Bewegungsschiene mit und ohne Osteosynthese.

Zunächst zeige ich die im Unfallkrankenhaus Frankfurt/Main aus der *Thomas-Pearson*-Schiene für die Vorbereitung und Nachbehandlung von Osteosynthesen und Gelenkoperationen entwickelte Bewegungsschiene in der Funktion. Diese Schiene ist schwebend aufgehängt und wird mit Rollenzug und Gegengewicht bewegt. Mit ihrer Hilfe kann die *funktionelle Nachbehandlung* ohne Störung der reparativen Vorgänge am Verletzungsort sofort beginnen. In gleicher Weise wie die Krankengymnastin durch stützende Handgriffe die Eigenschwere des Beines vermindert, hebt auch die schwebend aufgehängte Bewegungsschiene die Schwerkraft des Beines nahezu auf und macht es dem frisch operierten Patienten mit der geringen, nach dem operativen Eingriff verbliebenen Muskelkraft möglich, Hüft-, Knie- und Fußgelenke schmerzfrei, aktiv und vor allem ganztägig zu üben.

Für die nicht genügend stabilisierte pertrochantere Fraktur ist die Bewegungsschiene unerläßlich, will man nicht den Vorteil der Osteosynthese, nämlich die Frühbewegung, aufgeben. Auch die Pflege wird auf der Schwebeschiene wesentlich erleichtert. Es soll außerdem gezeigt werden, daß pertrochantere Frakturen, wenn man sie ausnahmsweise nicht operiert, nach unseren Erfahrungen keiner Ruhigstellung zu einer knöchernen Heilung bedürfen, da es ja bei den einfachen Frakturformen kaum eine Pseudarthrose gibt, wie wir gehört haben.

Gestern hat Ender berichtet, daß spongiöser Knochen keinen Kallus bildet, aber trotzdem knöchern ausheilt, wenn die Bruchstellen sich eng berühren.

Soll eine schnelle und feste Knochenheilung erreicht werden, müssen also die spongiösen Bruchflächen unter interfragmentären Druck gesetzt werden, wie Charnley bewiesen hat. Die aktive Bewegung in Hüft- und Kniegelenk staucht gerade mit ihrem kräftigen Muskelzug die Spongiosa-Bruchflächen ineinander, zusätzlich unterstützt durch die beschleunigte Durchblutung infolge der Bewegung. Richtig ist zur Erhaltung eines normalen Hals-Schaftwinkels die Abduktion, die auf der Schwebeschiene auf einfacher Weise einzustellen ist.

Eine *Extension* mit beweglichem Angriffspunkt an der Tuberositas tibiae muß mit Röhrchendraht oder Steinmannstift bei der nichtoperativen frühfunktionellen Behandlung immer angelegt werden, bei ungenügend stabilisierten Osteosynthesen je nach Fall. Während der Funktion entwickelt ein Muskel durch aktive Anspannung eine starke Zugwirkung entgegen der Kraft der Extensionsgewichte, wesentlich stärker als ein Muskel in Ruhestellung. Ein Hyperextensionsschaden für die Bänder des Kniegelenks oder für die knöcherne Heilung tritt nach unseren Erfahrungen *nicht* ein, da unter der Bewegung die Muskelspannung einen beachtlichen Teil des Zuggewichtes aufhebt.

Ist dagegen das Bein ruhiggestellt, so zieht das Extensionsgewicht verständlicherweise die Fraktur auseinander mit der zusätzlichen Gefahr einer Dehnung der Gelenkbänder. Darin liegt der *grundsätzliche Unterschied* zwischen der Extension auf einer feststehenden Schiene einerseits und auf der Bewegungsschiene andererseits. Hier das zu dem eben gezeigten Fall gehörende Röntgenbild der pertrochanteren Fraktur bei gleichzeitig genagelter Oberschenkelfraktur, die ausnahmsweise nicht mit einem Y-Nagel versorgt wurden.

An der Bruchstelle treten hohe Zug- und Druckkräfte auf. Das Bein wirkt wie ein Hebel auf die Trochanter-Bruchstelle, wobei sein Eigengewicht um ein Vielfaches verstärkt wird. Am Schwerpunkt von Ober- und Unterschenkel wirken etwa 4 kg. Der Schwerpunkt muß hierbei etwa 60 cm fußwärts vom Frakturgebiet des Trochanters angenommen werden. Der Durchmesser des Trochanters beträgt etwa 4 cm und stellt den kurzen Arm des Winkelhebels dar. X ist die im Frakturgebiet auftretende Zug- und Druckspannung und beträgt etwa 1 Zentner und 10 kg. Fordern wir also nach der Osteosyntheseoperation den Patienten auf, das Bein anzuheben, ohne daß es mit der Hand unterstützt wird, so kann bei nicht genügend stabilisiertem Trochanter ein *Zusammenbruch* im Operationsgebiet erfolgen.

Ohne ein solches Risiko findet die Mobilisierung auf der schwebend aufgehängten Bewegungsschiene statt, da hier die Druck- und Zug spannungen an dem frakturierten Knochen neutralisiert werden, indem die Eigenschwere des Beines durch das Gegengewicht von 4—5 kg aufgehoben wird. Die Bewegungen auf der schwebend aufgehängten Schiene sind nahezu schwerelos und mit der Unterwasserbehandlung zu vergleichen.

Demonstration: Hier das Röntgenbild einer *ohne* Operation frühfunktionell behandelten einfachen Splitterfraktur bei einem 60jährigen Mann. Das Extensionsgewicht darf nicht zu stark sein, um nicht eine Valgusstellung zu erzeugen und die spongiösen Frakturstücke aus dem engen Kontakt zu lösen.
Eine derartige frühfunktionelle Behandlung wäre nicht bei seitlicher Verschiebung durchführbar.
Das Endergebnis nach 10 Wochen bei der Krankenhausentlassung. Bei der nichtoperativen Behandlung soll man einen leichten Varus mit ineinandergestauchter Fraktur anstreben, wie Böhler fordert. Keine wesentliche Knochenentkalkung, wie sie sonst bei der Ruhigstellung immer gesehen wird. Das Funktionsbild nach 10 Wochen.

Der große Vorteil der nichtoperativen frühfunktionellen Behandlung besteht eben darin, daß Zirkulationsstörungen mit Ödemen, Gelenkversteifung, Muskelschwund und Dekubitus vermieden werden.

Vollbelastung ist erst nach 6 Monaten anzuraten, um einen Spätvarus zu vermeiden. Wegen dieser langen Zeitdauer ist bei alten Leuten generell eine Osteosynthese vorzuziehen.

Die Behandlung auf der Bewegungsschiene bereichert nach unseren Erfahrungen die nichtoperativen Therapiemöglichkeiten einerseits und verbessert die Operationsergebnisse andererseits.

H. Buchner, Stolzalpe (Österreich):

Die Infektion, insbesondere Osteomyelitis nach Osteosynthese im Trochanterbereich.

Bei Durchsicht des uns zur Verfügung stehenden Materials (es handelt sich um 30 Fälle schwerer Infekte nach Osteosynthese im Hüftgelenksbereich) sowie auf Grund eigener Erfahrungen ist festzustellen, daß doch wahrscheinlich in erster Linie die ausgedehnten Gewebezerstörungen mit nachfolgenden Hämatombildungen, besonders bei älteren Leuten als häufigste Ursache für Infekte in Frage kommen. Obwohl das obere Oberschenkelende infolge seiner guten Durchblutungsverhältnisse als Lieblingslokalisation der akuten endogenen Osteomyelitis anzusprechen ist, scheint es sehr wahrscheinlich, daß die überwiegende Mehrzahl der Infekte auf eine *exogene* Einbringung von Keimen, besonders

von solchen aus der Luft bei der operativen Intervention zurückzuführen ist. Wie wir aus den Untersuchungen von Charnley wissen,
kann durch besonders günstige aseptische Bedingungen im Operationssaal die Infektionsrate beträchtlich herabgesetzt werden (von 8 auf 1%).

Es ist daher mit Recht anzunehmen, daß durch eine bessere Organisation im Operationssaal, durch ein besonders schonendes Operieren und
eine Verkürzung der Operationsdauer, vor allem bei der Frühversorgung
zusammen mit ausreichender Drainage des Wundgebietes, die Infekte
seltener werden dürften.

Wir haben jedenfalls den Eindruck, daß durch Beachtung dieser
Bedingungen sowie durch bessere Metallimplantate und auch durch die
nützliche Anwendung ausreichender Antibiotikakombinationen hier
bereits ein Fortschritt erzielt wurde, der sich darin zeigt, daß wir so
schwere Infekte, wie wir sie in früheren Jahren gesehen haben, heute
seltener zur Behandlung bekommen.

Genaue Unterlagen über die Häufigkeit der *Infektion* nach Osteosynthesen im Trochantergebiet an einem großen Krankengut werden wir
durch den nachfolgenden Vortrag bekommen. Ich halte dies für besonders bedeutungsvoll, denn bei Durchsicht der Literatur ist erkennbar,
daß wohl öfters auf die Infektionshäufigkeit, aber nicht auf die Schwere
der Infekte bzw. auf deren Verlaufsform näher eingegangen wird.

Ferner kommt noch ein weiterer Grund hinzu, der die Beurteilung
der Infektion erschwert. Wir konnten in den letzten Jahren zunehmend
feststellen, daß nicht der gleich postoperativ auftretende schwere Infekt
vorwiegt, sondern daß wir es in zunehmendem Maße immer mehr mit
Infekten zu tun haben, die nach einem längeren mehr oder weniger
beschwerdefreien *Intervall* auftreten. Auch aus diesem Grunde sind
Angaben über die Infektionshäufigkeit meist nicht repräsentativ.

Bei unserem Krankengut waren ebenfalls nur $1/3$ der Fälle schwere
massive Infekte, welche bereits unmittelbar postoperativ aufgetreten
sind und über eine Panostitis und Coxitis zu schweren Zerstörungen
im Bereich des Hüftgelenkes, des angrenzenden Beckens und des Oberschenkels geführt haben. In $2/3$ der Fälle handelte es sich um Spät-
infekte.

Gelingt es bei massiven Frühinfekten in diesen Fällen nicht, das
Geschehen innerhalb von 3—4 Wochen unter Kontrolle zu bringen, so
ist durch eine Weiterfortsetzung einer konservativen Behandlung oft
nichts mehr zu erreichen und auch ein gutes funktionelles Ergebnis nicht
mehr zu erwarten. Obwohl wir sonst mit der Entfernung der Metallteile
gerade im Trochantergebiet außerordentlich *zurückhaltend* sind, ist bei
schweren panostitischen Prozessen mit Beteiligung des Hüftgelenkes,
welche auf konservative Weise in der oben angegebenen Frist nicht zu
beherrschen sind, die Entfernung der Metallteile sowie die Entfernung
sämtlicher nekrotischer Gewebeteile, meist auch des Schenkelhalses und
des Schenkelkopfes sowie die Ausräumung der Hüftgelenkspfanne erforderlich.

Fallbericht: Bei dieser 74jährigen Frau kam es unmittelbar postoperativ bereits
zu einem Infekt, der durch einen *Diabetes* begünstigt wurde. Da gleichzeitig auch

allgemein sehr ungünstige Verhältnisse bestanden, glaubte man, ihr einen Eingriff nicht zumuten zu können und so wurde sie monatelang konservativ behandelt. Das schwere septische Zustandbild brachte sie an den Rand des Grabes. Erst durch die Entfernung der Metallteile sowie durch die Resektion des destruierten Hüftkopfes und Schenkelhalses mit einem Teil des Trochantergebietes sowie die vollständige Ausräumung der Hüftpfanne konnte eine schlagartige Wendung des Allgemeinzustandes der moribunden Patientin herbeigeführt werden.

Gerade bei diesen Formen mit schwerem septischen Verlauf ist es notwendig, die heute üblichen Regeln der Behandlung des akuten bakteriellen Infektes einzuhalten. Außer einer massiven langanhaltenden und ausreichend hoch dosierten antibiotischen Behandlung, wo sich besonders bei unklaren Verhältnissen Millionendosen von Penicillin in Verbindung mit Streptomycin und Oxacillin bewährt haben, ist eine allgemein roborierende Therapie, die Verabreichung von Blut, bei älteren Leuten fast immer auch die Verabreichung von Kortisonderivaten bei Erschöpfungszuständen der Nebennierenrinde und eine allgemein sedierende Behandlung erforderlich. Wir konnten aber in nicht wenigen Fällen feststellen, daß vor allem auch die gute alte Ruhigstellung im *Beckengipsverband* nicht nur die Pflege wesentlich erleichtert, sondern auch die Patienten viel schneller schmerzfrei machte und Fehlstellungen vermieden werden können. Wir greifen daher auf sie in all den Fällen zurück, wo sie den Patienten noch einigermaßen zumutbar ist.

Viel häufiger aber als der massive Infekt sind chronisch entzündliche Verlaufsformen, die sich oft nur im Anfang durch unklare Beschwerden. Erhöhung der Blutsenkung, zeitweilig auftretende Leukozytosen und Temperaturanstieg bemerkbar machen. Bei längerer Beobachtung findet man, besonders auch bei stärkerer Vergrößerung im Röntgen bzw. bei Betrachtung mit der Lupe kleinfleckige Destruktionen, und Resorptionszonen im Bereich der Implantate. Auch später auftretende Entkalkungen des gesamten Bereiches sind wichtige prognostische Zeichen. In $^2/_3$ der bei uns beobachteten Fälle waren solche Verlaufsformen erkenntlich.

Fallberichte. Eine 22jährige Frau erlitt einen pathologischen per- und subtrochanteren Oberschenkelbruch auf Grund einer Zyste. Die operative Wiederherstellung gelang ausgezeichnet und es wurde eine Winkelplatte mit 7 Schrauben implantiert und gleichzeitig der Defekt aufgefüllt. Nach anfangs anstandsloser Heilung kam es immer wieder zum Auftreten von kleinen Fieberschüben, Unwohlsein, Nachtschweiß, Schmerzen, sowie zu höheren Leukozytenwerten und einer erhöhten Blutsenkung. Im Röntgen wurden kleine Destruktionen sichtbar. In solchen Fällen sind massive konservative Behandlungsversuche bis zur weitgehenden Konsolidierung der Fraktur fast immer erfolgreich und nach Eintritt derselben können die Metallteile entfernt werden. Die oft gut erkennbaren Destruktionshöhlen, die meist mit Granulationsgewebe ausgefüllt sind, werden mit Eigenknochen aus dem Darmbein aufgefüllt. In solchen Fällen gelingt es fast immer, ein sehr gutes Ergebnis zu erzielen, wie bei dieser Patientin, wo 1 Jahr nach Entfernung der Metallteile und Auffüllung des Defektes mit Eigenknochen eine *vollkommene Ausheilung* eingetreten ist.

Derselbe Zustand fand sich bei diesem 7jährigen Mädchen mit einem lateralen Schenkelhalsbruch, wo monatelang eine Fistelung aus dem Nagelkanal bestand. Nach weitgehender Konsolidierung der Fraktur war die Nagelentfernung und die Auffüllung des Kanales mit Eigenchips schlagartig erfolgreich.

Wir haben überhaupt die Erfahrung gemacht, daß gerade im Trochantergebiet die *Auffüllung von septischen Höhlenbildungen* mit spongiösem Knochen, am besten mit Eigenknochen aus dem Darmbein unbedingt erforderlich ist und im allgemeinen in diesem Bereich besonders gute Ergebnisse bringt.

Der nachfolgende Fall zeigt eine ausgedehnte osteomyelitische Höhle subtrochanter nach einer Fraktur. Die Auffüllung erfolgte mit Eigenchips. 1 Jahr später vollständige Ausheilung des Defektes.

Zusammenfassend können wir feststellen, daß sich grundsätzlich in der Art der Infektion, in den Verlaufsformen und in der Zusammensetzung der Keime bei Infekten nach Osteosynthesen seit den letzten Jahren nicht viel geändert hat. Man hat aber doch den Eindruck, daß die Frühoperation sowie ein subtileres Vorgehen und eine exaktere Osteosynthese die Infektionsrate gesenkt hat. In der Zusammensetzung der Keime dominiert nach wie vor der Staph. aur., gefolgt von Pyocyaneus, Proteus und Colibakterien. Durch die bessere Anwendung unserer antibiotischen Medikamente sind wir heute aber weitgehend in der Lage, den massiven Frühinfekt abzufangen, so daß in der Regel mehr chronische Verlaufsformen zur Beobachtung kommen, die bei genauer Überwachung des Patienten so lange einer konservativen Behandlung zugeführt werden sollen, bis eine weitgehende Konsolidierung der Fraktur eingetreten ist. Gelingt dies, so ist meistens mit der Metallentfernung und der Auffüllung sämtlicher Knochendefekte, am besten mit autologen Spänen, auch eine meist vollständige Ausheilung zu erwarten.

Gelingt dies nicht, so haben wir besonders bei den massiven Frühinfekten mit Beteiligung des Hüftgelenkes und auch der angrenzenden Beckenteile die beste Erfahrung mit der *frühzeitigen* Totalresektion des Hüftgelenkes gemacht und auch damit noch ein relativ gutes Ergebnis erzielen können.

B. ZIFKO, Wien (Österreich):

Die Infektion in dem Krankengut aller Unfallkrankenhäuser Österreichs.

Die Infektion im Anschluß an die operative Knochenbruchbehandlung ist auch im Zeitalter der Antibiotika noch immer die schwerwiegendste Komplikation. So besteht bei stürmischem Verlauf der postoperativen Ostitis, in deren Gefolge ein Knie- und Hüftempyem auftreten kann, fast immer eine unmittelbare Gefahr für das Leben. Zum anderen kann die Infektion zu ausgedehnten Destruktionsprozessen und Sequestrierungen führen, die mit Defektheilungen und beträchtlichen Funktionsstörungen einhergehen.

In den Unfallkrankenhäusern der Allgemeinen Unfallversicherungsanstalt wurden von Nachuntersuchungsfällen *860* per- und subtrochantere Oberschenkelbrüche *operiert*.

Von diesen wurden 775 Patienten einmal und 85 Patienten zweimal oder mehrmals operiert. Die *Infektionsrate* bei unserem operierten Verletztengut lag bei den einmal Operierten bei 8% und stieg bei den Mehrmalsoperierten auf mehr als das Doppelte, nämlich auf 17,6% an. Vergleichen wir die Infektionsquote der operierten per- und subtrochanteren Oberschenkelbrüche mit den operierten Schenkelhalsbrüchen (1528), so liegt diese um mehr als das 4fache höher. Wir glauben, daß die Ursache der größeren Häufigkeit an Infektionen beim operierten per- und subtrochanteren Oberschenkelbruch gegenüber dem Schenkelhalsbruch in dem chirurgisch wesentlich ausgedehnteren und schwierigerem Eingriff liegt.

Tabelle 1 gibt uns Auskunft über die *Art* und *Häufigkeit* der Infektionen sowie die Letalität bei eingetretener Infektion. Nach Primäroperationen sahen wir 36 oberflächliche Wundinfektionen und 26 tiefe unter Mitbeteiligung der Osteosynthese und Infektion eines großen Gelenkes, bzw. verbunden mit einer schweren septischen Allgemeinerkrankung.

Tabelle 1. *Art der Infektionen nach 775 Primäroperationen*

Operationsweginfektionen (50)		Nagelextensionsinfektionen (12)	
Oberflächliche Wundinfektionen *ohne* Beteiligung der Osteosynthese	27	Oberflächliche Weichteilinfektionen *ohne* Knochen-Gelenksbeteiligung	9
Wundinfektionen *mit* Beteiligung der Osteosynthese	16	Tiefe Infektionen *mit* Knochen- oder Gelenksbeteiligung	1
Infektionen *mit* Gelenksempyem	6	Sepsis	2
Sepsis	1		
	Exitus 6		

Tabelle 2. *Art der Infektionen nach 85 Sekundäroperationen*

Oberflächliche Wundinfektionen *ohne* Beteiligung der Osteosynthese	5
Wundinfektionen *mit* Beteiligung der Osteosynthese	9
Infektionen *mit* Gelenksbeteiligung	1

Tabelle 2 zeigt bei den Mehrfachoperierten ein Überwiegen der Fälle mit *tiefen* Wundinfektionen gegenüber den oberflächlichen. Somit können wir ersehen, daß nach Mehrfachoperationen nicht nur die *Zahl* an Infektionen, sondern auch die *Schwere* der Infektionen zunimmt.

Die oberflächlichen Wundinfektionen ohne Beteiligung der Osteosynthese und des Knochens bringen weder diagnostisch noch therapeutisch Schwierigkeiten. Nach genügend großen Inzisionen, Ruhigstellung der Extremität und Gaben von Antibiotika kommt es fast immer zur Abheilung.

Die Behandlung der eitrigen Ostitis wirft dagegen sowohl große chirurgische, als auch bedingt durch die bei längerem Verlauf auftretende Eiterungskachexie, allgemeinmedizinische Probleme auf.

Wir versuchten die eitrige Infektion mittels breiter Freilegung des Infektherdes, Entfernung des Osteosynthesematerials, Spüldrainage und Gaben von Antibiotika zu beherrschen. Selbstverständlich wurde bis

zur Ausheilung der Fraktur die erkrankte Extremität im Brustbecken-
beingips ruhiggestellt.

Dia 1 zeigt einen pertrochanteren Oberschenkelbruch rechts, entstanden be
einer 61jährigen Frau durch Sturz. 6 Tage nach dem Unfall operative Versorgung
mit Nagel und Platte. Wegen Entzündungserscheinungen wurde 7 Wochen nach
Operation eine ausgedehnte Inzision vorgenommen, wobei das Osteosynthesematerial noch belassen wurde. Die Infektion und die im Trochanter major lokali-
sierte Ostitis waren damit *nicht* beherrscht. Die Infektion breitete sich entlang des
Nagels aus und führte zu einem Hüftempyem. 5 Monate später zeigt das Röntgen
infolge der osteolytischen, infektiösen Vorgänge das Bild der Destruktionsluxation.
Trotz radikaler Entfernung der nekrotischen Knochenanteile, des Osteosynthesematerials, Spüldrainagen, Antibiotika und Brustbeckenbeingipsverbandes kam es
noch immer zu keiner Ausheilung. Ein 7 Monate später angefertigtes Tomogramm
zeigt deutlich einen scharf abgegrenzten sequestrierten Anteil in der Trochantergegend. Bis zum Stillstand der infektiösen Prozesse waren noch 5 weitere Eingriffe erforderlich. 26 Monate, mehr als 2 Jahre, mußte die Patientin einen Brust-
beckenbeingips tragen und war wegen ihres schlechten Allgemeinzustandes ge-
nötigt, den größten Teil dieser Zeitspanne im Krankenhaus zu verbringen.

Dia 2 zeigt einen 44jährigen Kraftfahrer, der mit einem simplen, unver-
schobenen, pertrochanteren Oberschenkelbruch eingeliefert wurde. Die konservative
Behandlung hätte in diesem Fall kaum irgendwelche Probleme aufgeworfen.

Der Bruch wurde 5 Tage nach dem Unfall mit Nagel und Platte versorgt.
Nach 1 Jahr Beschwerdefreiheit klagte er über Schmerzen in der Hüfte und erhöhte
Temperaturen. Röntgenologisch sah man im Bereich der untersten Schraube den
infektiösen Herd lokalisiert.

Nach Entfernung des Osteosynthesematerials wurde eine Spüldrainage angelegt. Bis zur Ausheilung der Ostitis war ein stationärer Aufenthalt von 1 Jahr
erforderlich und es mußten in dieser Zeit wegen Retentionen und Abszeßbildungen
noch 4 weitere Inzisionen durchgeführt werden.

Dia 3. Es handelt sich hier um einen pertrochanteren Oberschenkelbruch links
bei einer 19jährigen Frau. Sie kam $2^1/_2$ Monate, nachdem sie auswärts operiert
wurde, mit einem Bruch des Pistolennagels zur Weiterbehandlung. Die Zweit-
operation wurde 4 Monate nach dem Unfall vorgenommen und führte ebenfalls
nicht zu einer stabilen Osteosynthese, wie man schon an der Diastase erkennen
kann. So kam es 2 Monate später erneut zu einem Plattenbruch. 2 Wochen danach
wurde eine Drittoperation durchgeführt. Sehr bald nach der Operation kam es
zu einer stürmisch verlaufenden Infektion und zu einem Hüftempyem. Nach aus-
giebigen Inzisionen, Entfernung des Osteosynthesematerials und der nekrotischen
Gewebsanteile, Anlegen einer Spüldrainage und eines Brustbeckenbeingipsverbandes, kam es nach 5 Monaten zur Abheilung mit einer Hüftankylose und einer
Coxa vara von 100°.

4 Monate später klagte die Patientin über starke Schmerzen und Entzündungserscheinungen in der linken Hüfte. Das Röntgen zeigte einen vertikalen Ermüdungsbruch des Schenkelhalses am Übergang zum Trochantermassiv ohne nennenswerte
Verschiebung.

Die eitrige Ostitis breitete sich aber auch auf den Schenkelhalsbereich aus und
führte allmählich zur völligen Destruktion desselben sowie der restlichen Kopf-
aneile.

Der durch diese eitrige Entzündung bedingte stationäre Aufenthalt dauerte
(vom Juni 1960 bis Ende Oktober 1962) beinahe $2^1/_2$ Jahre. In dieser Zeit mußten
insgesamt 15 septische Eingriffe vorgenommen werden. Die bakteriologische Untersuchung ergab das Vorliegen einer Infektion mit einem hochresistenten Plasma-
koagulase positiven Staphylococcus aureus. Wegen Abszeßbildungen im Oberschenkel und Hüftbereich stand die Patientin bis dato immer wieder kurzfristig
in Behandlung.

Zusammenfassend möchte ich sagen: Wenngleich die operative Behandlung der per- und subtrochanteren Oberschenkelbrüche viele Vorteile bringt, sollten wir nicht die aufgezeigten, schwerwiegenden Kom-

plikationen der *Infektion* außer Betracht lassen. Von diesem Gesichtspunkt aus erscheint es uns zweckmäßig, die Indikation zur Operation etwas kritischer zu stellen.

So sollte man vor allem bei jenen Fällen, wo mit der Primäroperation eine stabile Osteosynthese nicht erzielt werden konnte, *nur in Ausnahmefällen eine Sekundäroperation vornehmen,* da diese, wie unsere Statistik zeigt, mit einer besonders hohen Infektionsrate behaftet ist.

Aussprache

J. Rehn, Bochum (Deutschland):

Zur Frage der lokalen Antibiotikabehandlung möchte ich sagen, daß wir darauf vollkommen verzichten und zwar aus dem einfachen Grund, weil die Antibiotikalösungen ein pH haben, das dem menschlichen Milieu bei weitem *nicht* entspricht — entweder zu stark sauer oder zu stark alkalisch. Deswegen sollten sie niemals in Gelenke injiziert werden. Wir glauben auch nicht, daß wie damit einen wesentlichen Effekt erzielen, sondern mit der *mechanischen Spülung* die wesentlichen therapeutischen Maßnahmen erreichen. Wichtig ist sicher eine allgemeine kurzfristige antibiotische Behandlung. Ein Mitarbeiter von mir konnte sehr schön nachweisen, daß der Antibiotikaspiegel auch im osteomyelitischen und chronisch sklerosierten Gewebe Höhen erreicht, die therapeutisch *wirksam* sind.

F. Faulwetter, Bardenberg/Aachen (Deutschland):

Ich möchte darauf hinweisen, daß eine Antibiotikaanwendung — wenn sie erforderlich scheint bei einem operativen Eingriff — 3—4 Std vorher begonnen werden soll, damit während der Zeit der größten Infektionsgefährdung, also während der Operation, ein voller Antibiotika-Wirkspiegel im Blut vorhanden ist.

H. Alter, Worms (Deutschland):

Narkoserisiko und Nachbehandlung alter Menschen anläßlich einer Osteosynthese beim per- und subtrochanteren Oberschenkelbruch.

Die Frakturen im Oberschenkel-Schenkelhalsbereich sind neben akut auftretenden Bauchprozessen wie eingeklemmte Hernien, Ileus, maligne Magenstenosen, wohl die häufigsten Operationsursachen bei Menschen zwischen 70 und 95 Jahren und älter.

Um die Liegezeit abzukürzen, die oftmals Ursache einer Pneumonie ist, aber auch zur Vermeidung lagerungsbedingter Schmerzen und Dekubitalulzera, ist die Osteosynthese bei alten und ältesten Menschen oftmals die einzige Überlebensmöglichkeit.

Man kann sich darüber streiten, ob die eigentliche Osteosynthese oder die Narkose risikoreicher ist.

3 Anästhesiemöglichkeiten

1. Die Umspritzung des Op.-Gebietes mit *Lokalanästhetika* vom Typ des Prokain oder Lidokain. Neben der reinen Oberflächenanästhesie bedienen wir uns noch der Infiltrationsanästhesie in der Tiefe des Op.-

Gebietes. Die Nachteile dieser Methode überwiegen derart, daß dieser Art von Anästhesie fast nur noch historische Bedeutung zukommt. Die Nachteile liegen einfach in der zu kurzfristigen Schmerzausschaltung. Dadurch ist häufiges Nachspritzen bedingt. Darüber hinaus besitzen die Lokalanästhetika eine Reihe von Nebenwirkungen, die in besonders ungünstigen Fällen zu schweren Zwischenfällen führen können: eine herzhemmende Wirkung, eine erregende Wirkung aufs ZNS und allergische Reaktionen.

Die Reposition ist übrigens, wegen der Unbeeinflußbarkeit von Schmerzen, stark behindert. Der dann zusätzliche Griff zur Ätherflasche bringt kein besseres Ergebnis.

2. Die *Spinalanästhesie*. Ohne auf die Technik einzugehen, liegen die Vorteile in der relativ leichten Handhabung, in der einfachen Überwachung und in der Möglichkeit, blutarm zu operieren. Die Kontraindikationen sind: Schock, Koronarerkrankungen, Hypotension, Ateminsuffizienz, Hypovolämie, Veränderungen am ZNS und Hautveränderungen an der Einstichstelle.

Die größte Gefahr dieser Methode: der unerwartete Blutdruckabfall. Versagerquote ist gering: 1 bis höchstens 5%. Dennoch verliert diese Art von Anästhesie beim Schenkelhals laufend Liebhaber. Als Gründe kommen in Frage: die schlechte Beweglichkeit alter Patienten, Schmerzen bei der Lagerung zur Anästhesie, die Abneigung vieler aufgeklärter Patienten, d.h. von Patienten, die wissen, daß es noch eine andere Möglichkeit der Anästhesie gibt.

Wir halten diese Form der Anästhesie bei der Osteosynthese für nur bedingt tauglich.

3. Die *Inhalationsnarkose*. Wir geben für den alten Patienten ihr den Vorrang. Sie ist dem Fachmann vorbehalten. Der Patient kann ohne weiteres im Bett vorbereitet werden, nur der kleine Einstich der Injektionskanüle an Hand oder Arm wird verspürt. Das anschließende Repositionsmanöver geht ohne Abwehrspannung (wie bei Methode 1 oder Klagen des Patienten wie bei Methode 2) vor sich. Der Operateur kann sich voll und ganz auf die Osteosynthese konzentrieren.

Zur *Narkoseeinleitung*: *Epontol*, wobei 0,3—0,4 g genügen, ähnlich die Einleitung mit Barbituraten wie *Trapanal*. Der Wirkungsmechanismus der i.v. gegebenen Barbiturate liegt in einer schnellen Umverteilung gut durchbluteter Organe wie Gehirn, Herz, Niere. Körperfett dagegen scheint bedeutungslos zu sein. Die Wirkung zeigt eine Abhängigkeit also von den Kreislaufverhältnissen. Da diese beim älteren Patienten herabgesetzt sind, benötigt diese Patientengruppe eine relativ kleine Dosis.

Als *Inhalationsanästhetikum* bevorzugen wir *Halothan*, zusammen mit Sauerstoff und Lachgas. Die *Halothan*dosierung gelingt größtenteils mit 0,5—0,7%. Künstliche Beatmung mit relativ geringem Atemvolumen (Lungenemphysem!) ist immer der Vorzug zu geben. Mit dieser Art der Narkose ist ein Ergebnis zu erzielen, das einen Letalitätsfaktor unter 1% aufweist. Wichtig ist, daß die Narkoseführung so zu geschehen hat, daß der Patient unmittelbar nach der letzten Naht wach ist. Diese Forderung entspricht nicht nur der Norm beim Alterspatienten, sondern umgekehrt auch beim Neugeborenen und Kleinkind.

Wird die so skizzierte Form der Narkose fachmännisch durchgeführt, kann der Operateur risikoarm fast jeden alten Patienten operieren.

Zum *Zeitpunkt der Operation:* Das Risiko beim alten Patienten liegt also weniger in der Operation oder Narkose, vielmehr in der Nachbehandlung.

Es scheint uns deshalb erforderlich, nach dem Unfallgeschehen und der Krankenhausaufnahme wenigstens 24 Std für die genaue Durchuntersuchung zur Verfügung zu haben. Wert muß gelegt werden auf die genaue Anamnese (Diabetes, Glaukom), den Herzbefund (Ausschluß eines a.v. Blockes), das Blut sollte auf Zucker und Gallenfarbstoffe untersucht werden. Die Nierenausscheidung muß durch eingelegten Katheter genau ermittelt werden.

Erst nach Zusammenfassung aller Werte können Operateur und Anästhesist das Risiko festlegen. Darüber hinaus braucht der alte Patient die Zeit, um sich an die neue Umgebung gewöhnen zu können, zumal er ja nach der Operation aktiv an seiner Gesundung mithelfen soll.

Ein Hinweis auf die *Nierenausscheidung* vor der Operation: Scheiden die Nieren weniger als 40 ml pro Stunde aus, erhöht sich das Risiko der offenbar schon vorgeschädigten Niere: Es drohen Nierenversagen infolge tubulärer Schädigung, Nierenversagen in der extrarenalen Form, wobei die Nieren mit den Schlackenstoffen, die durch den Eingriff entstehen, nicht fertig werden. Leberschäden lassen sich durch Variationen in der Narkoseform (Neuroleptanalgesie) umgehen.

Postoperativ sollten 2 Grundsätze beachtet werden:

1. Der Patient muß so schnell als möglich selbst essen und trinken. Also baldiges Loskommen von Infusionen oder gar künstlicher Ernährung.

2. Der Patient muß so schnell als möglich auf die Beine kommen, wenigstens auf dem Bettrand sitzen. Je älter der Patient, desto mehr muß auf seine psychische Leistung Rücksicht genommen werden: Wir haben festgestellt, daß ein Patient mit Magenausgangsstenose, der nicht mehr essen konnte, trotz seines Alters nach erfolgreicher Operation viel leichter zu führen und zu überzeugen war, als ein Patient gleichen Alters mit operiertem Schenkelhalsbruch. Der Magenpatient sah nämlich nun plötzlich wieder die Möglichkeit, essen zu können. Er nahm diesen lang entbehrten Genuß freudig und rasch wieder auf und half trotz seines Alters erstaunlich mit, wieder ins normale Leben zurückzukehren.

Manche Schenkelhals-Oberschenkelpatienten konnten aber auch schon vor ihrem Unfall wenig laufen. Der endgültige Verlust der Gehfähigkeit kommt ihnen also nicht so schwerwiegend vor. Also wird hier oftmals die eigene Mitarbeit an der Gesundung nur sehr zögernd vor sich gehen. Weiter: Es ist durchaus denkbar, daß gerade beim Alterspatienten nicht der Sturz oder Fehltritt die eigentliche Ursache der Fraktur war, sondern ein kurzfristiges zerebrales Ereignis, das dann zum Sturze führte. Ein Ereignis, das sich in der postoperativen Phase wiederholen kann.

Bei Verabreichung von Analgetika in der postoperativen Phase sind wir zurückhaltend: Jedes dieser Mittel ist mehr oder weniger doch hemmend auf das Atemzentrum und damit auf die Lungenventilation.

Zum Abschluß noch ein Hinweis auf die *Infusionsmenge* postoperativ: Wir halten eine 24 Std-Menge von 2500 cm³ für ausreichend, richten uns aber genau

8*

nach der Ausscheidung über eingelegten Katheter. Die Zufuhr einer zu großen
Flüssigkeitsmenge erscheint uns fast gefährlicher als eine zu kleine: Gefahr der
Erlahmung der Herzarbeit und Rückstauung im kleinen Kreislauf.

Aussprache

H. PICKL, Mallersdorf (Deutschland):

Ich wollte den Vortragenden zum grundsätzlichen Anlegen eines Katheters bei
alten Leuten fragen, ob er nicht Angst vor einer Harnweginfektion hat? Und ob
er *grundsätzlich* bei jedem Patienten, der ins Haus kommt, einen Dauerkatheter
legt?

H. ALTER, Worms (Deutschland):

Zur Frage des Katheters möchte ich folgendes sagen: Ich habe keine Angst
vor einer *Infektion,* ich lasse auf einer Intensivstation nur jene Patienten zu, wo
ein Katheter gelegt ist. Die Infektion ist das kleinere Übel, als wenn ich feststellen muß, daß der Patient seine 40 ml nicht mehr ausscheidet. Dort sind nämlich
bei genauerer Untersuchung die meisten Verluste, die auftreten, weil einfach skle-
rotisch geschädigte Patienten nicht mehr ausscheiden können.

J. REHN, Bochum (Deutschland):

Ich möchte nochmals auf die Gefahr der *Lokalanaesthesie* hinweisen. Buchner
hat mit Recht hervorgehoben, daß gerade die schweren Quetschungen und Weich-
teilzertrümmerungen die Ursache für eine Infektion sein können. Die zusätzliche
Lokalanaesthesie ist eine nochmalige Traumatisierung; und die Injektion unter
Druck halte ich für gefährlich als Quelle einer eventuellen Infektion.

Ich möchte den Vortragenden fragen, ob er in größerem Umfang von der
Neurolept-Anaesthesie Gebrauch macht, die wir bei alten und gefährdeten Menschen fast ausschließlich verwenden. Besonders hinweisen möchte ich auf die
Gefahr einer Überinfusion. Statistisch kann man sehr schön beweisen, wie bei zu
hohen Infusionsmengen die Lungenödeme und vor allem die Bronchopneumonien
zunehmen.

J. KROTSCHEK, Kalwang (Österreich):

Ich möchte der Lokalanaesthesie ein bißchen das Wort reden. Meines Wissens
sind in der Zeit von 1956—1966, als ich Assistent im Meidlinger Unfallkrankenhaus war, ungefähr 1000 pertrochantere Oberschenkelbrüche operiert worden. Ich
erinnere mich an keinen Exitus in tabula. Ich glaube auch nicht, daß die Lokalanaesthesie, wenn sie entsprechend angewendet wird, die Infektionsrate erhöht.

H. ALTER:

Die Neurolept-Anaesthesie verwende ich bei Patienten mit einer besonderen
Gefährdungsrate. Ich sehe dabei — ich stehe da im Gegensatz zu vielen Anaesthesisten — keinen absoluten Vorteil. Sie ist auch nur einem Geübten vorbehalten.

Dann zur Lokalanaesthesie: Es ist mir natürlich klar, daß es sehr viele Häuser
gibt, die mit Lokalanaesthesie arbeiten. Ich habe viele Fälle in Lokalanaesthesie
operieren gesehen. Ich muß sagen, daß die alten Patienten, vor allem im höchsten
Alter, so geschädigt sind, daß sie sich nicht mehr über Schmerzen beschweren
können. Ich glaube, daß ist dasselbe wie in der Kinderchirurgie. Dort sagt man
nämlich auch, daß Kinder mit einem $1/_2$ Jahr oder $1/_4$ Jahr bei Pylorusspasmen *keine*
Anaesthesie brauchen. Das Kind kann sich nicht beschweren, aber ich glaube, das
Kind hat genau wie der alte Patient dieselben *Schmerzen* und das gleiche Recht,
daß wir eine vollkommene moderne Anaesthesie durchführen.

H. Jahna, E. Tipold u. E. Vlasich, Wien (Österreich):

Ursache und Folgen von unstabilen Osteosynthesen (Erfahrungen bei den Fällen aus den Unfallkrankenhäusern Österreichs). (Mit 1 Abb.)

Wir haben in einer Reihe von Vorträgen gehört, daß die per- und subtrochanteren Frakturen, was die Knochenheilung anbelangt, eine *gute* Prognose haben. Es kommt nur selten zu Pseudarthrosen. Bei unseren 1369 Fällen konnten wir nur 5 Pseudarthrosen finden. Es wurde auch gesagt, daß man bei diesen Brüchen anders als bei der Schenkelhalsfraktur mit konservativen Maßnahmen gute Ergebnisse erzielen kann. Auch die Todesfälle waren bei der konservativen Behandlung in unseren Fällen nicht wesentlich höher als bei der operativen.

Wenn wir uns trotzdem zu einer Osteosynthese entschließen, so muß die Operation, die das Risiko einer Infektion für den Patienten bringt, doch zumindest den einen Vorteil haben, die meist alten Verletzten *frühzeitig mobilisieren* zu können. Dabei soll das verletzte Bein möglichst bald, d. h. nach 2—3 Wochen voll belastet werden. Die Osteosynthese muß daher nach unserer Auffassung nicht nur übungsstabil, sondern auch belastungsstabil sein. Wie oft war nun bei unseren Fällen die Osteosynthese stabil, wie oft unstabil (Tabelle 1).

Tabelle 1. *Stabile und unstabile Osteosynthesen bei 634 operierten per- und subtrochanteren Oberschenkelbrüchen*

Stabil	529 =	84%
Unstabil	105 =	16%
Gesamt	634 =	100%

Wir haben somit von 634 Osteosynthesen, die zur Beurteilung herangezogen werden konnten, 529 = 84% stabile und 105 = 16% unstabile Fälle finden können. Wir waren bei den Beurteilungen der Röntgenbilder kritisch. Auch Fälle mit geringen sekundären Verbiegungen, die häufig klinisch nach Heilung des Bruches belanglos sein können, wurden als unstabil bezeichnet.

Was waren die Ursachen der unstabilen Osteosynthesen?

1. Diastasen zwischen den Bruchstücken nach der Osteosynthese.

Wenn durch zu starken Zug eine Diastase zwischen den Bruchstücken erzeugt und durch das Osteosynthesematerial bei der Operation aufrecht erhalten wird, so kommt es unabhängig von der Bruchform zur Unstabilität. Es nähern sich nämlich die Bruchstücke langsam aber sicher, und langsam aber sicher verbiegt sich auch der Nagel, die Platte bricht oder es verbiegen und brechen beide.

2. Osteosynthese ohne vorherigen Ausgleich der Achsenknickung.

3. Zu flache Nagellage.

Man ist bei per- und subtrochanteren Brüchen bei der Wahl der Nagellage häufig ebenso vorgegangen wie beim Schenkelhalsbruch. Der Nagel

Tabelle 2. *Stabile und unstabile Osteosynthesen bei 634 operierten per- und subtrochanteren Oberschenkelbrüchen — Abhängigkeit von der Bruchform*

	Gr. 1	Gr. 2	Gr. 3	Gr. 4	Gr. 5	Gr. 6	Gr. 7	Undefinierbar
Stabil (529 = 84%)	30 = 94%	152 = 94%	227 = 83%	43 = 74%	17 = 47%	10 = 83%	40 = 83%	10 = 76%
Unstabil (105 = 16%)	2 = 6%	10 = 6%	46 = 17%	15 = 26%	19 = 53%	2 = 17%	8 = 17%	3 = 24%
Gesamt (634 = 100%)	32	162	273	58	36	12	48	13

wurde daher unter einem Winkel von 130—140° zum Schaft in Hals und Schenkelkopf eingeführt. Es findet aber bei einer Reihe von Frakturen im Gegensatz zum Schenkelhalsbruch der Nagel im peripheren Fragment bei einem solchen Winkel nur *wenig* Halt. Er verläuft nur ein kurzes Stück im körperfernen und ein unverhältnismäßig langes Stück im körpernahen Bruchstück. Durch Muskelzug und bei der Belastung wirkt das Körpergewicht auf den langen Hebelarm des Zentralfragmentes. Dann bricht entweder die Platte, es lösen sich die Schrauben, oder wenn man eine starke Platte nimmt, dann verbiegt sich oder bricht der Nagel. Eine zu flache Nagellage kann niemals durch eine besonders lange oder starke Platte ausgeglichen werden.

4. Nichtbeachtung von unstabilen Bruchformen.

Wenn man diese unstabilen Frakturen nur reponiert und mit Nagel und Platte versorgt, so reicht das sehr häufig für eine stabile Osteosynthese nicht aus. Man muß bei diesen Brüchen auf eine anatomische Reposition dann verzichten und eine statisch günstige Seitenverschiebung nach medial und eventuell einen leichten Valgus erzeugen oder wenn diese Seitenverschiebung nach medial besteht, sie belassen und eine steile Winkelplatte oder steilen Nagel und Platte benützen (zwischen 155—170°).

Nach einem Vorschlag von Krotschek haben wir seit 1959 in unserem Krankenhaus zunehmend von dieser Methode mit ausgezeichnetem Erfolg Gebrauch gemacht. Es ist daher von besonderer Wichtigkeit, nicht alle Bruchformen nach derselben Methode behandeln zu wollen, sondern das primäre Röntgenbild genau zu analysieren und die Brüche zu erkennen, die besonders zur Unstabilität neigen. Wir haben nun unsere 634 Fälle, wie Ihnen die Tabelle 2 zeigt, nach Bruchtypen eingeteilt.

Sie können an dieser Einteilung sehen, daß die Gruppe 2 mit nur 6%, die Gruppe 4 mit 26% und die Gruppe 5 mit 53% unstabilen Osteosynthesen belastet ist. Wie kommt es zu diesen großen Unterschieden?

Ich darf Ihnen zur Erklärung noch einmal das Diapositiv eines pathologischen anatomischen Präparates aus der Sammlung von Neuhold-Dialer zeigen.

Die starken sehnigen Einstrahlungen der Muskeln am Trochanter major halten bei einem Großteil der pertrochanteren Frakturen das periphere und zentrale Bruchstück gut zusammen und verleihen so diesen Brüchen eine gute innere Stabilität. Diese ist nur dann etwas gefährdet, wenn große Drehbiegungskeile oder Trümmerzonen an der Medial-Hinterseite in der Gegend des Trochanter minors entstehen. Darauf muß man bei den Operationen achten und muß den Nagel peripher davon sehr steil einschlagen (Bruchgruppe 3 unserer Einteilung mit 17% unstabilen Osteosynthesen). Mit einer wesentlich *vermehrten Unstabilität* müssen wir rechnen:

a) Wenn die Bruchfläche peripher der Sehneneinstrahlung verläuft, wie bei den diatrochanteren Brüchen nach Ehalt. Die Brüche haben häufig eine starke Seitenverschiebung nach außen und eine Rekurvation. Manchmal führen sie zu Pseudarthrosen, und Russe wird Ihnen einige solche Fälle zeigen können (Gruppe 4 unserer Einteilung: 26% unstabile Osteosynthesen).

b) Brüche, bei denen die stabilisierende Sehneneinstrahlung am Trochanter in Fortsetzung der Bruchflächen zerreißt und es so zur biomechanisch ungünstigen Lateralverschiebung kommt (Gruppe 5 unserer Einteilung: 53% unstabile Osteosynthesen).

Ich darf Ihnen nun an praktischen Beispielen die Ursachen der unstabilen Osteosynthese erläutern:

1. *Diastase als Ursache der unstabilen Osteosynthese.*
Fall 1: 66jähriger Pensionist wird von einem Roller niedergestoßen und mit einem Bruch der Gruppe 4 mit Varus von 25° und Rekurvation von 60° rechts eingeliefert. Nach der Operation klafft der Bruch am *Adam*schen Bogen 8 mm. Die Diastase hat sich, wie das nächste Röntgenbild zeigt, ausgeglichen. Die Platte ist aber abgehoben und es ist eine Varusstellung von 20° entstanden. Letztes Bild gibt das Röntgen nach Plattenentfernung wieder.

2. *Unterlassen der Korrektur der Achsenfehlstellung als Ursache der unstabilen Osteosynthese.*
Fall 2: 43jähriger Hilfsarbeiter stürzt auf die rechte Hüfte. Intertrochantere Fraktur der Gruppe 2 ohne wesentliche Seitenverschiebung, Varus von 30°. Antekurvation von 20°. Das Röntgen nach der Operation zeigt den Varus nicht ausgeglichen, der Nagel unter einem Winkel von 135° eingeschlagen. Nächstes Bild zeigt die Platte gebrochen, der Nagel ist herausgeglitten. Eine Röntgenkontrolle nach 1 Jahr: Der Bruch ist geheilt, es besteht eine Varusstellung von 35° und eine Antekurvation von 20°.

3. *Zu flache Nagellage als Ursache der unstabilen Osteosynthese.*
Fall 3: 92jährige Hausfrau stürzt auf die linke Hüfte und wird mit einer pertrochanteren Fraktur der Gruppe 3 mit Ausbruch eines medial hinteren Biegungskeiles am Trochanter minor einer Varusstellung von 25° und einer Antekurvationsstellung von 30° eingeliefert. Das Bild nach der Operation zeigt den Nagel *zu flach* unter einem Winkel von 130° und zu nahe am ausgebrochenen Biegungskeil eingeschlagen. Er faßt daher nur 30 mm im peripheren und 75 mm im zentralen Fragment. Außerdem ist es zu einem Ausbruch zentral der Nageleintrittsstelle gekommen. Nach 4 Monaten Absinken des Bruches in Varus. Schenkelhalsschaftwinkel 115°.

Als Gegenbeispiel ein stabil operierter Fall:
Fall 4: 33jähriger Hilfsarbeiter wird vom Auto niedergestoßen und mit einer pertrochanteren Fraktur der Gruppe 3 mit großem medial hinterem Drehkeil, Varusstellung von 20° und Antekurvation von 30° eingeliefert. Das Röntgen nach 16 Monaten zeigt den Bruch geheilt, achsengerechte Stellung. Der Nagel ist richtig unter einem Winkel von 150° eingeschlagen und faßt 45 mm im peripheren und 90 mm im zentralen Fragment. Keine Schmerzen, alle Gelenke sind frei beweglich.

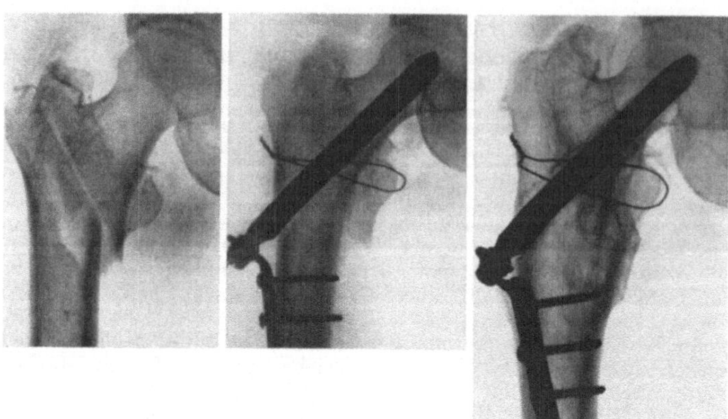

Abb. 1

4. *Nicht richtiges Einschätzen von unstabilen Bruchformen und ungeeignete Operationsmethode als Ursache der unstabilen Osteosynthese.*

Fall 5: 38jähriger Hilfsarbeiter von einem Auto niedergestoßen, wird mit einer diatrochanteren Fraktur mit Seitenverschiebung um volle Breite nach außen und vorne, einer Varusstellung von 40° und einer Antekurvation von 70° eingeliefert. Er wurde offen reponiert und mit einem steilen Nagel und Platte versorgt. Es wäre günstiger und technisch einfacher gewesen, den Bruch zu medialisieren und nach leichter Valgisierung mit einer steilen Platte zu versorgen. Die Röntgenkontrolle nach 1 Jahr zeigt den Bruch mit einer Varusstellung von 15° geheilt, die starke Platte hat gehalten, dafür hat sich aber der Nagel verbogen.

Fall 6 (Abb. 1): 62jährige Hausfrau beim Aussteigen aus dem Autobus auf die rechte Hüfte gestürzt. Einlieferung mit einem pertrochanteren Bruch der Gruppe 5 ohne wesentliche Achsenknickung mit einer biomechanisch ungünstigen Seitenverschiebung nach außen. Der Bruch hätte medialisiert und valgisiert werden sollen; er wurde aber mit einem Schenkelhalsnagel und Platte versorgt. Der Nagel ist außerdem noch zu flach eingeschlagen. Das periphere Bruchstück ist kranial der Nageleinschlagstelle ausgebrochen, Rekurvation 30°. Bei der Nachuntersuchung nach $2^1/_2$ Jahren ist die Platte gebrochen, der Bruch ist mit 10° Varus und 30° Rekurvation geheilt. Der Gang immer hinkend mit 1 Stock, bei Belastung Schmerzen. Die Einwärtsrotation ist gesperrt, die Außenrotation ist halb behindert. Abduktion $^1/_3$ behindert, die Beugung ist 20° behindert.

Fall 7: 76jährige Pensionistin stürzt auf die rechte Hüfte und wird mit einem pertrochanteren Bruch der Gruppe 5 mit Varus von 30° und Antekurvation von 20° und einer ungünstigen Lateralverschiebung nach außen eingeliefert.

Der Bruch hätte medialisiert und valgisiert werden sollen. Er wurde aber mit Nagel und Platte versorgt. Nach 6 Wochen ist es zu einer Varusknickung von 20° und zu einer Antekurvation von 30° gekommen.

Analoger Fall richtig operiert.

Fall 8: 77jährige Rentnerin stürzt über 2 Stufen auf die linke Hüfte. Per- und subtrochanterer Bruch der Gruppe 5 mit Varus von 30° und Antekurvation von 30°. Ungünstige Verschiebung nach außen. Stabile Osteosynthese durch Medialisierung, leichter Valgisierung und steiler Platte.

Es soll noch erwähnt werden, daß man die langen per- und subtrochanteren Drehbrüche der Gruppe 6 am besten konservativ behandelt. Bei der Gruppe 7, bei der ebenfalls 17% unstabile Osteosynthesen gezählt werden konnten, ist die Hauptursache darin zu suchen, daß man anatomisch reponierte und versuchte, mit Nagel und Platte zu stabilisieren. Hier braucht man nur einmal das Röntgenbild eines konservativ behandelten und in guter Stellung geheilten Falles zu studieren, um zu sehen, wie man bei der Operation vorgehen muß.

Fall 9: 23jähriger Tischler, Verkehrsunfall, subtrochanterer Bruch der Gruppe 7 (Reversed fracture nach Evans) und einem geschlossenen Unterschenkelbruch rechts eingeliefert. Biomechanisch günstige Seitenverschiebung nach medial. Mehrere Dreh-Biegungskeile. Nach 3 Monaten ist der Bruch mit leichter Seitenverschiebung nach medial vorne und kräftiger Kallusbildung geheilt. Man hätte diesen Bruch auch stabil operieren können, wenn man unter Belassung der Seitenverschiebung mit einer steilen Platte operiert hätte.

Zusammenfassung. Nicht durch die Konstruktion neuer und stärkerer Nägel oder stärkerer und längerer Platten werden wir zu stabilen Osteosynthesen kommen. Wir dürfen vielmehr *niemals* eine Diastase zwischen den Bruchstücken erzeugen und bei der Osteosynthese aufrechterhalten. Wir müssen bei manchen Bruchformen besonders *steil* nageln, und wir müssen die unstabilen Bruchformen erkennen und durch *Medialisierung* und *Valgisierung* in stabile Brüche verwandeln. Bei den subtrochanteren Brüchen, die eine günstige Seitenverschiebung nach medial haben, dürfen wir nicht ideal reponieren, sondern müssen unter Belassung dieser Seitenverschiebung die Osteosynthese durchführen.

A. MENSCHIK, Wien (Österreich):

Die Ursache der Schraubenlockerungen bei Versorgung von pertrochanteren Oberschenkelbrüchen mit Nagel und Platte. (Mit 1 Abb.)

Vom Jahre 1965—1968 haben wir 231 pertrochantere Oberschenkelbrüche mit 3-Lamellen-Nagel und Platte versorgt. Bei diesem Operationsgut traten 25 röntgenologisch nachweisbare *Lockerungen der Verbindungsschraube* zwischen Nagel und Platte auf. Bei 6 Fällen lockerte sich die Schraube vollkommen, 3 davon mußten reoperiert werden. Die abfallende Zahl der Schraubenlockerungen von 1965 mit 17% auf 13% 1966 und auf 5% 1968 beruht darauf, daß wir

1. die Unbrauchbarkeit eines gewellten Sicherungsringes erkannt und diesen weggelassen haben und

2. daß wir die Operationstechnik dahin geändert haben, daß wir nach dem Einschlagen des 3-Lamellen-Nagels ein stabiles kraftschlüssiges System zwischen Nagel und Platte herstellen, d. h. die Platte mit der Verbindungsschraube optimal an den Nagel anschrauben und *erst dann die Platte am Oberschenkelknochen befestigen.*

Wenn man nicht so vorgeht und eine Differenz zwischen Platten und Nagelwinkel auch nur von 1 oder 2° hat, so kann man diese 1—2° durch Anziehen der Schraube nicht mehr ausgleichen.

Spannt man einen 3-Lamellen-Nagel in einem Schraubstock ein und versucht nun, die an einem Stiel befestigte Platte, an der 1 kg in 1 m Entfernung hängt, das ungefähr der Beinlänge mit der Fußstütze des Operationstisches entspricht, mit der Verbindungsschraube kraftschlüssig stabil anzuziehen, so ist man dazu auch beidhändig *nicht* in der Lage. Man benötigt dazu eine Kraft von mehr als 282 kg. Das System ist nach Abhängen des Gewichtes locker, die Schraube dreht sich bei Bewegungen der Platte oder des Nagels nach dem Keilprinzip oder dem Prinzip der schiefen Ebene heraus, d. h. auf den Operierten übertragen, daß beim Überlagern vom Operationstisch ins Bett die Schraube bereits gelockert ist. Da wir 1968 noch immer 5% Schraubenlockerungen hatten, untersuchten wir die Verbindungsstelle von Nagelkopf und Platte.

An diesem Schnitt erkennt man, daß der gelbe Nagelkopf mit der weißen Platte an beiden Seiten nur einen Kontakt von ca. 2 mm hat. Bei Belastung der Nagelspitze eines 10 cm langen Nagels mit 70 kg müssen diese 2 mm auf Grund des kurzen Hebelarmes von 0,5 cm auf der Seite des Plattenarmes einen Druck von 1,4 t übernehmen, das ist das Zwanzigfache des Körpergewichtes auf einer Fläche von 33 mm² verteilt, während die Gegenseite auf Grund ihrer Form überhaupt *keinen* Druck aufnimmt. Der Druck wird vom Schraubenkopf übernommen. Deshalb haben wir auch *Schraubenbrüche*, da diese Druckübernahme gar nicht der Haltefunktion der Schraube entspricht.

Der *Nagelkopf* besteht aus einem Zylinder, der am oberen Rande unter einem 45° Winkel auf 2 mm Breite abgeschrägt ist. Es handelt sich demnach um einen Kegelstumpf von einer Seitenneigung von 45° und einer Seitenlänge von 2 mm, der dem Zylinder aufgesetzt ist, der allein den kraftübertragenden Teil des Nagelkopfes bildet. Das heißt, daß der Nagelkopf auf Grund seiner geometrischen Form gar *nicht* in der Lage ist, Drehmomente auf die Platte zu übertragen. Die Figur links oben zeigt dies. Einen Kegel im Schnitt, der in einem Körper eingesetzt ist mit einer Seitenneigung von 45°. Also ein rechtwinkeliger Kegel mit dem Drehpunkt D setzt einem Drehmoment keinen Widerstand entgegen, da die Seite des Kegels, die dem Drehpunkt D gegenüberliegt, keinen Kontakt mit dem umgebenden Körper aufnimmt.

Die Figur unterhalb des Schraubenkopfes zeigt die Verhältnisse bei einem Kegel mit einer Seitenneigung von 60°, also einem gleichseitigen Dreieck im Schnitt, mit dem Drehpunkt D. Setzt man diesen gleichseitigen Kegel einem Drehmoment aus, so treten an der, dem Drehpunkt D gegenüberliegenden Seite Kräfte auf, die dem Drehmoment entgegenwirken, und zwar im Bereich der Kegelspitze, angedeutet durch die kleinen violetten Pfeile, entlang der Strecke klein t.

Belastet man einen Nagel, der kraftschlüssig mit einer Platte zusammengeschraubt ist, mehrmals mit 50 kg und betrachtet danach die Kontaktfläche von Nagel und Platte, so erkennt man folgendes: Die Platte unterhalb des Nagelkopfes, der in Seitenansicht abgebildet ist, war noch keiner Belastung ausgesetzt. Die Platte daneben wurde mit dem Nagel einer Belastung von 50 kg mehrmals ausgesetzt. Der schwarze Pfeil zeigt auf den durch den Druck verformten gezahnten Plattenteil und gleichzeitig auch auf die Verformung der Plattenöffnung, durch die die Verbindungsschraube durchtritt, der Schraubenschaft hat sich in Richtung des schwarzen Pfeiles eingedrückt. Die Verformung nimmt nach rechts und links ab und ist in der Horizontalen gleich Null. Das entspricht einem mechanischen Prinzip, daß die Kraft, die hier in Richtung des schwarzen Pfeiles wirkte, in Form einer Sinuskurve nach beiden Seiten abfällt und senkrecht zum Drehmoment gleich Null ist. Der *obere* Plattenanteil ist jedoch nicht verformt, als Beweis, daß der obere Plattenanteil auf Grund der Nagelkopfform gar keine Druckkräfte aufzunehmen imstande ist. Es ist verständlich, daß bei optimal angezogener Verbindungsschraube nach der 1. Belastung das System Nagel—Platte gelockert ist und sich die Schraube herausdreht. Die Voraussetzung dazu findet man bei pertrochanteren Oberschenkelbrüchen *ohne* mediale Abstützung.

Soll man nach diesen Ausführungen auf die Vorteile des 3-Lamellen-Nagels und Platte gegenüber anderen Systemen verzichten? Soll man

darauf verzichten, die Osteosynthese der Bruchform anzupassen? Durch
die freie Wahl der Nageleinschlagstelle und der Nagellänge und der
Variabilität des Plattenwinkels und der Plattenlänge? Soll man nach
diesen Ausführungen auf ein jahrzehntelanges erprobtes und bewährtes
System verzichten, das zwar mit einem technischen Fehler belastet ist,
der aber nur bei 5% der Operierten zur Wirkung kommt? Soll man auf
ein anderes System, z.B. dem Winkel- und Revolver-Nagel übergehen,
der heute um das 3fache teurer ist als der 3-Lamellen-Nagel mit Platte,
der bei gleicher Stückproduktion wie der 3-Lamellen-Nagel noch immer
um 40% teurer wäre? *Die Lösung* dieses Problems ist eine denkbar
einfache. Man muß nur die *Nagelkopfform den gegebenen Kraftverhält-
nissen anpassen.*

Das vorletzte Dia ist hier nochmals abgebildet.
Betrachten Sie die unter dem Nagelkopf gezeichnete
Figur, so erkennt man, daß bei einem Drehmoment
— violetter Pfeil — ein Gegendruck im Bereich der
Strecke klein t auftritt. Je steiler man die Seite des
Kegelstumpfes oder des Kegels wählt, desto *größer*
wird die Fläche der Kraftübernahme und um so besser
der kraftschlüssige Sitz des Kegelstumpfes. In der
Figur links sind diese Kraftverhältnisse mit dem Drehmoment aufgezeichnet. Das bedeutet Verlängerung
des Hebelarmes im Kontaktbereich vom Nagelkopf
und Platte von 0,5 cm auf 1 cm und darüber. Dadurch
vermindert sich das 20fache Körpergewicht im Nagel-
kopfbereich um die Hälfte bei gleichzeitiger Vergrößerung der Kraftaufnahmefläche von 33 mm² auf
das 6—8fache, d. h. Verminderung des Druckes pro
mm² von 42 kg auf 3 kg. Einer Druckaufnahme von
3 kg pro mm² ist das zur Verfügung stehende Material
gewachsen, jedoch nicht von 42 kg pro mm².

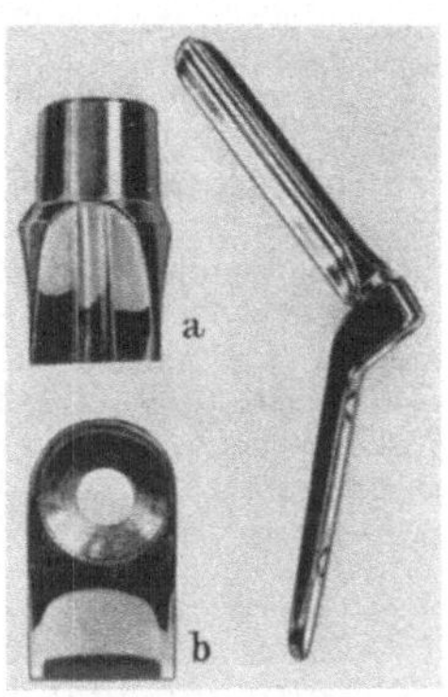

Abb. 1 a u. b

Gibt man nun dem Nagelkopf eine *spezielle Konusform*, dann kann
man auch auf die Zahnung von Nagelkopf und Platte verzichten (Abb. 1),
denn eine Verdrehung, die diese Zahnung verhindern soll, oder eine
Kippung im Bruchbereich in ap. Richtung oder umgekehrt, ist bei ein-
geschlagenem Nagel und am Oberschenkelknochen fixierter Platte rein
mechanisch unmöglich. Bei den 25 Schraubenlockerungen fanden wir
keine einzige Verdrehung auch nur geringen Ausmaßes oder Kippung
im Sinne einer Ante- oder Rekurvation.

Drückt man den Nagelkopf mit der bloßen Hand in die Platte, so
ist der kraftschlüssige Sitz so gut, daß der Nagelkopf ohne Verbindungsschraube hält. Der Kraftschluß des Nagels und der Platte *ist so gut*,
daß man den Nagel *ohne Verbindungsschraube* in der Längsrichtung, was
gar nicht seiner statischen und mechanischen Aufgabe entspricht, mit
5 oder 10 kg belasten kann, ohne daß sich dabei der Kraftschluß löst
und der Nagel herausfällt.

Der als Konus geformte Nagelkopf ist imstande, alle auftretenden
Drehmomente auf großer Fläche auf die Platte zu übertragen. Der
Schraubenkopf übernimmt keine Drehmomente. Er hat lediglich eine
Halte- und Sicherungsfunktion.

J. Poigenfürst, Wien (Österreich):

Auswirkungen der Fehlstellung nach pertrochanteren Brüchen auf die Hüfte und benachbarte Gelenke.

Der folgende Bericht beschäftigt sich mit der Frage, wieweit Achsenknickungen oder Verkürzungen nach per- oder subtrochanteren Brüchen *schädliche Auswirkungen* auf die Hüfte, die Wirbelsäule oder die Kniegelenke haben. Die Antwort erscheint sowohl für die Indikationsstellung als auch für die Begutachtung bedeutungsvoll.

Material und Methode

Es wurden 50 ehemalige Verletzte des AUKH Wien XX nach konservativ behandelten per- oder subtrochanteren Brüchen nachuntersucht. Der Zeitraum zwischen Unfall und Nachuntersuchung betrug 12—21 Jahre. Der jüngste Verletzte war beim Unfall 20 Jahre und bei der Nachuntersuchung 36 Jahre alt, der älteste beim Unfall 68 Jahre und bei der Nachuntersuchung 85 Jahre.

Bei allen Verletzten wurden Röntgenbilder der Lendenwirbelsäule, des Beckens und der Kniegelenke angefertigt, und zwar im Stehen, um die Gelenke in belasteter Stellung studieren zu können. Dabei wurden Verdrehungen des Körpers gegen die Ebene der Röntgenkassette möglichst vermieden und der Film horizontal eingespannt. Alle meßbaren Daten wurden erfaßt und ausgewertet. Bei der Auswertung selbst wurden 6 Verletzte fallweise nicht berücksichtigt, weil die Statik durch Nebenverletzungen der unteren Extremitäten bzw. der Wirbelsäule verändert worden war. Der Zeitfaktor mußte bei der langen Beobachtungsdauer nicht berücksichtigt werden. Das Alter der Verletzten erwies sich als nicht aufschlußreich.

Hüfte

Amtmann und Kummer haben in Fortsetzung der Untersuchungen von Pauwels genaue Berechnungen darüber angestellt, wie sich die Belastung des Hüftgelenkes ändert, wenn der Schenkelhalsschaftwinkel oder der Neigungswinkel des Beckens variiert werden. Sie errechneten Werte von 5—10 kp pro 5° Änderung. Es ist also anzunehmen, daß sich Fehlstellungen arthrosefördernd auswirken.

Bei der Nachuntersuchung wurde als Kriterium der Arthrose die einseitige Verschmälerung des Hüftgelenksspaltes angenommen, die entweder direkt auf dem Röntgenbild meßbar ist oder nach Goodfellow und Bullogh durch die Verschiebung der Krümmungsmittelpunkte von Azetabulum und Oberschenkelkopf gegeneinander angezeigt werden.

Bei 33 Fällen bestand eine einseitige Verschmälerung des Gelenksspaltes. Davon haben 22 entweder eine Beinverkürzung von mehr als 15 mm oder eine Abweichung des Winkels zwischen Schenkelhalsachse und Beckenlängsachse von mehr als 10° oder beides behalten. Bei einem Drittel (11 Fälle) blieben die Werte unter dieser Grenze. 6 Fälle ohne Verschmälerung sowie 6 Patienten mit schweren beidseitigen Koxarthrosen zeigten ein annähernd umgekehrtes Verhältnis.

Wirbelsäule

Schon 1906 hat Schulthess festgestellt, daß sich eine fixierte Skoliose mit progressivem Rotationsfehler und Formveränderung der Wirbel nicht auf der Basis eines Beinlängenunterschiedes entwickeln könne.

Beinlängendifferenzen werden aber mit Recht für degenerative Wirbelsäulenschäden auf Grund der statischen oder dynamischen Skoliose verantwortlich gemacht. In unserem Material hatten von 44 berücksichtigten Fällen 15 eine gerade Wirbelsäule oder eine unmeßbare kleine Abweichung. Bei 20 Fällen bestanden statische und bei 9 Fällen idiopathische Skoliosen. Ein Vergleich zwischen Beckenneigung und Grad der Skoliose, gemessen nach Ferguson, zeigt, daß die Grenzen etwa bei einer Beckenneigung von 3° liegen. Von diesem Wert an zeigt mehr als die Hälfte der Fälle Skoliosen von 6° oder mehr, während unter einer Beckenneigung von 3° alle Skoliosen unter 5° bzw. nicht meßbar waren.

Kniegelenk

Der Einfluß der Oberschenkelachse auf die Belastungsverteilung im Kniegelenk wurde von zahlreichen Autoren erörtert und läßt sich auch spannungsoptisch gut darstellen. Die Achsenabweichung führt zur einseitigen Mehrbelastung und müßte daher Knorpelschädigung und eine meßbare Verschmälerung des Gelenksspaltes auslösen.

In unserem Material bestanden bei 46 Fällen 24mal *keine* Verschmälerung und 19mal einseitige Verschmälerung des medialen oder lateralen Gelenksspaltes. 3 Patienten hatten beidseitig eine schwere Gonarthrose vom Varustyp. Es war nicht möglich, eine Beziehung zu irgendeinem anderen Parameter herzustellen.

Diskussion

Man kann *zusammenfassend* sagen, daß unsere Ergebnisse für den Liebhaber der Achsengerechtigkeit eher enttäuschend waren. Zwar behielten von 50 Verletzten 16 Abweichungen des Schenkelhalsschaftwinkels bis zu 30° und 17 Beinverkürzungen von mehr als 15 mm. Es konnte auch gezeigt werden, daß bei diesen Fällen gehäuft Verschmälerungen des Hüftgelenksspaltes und Skoliosen vorkommen. Beides findet sich aber auch ohne gröbere Achsenknickung oder Verkürzung und auf das Kniegelenk blieben diese Fehlstellungen auch nach 12 und mehr Jahren *ohne* Einfluß.

Dazu kommt, daß die klinischen Nachuntersuchungsergebnisse, sowohl bezüglich der Beweglichkeit als auch der Schmerzen, diesen röntgenologischen Befunden entsprechen. Wann immer schwere Arthrosen der Hüfte oder des Kniegelenkes bestanden, handelte es sich um beidseitige symmetrische Veränderungen, offensichtlich ohne Beziehung zum Trauma, ebenso wie schwere Wirbelsäulenveränderungen nur als Folge idiopathischer Skoliosen, nicht aber statischer Veränderungen beobachtet wurden. Es zeigt sich also auch an diesem Material, daß die Entstehung schwerer degenerativer Gelenksveränderungen nicht nur ein rein mechanisches Problem darstellen und daß an sich richtige biomechanische Untersuchungen die Toleranz der Gelenke gegenüber Fehlbelastungen nicht berücksichtigen können. Diese Feststellungen sollen nicht als Aufforderung zur Ungenauigkeit gewertet werden. Sie wollen auch nicht gegen die operative Behandlung der pertrochanteren Brüche auftreten, die wir selbst ja in der Behandlung bevorzugen. Wenn es aber um die Entscheidung zwischen operativer und konservativer Behandlung geht, dann spricht die Scheu vor eventuell später auftretenden degenerativen Gelenksveränderungen nicht für die Operation. Es ist nicht gerechtfertigt bei per- oder subtrochanteren Brüchen auf Grund biomechanischer Überlegungen eine auf Millimeter und Grad genaue blutige Einrichtung zu erzwingen.

Aussprache

R. KÖLBEL, Berlin (Deutschland):
Es ist nicht nur von Jahna. sondern auch von anderen Rednern ein Zeitpunkt der Belastung am Oberschenkel genannt worden, der eigentlich zwischen dem Operationszeitpunkt und der zu erwartenden Konsolidierung liegt. Deshalb ist auch von 2 oder 3 Wochen oder 6 Wochen die Rede gewesen. Mich würde es interessieren, wie dies von der Osteosynthese her motiviert werden kann. Warum nicht die *Sofortbelastung* nach einer *stabilen* Osteosynthese und bei einer unstabilen Osteoynthese Belastung nicht erst nach der Konsolidierung?

H. JAHNA, Wien (Österreich):
Da sind wir wieder bei dem Problem der Sofortbelastung. Es ist sicher so, daß, wenn man eine stabile Osteosynthes macht, so wie wir es hier ja in der Regel durchführen, man rein von der Stabilität her ohne weiteres den Patienten am nächsten Tage aufstehen lassen könnte. Wir tun es deswegen *nicht*, weil wir, wie der Herr Präsident gesagt hat, doch glauben, daß dies für die Wunde *nicht gleichgültig* ist. Deswegen setzen wir die Patienten eventuell in den ersten Tagen schon heraus, aber lassen ihn noch nicht auftreten. Wenn wir aber sagen, ich warte mit der Belastung bis der Bruch geheilt ist, ja dann würde ich fragen, warum mache ich überhaupt eine Osteosynthese? Denn der Vorteil der Osteosynthese soll ja sein, daß der alte Patient entweder nach 14 Tagen oder 3 Wochen auf sein Bein auftreten kann; am Anfang mit 2 Gehbänkchen, dann mit 1 und schließlich mit 1 Stock und dann ohne Stock.

H. SCHIESTEL, Graz (Österreich):

Kopfnekrosen und Arthrosen nach pertrochanteren Brüchen.

Nach den Ausführungen Truetas vor 2 Jahren hier in Salzburg dürfte über die Gefäßversorgung des Oberschenkelkopfes kein Zweifel mehr bestehen.

In der Praxis konnten auch wir beobachten, daß bei Schenkelhalsbrüchen Kopfnekrosen vorwiegend dann auftraten, wenn die Bruchlinie den Übergang des Schenkelhalses zum Oberschenkelkopf dorsolateral durchzog. Da bei per- und subtrochanteren Oberschenkelbrüchen diese kritische Stelle *kaum* betroffen ist, bleibt als unfallbedingte Ursache einer Kopfnekrose noch die Verletzung der Gefäße weiter proximal oder eine unmittelbare Traumatisierung des Oberschenkelkopfes, was offensichtlich sehr selten vorkommt.

Wir fanden unter 1369 Fällen *eine aseptische Kopfnekrose.* Unter den zahlreichen Ursachen einer Arthrose dürfen wir uns im Rahmen dieses Kongresses auf die unfallbedingten beschränken. So findet z. B. die Wucht des Traumas und die damit verbundene Gewebsschädigung einen deutlichen Niederschlag in der sekundären Arthrose.

Tabelle 1

Wucht	Arthrose
Sturz auf ebenem Boden	11%
Sturz bis zu 2 m Höhe	14%
Sturz über 2 m Höhe	17%

Wieweit die Traumatisierung bei der Operation eine Rolle spielt, ist aus den Krankengeschichten nicht zu entnehmen, da auch der exakteste Operationsbericht keine Auskunft darüber gibt, wie hart oder wie zart der Operateur vorgegangen war. Wir glauben jedoch, daß sie *keine* wesentliche Rolle spielt, da sich die Arthrosen nach operativer und konservativer Behandlung annähernd die Waage halten. *Weichteilverknöcherungen* freilich kommen nach Operationen fast viermal so häufig vor wie nach konservativer Therapie.

Tabelle 2. *Veränderungen an Oberschenkelkopf und Hüftgelenkspfanne*

	Operativ	Konservativ
Sklerosierung, Umbau und kleinere Einbrüche des Oberschenkelkopfes	12%	13%
Randwülste	10%	11%
Weichteilverknöcherungen	18%	5%

Pauwels bewies bereits in grundlegenden Arbeiten, daß Fehlstellungen im Hüftgelenk die Arthrose begünstigen.

Unsere Nachuntersuchungen zeigten folgenden Zusammenhang:

Fehlstellung in Varus oder Valgus	Arthrose 7%
0—10°	7%
10—20°	12%
über 20°	20%
Antekurvation	
0—10°	9%
10—20°	9%
über 20°	25%

Die Rekurvation konnte wegen einer zu geringen Zahl von Fällen nicht verwertet werden.

Der durchschnittliche Prozentsatz der *Arthrosen* wird wohl mit Andauern der Beobachtungszeit zunehmen, die Relation zu den Ursachen sollte aber die gleiche bleiben. Obwohl sich im Endzustand die primäre

Gewebsschädigung und spätere Fehlstellungen teilweise überlagern, glauben wir doch sagen zu können, daß sowohl die Schwere des Traumas als auch die spätere Fehlstellung zu Veränderungen an Oberschenkelkopf und Hüftgelenkspfanne führen.

J. Andrašina, M. Kováč, J. Bauer und J. Vajó, Košice (Tschechoslowakei):

Erfahrungen mit der intraossealen Venographie bei Frakturen im Trochanterbereich.

Das regionale Gefäßsystem wird bei Schenkelhalsbrüchen direkt sowie indirekt in Mitleidenschaft gezogen. Darüber gibt es heute schon eine unübersichtliche Anzahl von Veröffentlichungen.

Wir übten ursprünglich die intraosseale Venographie bei Frakturen im Trochanterbereich als Methode für spätere katamnestische Nachuntersuchungen der restitutio post traumata.

In der Gesamtzahl von 87 *intraossealen Venographien* am oberen Femurende gab es in unserem Krankengut 16mal Frakturen im Trochanterbereich. Viermal, d. h. in 25% gelangten wir zu einer negativen Venographie (kein Abfluß des Kontrastmittels). In den übrigen 12 Fällen der positiven Venographien verzeichneten wir keinen Abfluß durch die V. ilica dreimal. Sechsmal fehlte der Abfluß durch die V. ligamenti capitis und elfmal durch die V. circumflexa femoris. Hier gelangte das Kontrastmittel in das tiefe Venensystem durch die V. ligamenti capitis.

Wir sahen eindeutig bei Patienten, wo kein Abfluß durch die V. ilica und die V. ligamenti capitis verzeichnet werden konnte, einen erhöhten Hämokoagulationsstatus in Laborbefunden.

Alle Patienten wurden operativ behandelt (Osteosynthese mit Nagel und Platte). Nur bei einer Probandin verzeichneten wir eine Varusstellung des Schenkelhalses. Alle anderen heilten komplikationslos. Der Enderfolg ist als befriedigend zu bezeichnen.

Man stellt sich nun die Frage, ob und wann eine intraosseale Venographie bei Frakturen in der Trochanterregion angezeigt ist. *Für* eine Venographie sprechen Sektionsbefunde, über die Procházka berichtet. Er fand bei Frakturen am Oberschenkelhals in einem Drittel eine Thrombose der V. ilica. Es könnte daher eine beigemessene fibrinolytische Therapie eingeleitet und begründet werden. Es ist nämlich unserer Ansicht nach eine pauschale Antikoagulantientherapie etwa so zu betrachten, als ob man nach jedem Unfall pauschal eine Bluttransfusion durchführen würde. Nach Ausführungen von Eberle, der dieses Gebiet mit großem statistischem und klinischem Material bearbeitete, könnte man nach den Ergebnissen der Venographie die Restitutionsprognose feststellen.

Wir sind der Ansicht, daß die intraosseale Venographie als Methode der Wahl in gewissen Fällen zu Hilfe gezogen werden kann, daß sie

jedoch heute schon in negativen Fällen mit anderen Methoden der
Zirkulationserforschung ergänzt werden muß. Von diesen eignete sich
uns am besten die Farbstoff-*Clearancemethode nach Price.* Über diesbezüg-
liche Erfahrungen berichten wir an anderer Stelle.

V. Lánik u. V. Lániková, Preßburg (Tschechoslowakei):

**Veränderungen der Statik nach der operativen und konservativen
Behandlung der pertrochanteren Brüche**

In unserem Beitrag wollen wir Sie mit den Ergebnissen einer Nachuntersuchung von Patienten bekanntmachen, die mindestens vor
3 Jahren an der Orthop. Univ.-Klinik in *Bratislava* wegen eines pertrochanteren Bruches behandelt und rehabilitiert wurden.

Von der Gesamtzahl der behandelten Patienten haben wir eine frei
ausgewählte Gruppe zusammengestellt und einer klinischen und röntgenologischen Analyse unterzogen. Von den 144 untersuchten Patienten
war etwa ein Viertel chirurgisch und der Rest konservativ behandelt.
Dem Alter nach bilden die Patienten im 5. bis 9. Dezennium die
zahlenmäßig stärkste Gruppe, die für unsere klinische Rehabilitations-
abteilung das Hauptproblem darstellt.

Bei der klinischen Untersuchung haben wir uns auf eine ausführliche Analyse
der spontanen Stellung des Beines, dann der Beweglichkeit des Hüftgelenkes und
der lateralen pelvi-femoralen Stabilität beim Stehen konzentriert. Außerdem haben
wir die Gangart und besonders die Pendelbewegungen des Beckens beim Gehen
untersucht.
Die so erörterten Befunde haben wir mit den Ergebnissen einer morphologischen Röntgenbildanalyse in Zusammenhang gebracht und sie dadurch zu erklären
versucht.

Bei der klinischen Untersuchung fanden wir zuerst auffallend oft
eine *Rotations*beschränkung mit einer Extrarotationsstellung im Hüftgelenk. Da wir an den die Rotation ausübenden Muskeln palpatorisch
keine Veränderungen feststellen konnten, muß man die genannte Beschränkung auf eine durch den Bruch verursachte Veränderung des
Torsionswinkels zurückführen.
Diese Bewegungsbeschränkung wirkt sich sehr negativ auf die
Beckenrotationsbewegungen beim Gehen aus und verursacht eine erhöhte
Torsions-Belastung des Knies und der Sprunggelenke in der Phase des
Schrittes, in welcher das geschädigte Bein die Rolle des Standbeines
übernimmt.
Die übermäßige Belastung war bei der Mehrzahl — etwa bei 55%
der Patienten — durch eine zusätzliche Beinverkürzung noch weiter
betont. Obzwar wir nur bei 2 von diesen Patienten ein ausgeprägtes
Trendelenburgsches Zeichen feststellen konnten, war die seitliche
Beckenneigung sehr deutlich und führte regelmäßig zu einseitiger
schwerer Spondylose der Lenden-Kreuzwirbeln, die deutliche Ab-
nützungserscheinungen zeigten. Die untersuchten Patienten können zwar

langsam, aber doch gut gehen, und nur etwa 15% von ihnen waren auf einen Stock angewiesen.

Leichtere Formen von Gangstörungen, etwa im Sinne einer Asymmetrie der Schrittlänge oder einer Verkürzung des Bewegungsumfanges des vorderen Schritteiles, waren häufiger. Wir fanden sie bei 35% unserer Patienten.

Sehr aufschlußreich war auch die Analyse der *Röntgenbilder*, bei welchen wir folgende Merkmale fanden:

Die Veränderungen des Hals-Schaft-Winkels, die Breite und die Form des Gelenkspaltes, die Lageverhältnisse zwischen dem Femurkopf und der oberen Trochanterspitze und die Verkürzung der Distanz zwischen der Darmbeinschaufel (als der Ursprungsstelle der Abduktoren) und dem großen Trochanter. Dann studierten wir die Mineralisationsveränderungen und die Trabekelstruktur der Knochenspongiosa.

In 60% der Fälle sahen wir eine *Varusstellung* des proximalen Fragmentes, bei der wir 3 Grundtypen unterscheiden konnten.

Bei dem 1. Typus handelte es sich um longitudinale Brüche, die den großen Trochanter spalteten. Durch die Belastung des Bruches, durch den Zug der longitudinal verlaufenden langen Schenkelmuskeln sowie durch den Zug der Abduktoren wird die Varusdislokation vergrößert, sonst ist sie aber bei diesem Typus des Bruches nur angedeutet.

In den Fällen, in welchen die Bruchlinie mehr transversal verläuft, oder bei schweren komminutiven Brüchen erscheint eine Varusstellung des proximalen Fragmentes kombiniert durch Hochschiebung des Schaftfragmentes, so daß die Trochanterspitze beinahe im Niveau des Femurkopfes erscheint oder den Kopf überragt.

Diese Hochschiebung — sowie die bei komminutiven Brüchen häufige Dislokation des kleineren Trochanters bewirken eine Erschlaffung der pelvi-trochanteren und pelvi-cruralen Muskulatur, wodurch die Stabilisation des Hüftgelenkes beträchtlich in Mitleidenschaft gezogen sein dürfte.

Besonders schwer ist die Statik des Hüftgelenkes dann betroffen, wenn sich eine Varusstellung des proximalen Fragmentes mit einer medialen Verschiebung des Schaftfragmentes kombiniert.

Leichte Varisierung kann auch durch Fissuren verursacht werden. Man entdeckt sie deshalb nur dann, wenn man den Verlauf der Beinachse exakt mit dem Verlauf des Schaftfragmentes vergleicht. Dieser Typus der Varisierung kann sich aber auf das Kniegelenk am stärksten auswirken.

Wenn wir alle diese Merkmale im Auge behalten, so ist es merkwürdig, daß wir trotz der schon erwähnten Torsionsdeformitäten und trotz der so oft vorkommenden Varusstellung des proximalen Fragmentes keine größeren Veränderungen am Gelenkspalt und an den Gelenkoberflächen feststellen konnten.

Die Befunde würden eher darauf hinweisen, daß der Knochen sowie auch das Gelenk in höherem Alter nur eine verminderte Reaktionsfähigkeit hat, so daß es auch bei den statisch und dynamisch schwerveränderten Verhältnissen zu keinen größeren arthrotischen oder sonstigen Abwehrerscheinungen kommen kann.

Der verhältnismäßig kleine klinische Befund steht in einem oft paradoxen Verhältnis zu den großen morphologischen Fehlstellungen.

Zusammenfassend geht aus unseren Befunden hervor, daß wir uns bei der Beurteilung des Behandlungseffektes hauptsächlich auf den klinischen Befund und auf eine exakte Analyse der reellen Bewegungsfähigkeiten der Patienten stützen sollen und daß wir uns nicht von den oft schweren morphologischen Deformitäten zu einer falschen negativen Beurteilung des Behandlungsergebnisses verführen lassen sollen.

Eine solche Einschätzung spricht aber eher *gegen* die Notwendigkeit, durch einen operativen Eingriff eine anatomisch exakte Rekonstruktion um jeden Preis anstreben zu müssen.

E. JONASCH, Wien (Österreich):

Abbrüche und Epiphysenlösungen des Trochanter major und minor

Die Epiphysenlösungen des Trochanter major und minor sind ausgesprochen selten. So konnten wir im Unfallkrankenhaus Wien 20 seit 43 Jahren *keine* einzige Epiphysenlösung des Trochanter major finden. Blount bringt eine Abbildung einer Epiphysenlösung des Trochanter major, jedoch im Zuge einer Kombinationsverletzung. In Ehalts Buch über die Verletzungen bei Kindern und Jugendlichen findet sich ebenfalls nur ein Fall. *Epiphysenlösungen* des *Trochanter minor* konnten wir 2 beobachten.

Beide Epiphysenlösungen entstanden beim Sport durch plötzlich starke Anspannung des M. iliopsoas. Eine *operative* Behandlung wie Verschraubung der Epiphyse oder eine mehrwöchige Ruhigstellung in einem Brust-Becken-Bein-Gipsverband ist nicht notwendig. Es genügen einige Tage Bettruhe.

Isolierte Brüche des *Trochanter major* konnten wir bei ungefähr 40000 Verletzten jährlich im Durchschnitt 5 beobachten. Isolierte Abbrüche des *Trochanter minor* kamen in unserem Material nur als Kombinationsverletzungen bei pertrochanteren Brüchen vor.

Die Brüche des *Trochanter major* entstehen immer durch direkte Gewalteinwirkung und nie durch Muskelzug. In unserem Material konnten wir 2 Bruchformen unterscheiden, die als typisch zu bezeichnen sind.

1. Brüche des Trochanter major ohne Verschiebung, die röntgenologisch, wie die Nachuntersuchungen zeigen, bei konservativer Behandlung ohne Verschiebung heilten.

Als 2. Form beobachteten wir Brüche des *Trochanter major mit Verschiebung*, die bei der Nachuntersuchung Pseudarthrosen zeigten.

Die Ergebnisse bei 84 konservativ behandelten Verletzten, die in einem Zeitraum bis zu 20 Jahren nach der Verletzung nachuntersucht wurden, ergaben, daß sämtliche Verletzte beschwerdefrei waren. Sie hatten eine freie aktive Beweglichkeit des Hüftgelenkes. Zwischen den beiden Formen besteht klinisch kein Unterschied.

Nach unserer Erfahrung ist daher eine operative Behandlung oder eine Ruhigstellung im Brust-Becken-Bein-Gipsverband durch 4—5 Wochen, die manche Autoren angeben, *nicht* notwendig. Es genügen lediglich einige Tage Bettruhe, und wenn der Verletzte beschwerdefrei ist, das ist gewöhnlich innerhalb 1 Woche der Fall, kann er aufstehen und das Bein voll belasten.

W. Heiss u. R. Daum, Heidelberg (Deutschland):

Zur Behandlung subtrochanterer Femurfrakturen im Kindesalter

Im Gegensatz zum Erwachsenenalter sind sub- und pertrochantere Oberschenkelfrakturen bei Kindern aufgrund der bekannten anatomischen Gegebenheiten außerordentlich selten.

Material. Innerhalb der letzten 17 Jahre fanden wir bei insgesamt 419 kindlichen Oberschenkelfrakturen im Krankengut der Kinderchir. Abt. d. Chir. Univ.-Klinik *Heidelberg* nur insgesamt 18 sub- und pertrochantere Frakturen (Tabelle 1), über deren Behandlung kurz berichtet werden soll, da sie gegenüber der des Erwachsenenalters ihre eigene Problematik haben. In 2 Fällen handelte es sich um eine pertrochantere Fraktur, die einmal durch eine juvenile Knochenzyste, einmal durch einen schweren Verkehrsunfall mit weiteren multiplen Verletzungen bedingt war. Bei 16 Kindern wurde eine subtrochantere Frakturform festgestellt, was einer Häufigkeit von 3,9% aller kindlichen Oberschenkelfrakturen entspricht. Auch bei diesen 9 Knaben und 7 Mädchen wurden ursächlich schwere Traumen angegeben, wie Verkehrsunfälle oder Stürze aus großer Höhe, welche 8mal mehr oder weniger schwere, zusätzliche Begleitverletzungen verursacht hatten.

Tabelle 1. *Häufigkeit im Krankengut der Kinderchirurgischen Abteilung der Chirurgischen Universitätsklinik Heidelberg der Jahre 1952—1969*

Schenkelhalsfrakturen	3 = 0,7%
Pertrochantere Frakturen	2 = 0,5%
Subtrochantere Frakturen	16 = 3,9%
Supracondyläre Frakturen	27 = 6,6%
Schaftfrakturen	371 = 88,3%
Gesamt	419 = 100%

Außer einer Fraktur, die bei der Aufnahme nur unwesentlich disloziert war, wiesen alle anderen Brüche eine erhebliche Dislokation der Fragmente auf. Die Verschiebung betraf besonders das kurze, proximale Fragment, das meist durch den Ansatz der Glutealmuskulatur nach außen abduziert und durch den Psoas gebeugt wird.

Hinsichtlich der Bruchformen fanden wir 10mal eine Querfraktur, 5mal einen Schrägbruch, jedoch im Gegensatz zu den Mitteilungen Ehalts, Chigots und Esteves nur einmal eine lange Spiralfraktur.

Behandlung. Von den 16 subtrochanteren Frakturen wurden 7 konservativ durch eine vertikale Heftpflasterextension behandelt, wobei einmal ein Seitenzug zur Stellungskorrektur erforderlich war. Eine nicht dislozierte Fraktur wurde im Beckengips ruhiggestellt. Ließ sich in den ersten 4—6 Tagen durch die Heftpflasterextension *kein* befriedigender Fragmentstand erzielen, wurde operativ vorgegangen. Ebenso haben wir bei Kindern über 6 Jahren mit Rücksicht auf die mögliche Gefahr von Infekten, Epiphysenschädigungen und Bandüberdehnungen auf eine Drahtextension verzichtet und sofort die operative Behandlung bevorzugt.

Als Methode der Wahl bewährte sich uns dabei in 9 Fällen die Marknagelung nach Küntscher, die mit Ausnahme eines Falles geschlossen durchgeführt wurde. Eine offene Reposition läßt sich weitgehend vermeiden, wenn ohne vorherige Repositionsversuche auf dem Extensionstisch unter Kontrolle des Fernseh-Bildverstärkers ein Nagel in das proximale Fragment eingeschlagen wird, der als verlängerter Hebelarm die Reposition des kurzen Fragmentes erleichtert. Bei achsengerechter Stellung wird dann ein Führungsspieß vorgeschoben, über den in üblicher Weise der Nagel in das distale Fragment eingeschlagen wird.

Bei Kindern unter 5 Jahren (6 Fälle) wird das betroffene Bein auch nach der operativen Versorgung zur Erleichterung der Pflege in einen vertikalen Heftpflasterverband gebracht, wobei allerdings auf eine Extension verzichtet wird.

Ergebnisse. In allen Fällen konnte durch die Operation eine *achsengerechte* Fragmentstellung erzielt werden. Der postoperative Verlauf war immer komplikationslos, wobei durch die operative Fixation der stationäre Aufenthalt der Kinder auf durchschnittlich 2—3 Wochen verkürzt werden konnte.

12 Kinder mit subtrochanteren Frakturen konnten *nachuntersucht* werden. Davon waren 5 konservativ, 7 operativ behandelt worden. Mit Ausnahme von vereinzelt aufgetretenen, leichten Schmerzen im Hüftgelenk der betroffenen Seite bei intensiver sportlicher Betätigung waren alle Kinder subjektiv beschwerdefrei. Der Gang war immer unauffällig, die Beweglichkeit der benachbarten Gelenke in allen Fällen uneingeschränkt. Röntgenologisch war bei keinem der Kinder eine Varus- oder Valgusstellung nachweisbar. In 5 Fällen war die Frakturstelle nicht mehr erkennbar, in 7 Fällen bestand nur noch eine leichte Verdickung oder Strukturunregelmäßigkeit. Die röntgenologische Längenvergleichsmessung beider Oberschenkel mit der Teststrecke nach Büchner zeigte nur geringgradige Seitenunterschiede. Bei 6 Kindern betrug die durch die Fraktur bedingte Längenzunahme weniger als 1 cm. Ein von manchen Autoren beschriebenes, überschüssiges Längenwachstum infolge der Nagelung war damit bei den subtrochanteren Frakturen ebensowenig wie bei den genagelten Oberschenkelschaftfrakturen erkennbar (Daum u. Mitarb.).

Diskussion. Zusammenfassend läßt sich aufgrund unserer Nachuntersuchungen sagen, daß die Ergebnisse nach konservativer und operativer Behandlung bei den subtrochanteren Femurfrakturen des Kindesalters etwa gleich gut sind. Dabei ist jedoch zu berücksichtigen, daß die für die Operation ausgewählten Fälle wesentlich ungünstiger waren, weil primär durch konservative Maßnahmen *keine* befriedigende Stellung zu erzielen war oder zusätzliche, teils schwere Begleitverletzungen das Krankheitsbild komplizierten. Aufgrund dieser Ergebnisse geben wir im Gegensatz zu dem früher von uns fast ausnahmslos geübten konservativen Verfahren in letzter Zeit der operativen Fixation, ebenso wie Rehbein, den Vorrang, da eine falsche Winkelstellung und besonders ein Torsionsfehler sich auch beim jungen Kind nicht mehr ausgleicht. Auch Matzner tritt in vielen Fällen für eine operative Versorgung ein, da diese den einfachsten und sichersten Weg darstellt, eine exakte Einrichtung zu erreichen und zu halten. Ebenso sieht Titze in den hohen subtrochanteren Femurfrakturen die einzigen geschlossenen Brüche bei Kindern über 10 Jahren, bei denen nach mißlungener, konservativer Reposition eine offene Reposition und Osteosynthese durchgeführt werden sollte. Wesentliche Vorteile des operativen Verfahrens sehen wir in der Möglichkeit zur Erzielung und Aufrechterhaltung einer idealen Fragmentstellung und der Tatsache, daß die Krankenhauszeit auf durchschnittlich 2—3 Wochen abgekürzt werden kann. Die Gelenke können wesentlich früher mobilisiert werden. Der von manchen Autoren (Blount, Chigot und Estève) vorgebrachte Einwand der Gefahr einer Osteomyelitis nach Nagelung kann weitgehend entkräftet werden, da diese Gefahr nicht größer als bei einer Drahtextension ist. In unserem Krankengut wurde das Auftreten einer Osteomyelitis *nie* beobachtet. Postoperative Todesfälle sind nicht aufgetreten.

Zusammenfassung. Anhand von 16 subtrochanteren Femurfrakturen, die im Krankengut der Kinderchirurgischen Abteilung der Chir. Univ.-Klin. *Heidelberg* unter 419 kindlichen Oberschenkelfrakturen während der letzten 17 Jahre beobachtet wurden, wird die Behandlung dieser im Kindesalter seltenen Frakturform diskutiert. Bei Kindern unter 6 Jahren empfiehlt sich eine vertikale Heftpflasterextension. Läßt sich dadurch während der ersten 4—6 Tage *keine* befriedigende Fragmentstellung erzielen, so bevorzugen wir ebenso wie bei Kindern über 6 Jahren die *operative* Fixation mittels *Küntscher*-Nagelung. Die Nachuntersuchungsergebnisse konservativ und operativ behandelter Fälle sind etwa gleich gut, wenn gleich die operativ behandelten primär ungünstiger waren. Überschüssiges Längenwachstum, Osteomyelitiden oder Epiphysenschädigungen waren nach operativer Fixation *nicht* zu beobachten, so daß wir diesem Verfahren in letzter Zeit den Vorzug geben, da sich dadurch gerade bei älteren Kindern ein exakterer Fragmentstand erzielen und die Behandlungszeit wesentlich abkürzen läßt.

Aussprache

A. Titze, Graz (Österreich):

Zuerst möchte ich die Worte Heiss' aus Heidelberg dahingehend bestätigen, daß auch nach dem Krankengut der heute schon mehrfach zitierten Unfallkrankenhäuser und Unfallstationen kindliche und jugendliche per- und subtrochantere Frakturen eine außerordentlich *seltene* Verletzung sind.

Vielfach darf ich Sie erinnern, daß ich vor 2 Jahren über die kindlichen und jugendlichen Schenkelhalsbrüche berichten konnte. Es fanden sich damals unter den Nachuntersuchten 22 Fälle. Wir haben bei den 1369 per- und subtrochanteren Brüchen nur 9 kindliche und jugendliche gefunden, also weniger als Heiss berichten konnte. Wie zu erwarten, war im Laufe der Behandlung oder unmittelbaren Unfallsfolgen kein Todesfall zu verzeichnen; es gab auch keine Pseudarthrose. Was mich allerdings etwas überrascht hat, gleichlautend mit Heiss, wir haben *keine Verlängerung* gefunden, weder bei den konservativ noch bei den operativ Behandelten zum Unterschied zum Schrifttum, wo das immer wieder behauptet wird.

Wir sind im wesentlichen zunächst konservativ vorgegangen. Vielleicht darf ich Ihnen noch die Altersverteilung mitteilen: Es handelt sich um ein 4jähriges und um ein 10jähriges Mädchen. In der Altersklasse von 12—13 Jahren waren 6 Knaben und mit 15 Jahren ebenfalls 1 Knabe. Das heißt also, in der Altersstufe von 12—15 Jahren, wo die Jugendlichen ja schon sehr agil sind, aktiv Sport betreiben, haben wir nur männliche Jugendliche. Als Unfallursache fand sich bei dem 4jährigen Mädchen ein Sturz aus etwa 3 m Höhe, bei dem 10jährigen Mädchen mehr oder weniger eine Spontanfraktur. Bei den Knaben von 12 und 13 Jahren, das sind also 6, liegen 5 Sportverletzungen vor und bei 1 Knaben, einem 13jährigen, ein Sturz aus 8 m Höhe.

Nun zur *Behandlung*. Es wurde versucht, die Kinder zunächst konservativ zu behandeln, es wurde mittels eines *Kirschner*drahtes durch das obere Schienbeinende eine Extension angelegt. Wir haben da zum Unterschied von Heiss nicht die Besorgnis, vielleicht darf ich auf meine Arbeit von mir aus dem Jahre 1961 hinweisen, wonach wir die Extensionsdrähte beim Kind immer weit distaler und dorsaler anlegen als beim Erwachsenen. Seither haben wir keine Epiphysenwachstumsstörungen mehr gehabt. Es wurden also bei diesen 9 Fällen nur jene operiert, die sich konservativ *nicht* einstellen ließen, die also starke Verschiebungen gehabt haben; unter anderem auch der Knabe mit dem Sturz aus 8 m Höhe. Er wurde operativ eingestellt, mit mehrfachen *Kirschner*drähten stabilisiert und hat eine schwere Kopfverformung mit einer beträchtlichen Verkürzung von über 4 cm bekommen. Alle anderen, sowohl die konservativ Behandelten als auch die weiteren 2 operativ Behandelten (mit Längsnagel nach Küntscher), sind völlig komplikationslos mit normalem Bewegungsumfang, normaler Beinlänge, normaler Struktur im Röntgenbild und mit normaler Gangleistung abgeheilt.

Ich glaube also, daß zum Unterschied zu den Schenkelhalsbrüchen die per- und subtrochantere Fraktur im Kindesalter uns vor *keine* wesentliche Problematik stellt und daß man sie ohne weiteres konservativ behandeln und in guter Stellung auch zur Ausheilung bringen kann. Vielleicht darf noch darauf hingewiesen werden, daß der Schenkelhalsschaftwinkel minutiös eingestellt werden soll.

A. DEBRUNNER, St. Gallen (Schweiz):

Ich möchte eine Frage an Heiss richten: Bei der Nagelung muß man durch den Trochanter eingehen und verletzt dabei die Epiphysenlinie des Trochanter, die Wachstumszone. Gab es bei diesen Verletzungen Wachstumsstörungen wie z. B. Aufrichtung des Schenkelhalses?

H. JAHNA, Wien (Österreich):

Nur einen kasuistischen Beitrag: In den letzten 4 Wochen vor dem Kongreß haben wir ein 8 Monate altes Kind mit einer subtrochanteren Fraktur bekommen. Und zwar ist das Kind im Kinderbett mit dem Fuß zwischen die Sprossen des Bettes geraten und hat sich den Oberschenkel subtrochanter quer abgebrochen. Mit Vertikalextension ist es nach 3 Wochen unter kräftiger Kallusbildung geheilt.

Es würde mich interessieren, ob in diesem Alter auch schon subtrochantere Frakturen bekannt sind?

H. TERHOEVEN, Geilenkirchen (Deutschland):

Ich möchte Heiss fragen, ob er bei der Nagelung kindlicher langer Röhrenknochen eine Fettembolie gesehen hat und ob er prophylaktisch bei der Nagelung kindlicher langer Röhrenknochen etwas gibt?

W. Heiss, Heidelberg (Deutschland):
Wenn ich kurz auf die gestellten Fragen eingehen darf, so möchte ich sagen, daß die Altersverteilung auch bei uns so war, daß fast die Hälfte der beobachteten subtrochanteren Frakturen in einem Alter unter 6 Jahren aufgetreten war. So waren 6 unserer Kinder weniger als 5 Jahre alt.

Auch im Kleinkinder- und Säuglingsalter sind subtrochantere Frakturen bekannt, vor allen Dingen dann, wenn es zu einer Einklemmung des Oberschenkels mit anschließender gewaltsamer Drehung des Gesamtkörpers kommt, wie es Jahna eben beschrieben hat. In unserem Krankengut standen jedoch schwere Verkehrsunfälle und Stürze aus großer Höhe ursächlich im Vordergrund. Gerade die dabei häufig vorhandene Polytraumatisierung mit weiteren schweren Begleitverletzungen, von der Contusio cerebri bis zu multiplen Frakturen, ist oft ein wesentlicher Faktor, warum wir ein operatives Vorgehen bevorzugen. Grundsätzlich möchte ich allerdings dazu sagen, daß bei allen subtrochanteren Oberschenkelfrakturen im Kindesalter zuerst der Versuch einer konservativen Behandlung zu machen ist. Mit einer Extensionsbehandlung — sie ist als Heftpflasterextension völlig problemlos — sind die Ergebnisse durchwegs gut. Stellt sich die Fraktur unter der Extensionsbehandlung allerdings *nicht* während der ersten Tage gut ein, dann sollte man nicht zögern, operativ vorzugehen. Die großen Befürchtungen, welche man noch vor einigen Jahren vor einem operativen Eingreifen bei Kindern gehabt hat, haben sich als weitgehend unbegründet erwiesen, so daß man bei schlechter Frakturstellung eine kunstgerechte operative Behandlung nicht zu lange aufschieben sollte.

Epiphysenverletzungen nach Nagelungen haben wir nie beobachtet. Wir legen allerdings großen Wert darauf, nicht im Bereich des Trochanters selbst einzugehen, sondern etwas medial davon, so daß wir die Epiphysenlinie dabei nicht verletzen können.

Auch *Fettembolien* sind bei keiner unserer genagelten Oberschenkelfrakturen aufgetreten. Wir wissen jedoch aus der Literatur, daß bei der Oberschenkelmarknagelung, ich glaube 2 Fälle von Fettembolien im Kindesalter beschrieben sind, die bei ganz kurz und problemlos durchgeführten Nagelungen aufgetreten waren. Wir halten es jedoch nicht für notwendig, eine spezielle Prophylaxe gegen die Fettembolie zu betreiben.

H. Möseneder, Salzburg (Österreich):

Begleitverletzungen bei per- und subtrochanteren OS-Brüchen

Die Bedeutung der Mehrfachverletzungen wird zunehmend größer. Während früher der per- und subtrochantere OS-Bruch als Verletzung des alternden Menschen anzusehen war, sind in den letzten Dezennien diese Brüche immer häufiger bei Jüngeren, ja bei Jugendlichen im Verein mit zum Teil beträchtlichen Verletzungen anderer Körperstellen anzutreffen. Vergleicht man das Alter der Kombinationsverletzten mit den einfachen per- und subtrochanteren OS-Brüchen, so ergibt dies im Durchschnitt eine Altersdifferenz von 13 Jahren.

Tabelle 1. *Durchschnittsalter der per- und subtrochanteren OS-Brüche*

	Fälle	Jahre
Insgesamt	1369	66
Ohne Begleitverletzung	1161	68
Mit Begleitverletzung	208	55

Bei näherer Betrachtung der Unfallursachen spielen vorwiegend 4 Momente eine große Rolle: als erstes der Sturz, wobei es sich hier nicht so sehr wie bei Einfachverletzten um einen Sturz in der Ebene, sondern aus mittlerer und größerer Höhe handelt; weiters der direkte Schlag, die Kompression oder Quetschung im Becken- und Oberschenkelbereich und immer häufiger die Verletzungen im Straßenverkehr, wobei das Moped einen breiten Platz einnimmt.

Bei der Primärversorgung dieser Mehrfachverletzten, die ja zumeist stark schockiert sind, tritt die Versorgung des per- und subtrochanteren OS-Bruches zunächst in den Hintergrund. Die Sorge um den Kreislauf, Atmung und Schmerzbekämpfung etc. beansprucht in den ersten Stunden die volle Aufmerksamkeit des Arztes. Dabei wird die Behandlung des per- und subtrochanteren OS-Bruches zweckmäßig mit einer Extension begonnen. Die weitere Versorgung des Bruches hängt in erster Linie von der Schwere der übrigen Verletzungen und dem Gesamtzustand des Verunfallten ab. Hier liegt ein wesentlicher Vorteil gegenüber dem Schenkelhalsbruch, da es praktisch nie zu Durchblutungsstörungen des Schenkelkopfes kommt und eine operative Behandlung durchaus nicht immer anzustreben ist. Die Operation als zusätzliche Belastung kann, wenn überhaupt erforderlich, praktisch immer zum Zeitpunkt der Wahl durchgeführt werden.

Tabelle 2. *Behandlungsart der per- und subtrochanteren OS-Brüche mit Begleitverletzungen*

Konservativ	118 = 56,7%
Konservativ + operativ	64 = 30,8%
Primär operativ	26 = 12,5%

Die Zusammenstellung nach der Behandlungsart zeigt auch sehr deutlich, daß über die Hälfte der Fälle konservativ behandelt wurden, nur $^1/_8$ wurde ohne vorherige Extension operiert. Die Notwendigkeit der Osteosynthese am ersten Tag ist fast nie gegeben und soll, wenn überhaupt, nur bei günstigsten Allgemeinbedingungen ausgeführt werden.

Tabelle 3. *Todesfälle der per- und subtrochanteren OS-Brüche mit Begleitverletzungen*

Konservativ	14 = 6,7%
Konservativ + operativ	12 = 5,8%
Primär operativ	1 = 0,5%
Insgesamt	27 = 13,0%

Die Todesrate ist mit 13% relativ hoch, doch hängt diese fast immer von der Schwere der Begleitverletzungen ab. Dabei halten sich die operativ und konservativ behandelten Fälle die Waage.

Unser besonderes Interesse begegnet den dem per- und subtrochanteren OS-Bruch nahen Verletzungen, das sind im besonderen alle

Beckenbrüche und OS-Brüche der gleichen Seite. Gerade dabei werden vom Untersucher Genauigkeit und Sachkenntnis gefordert. Es ist bekannt, daß bei gleichzeitig bestehenden OS-Schaftbrüchen eine weitere Verletzung am zentralen Ende des OS-Knochens relativ leicht übersehen werden kann. Aus diesem Grunde besteht die unbedingte Forderung, bei jedem OS-Bruch automatisch ein Hüftröntgen anzufertigen.

Tabelle 4. *Begleitverletzung bei 208 per- und subtrochanteren OS-Brüchen*

Hüftverrenkung am gleichen Bein	1
Schenkelhalsbruch am gleichen Bein	4
OS-Schaftbruch am gleichen Bein	17
Beckenbruch	31
Andere Verletzungen am gleichen Bein	36
Verletzungen am übrigen Körper	187

Bei unseren 208 Mehrfachverletzten fanden wir 31mal Brüche des Beckens, 1mal eine Verrenkung der gleichseitigen Hüfte als äußerst seltene Verletzung, 4 Schenkelhalsbrüche und 17 OS-Schaftbrüche. Außerdem waren 36mal das gleiche Bein mit anderen schweren Verletzungen und 187mal Verletzungen der anderen Körperstellen vorhanden. In einer nicht geringen Zahl waren mehrere Brüche kombiniert. Bezüglich der endgültigen Versorgungen der per- und subtrochanteren OS-Brüche ist auf die Erfordernisse aller Verletzungen Rücksicht zu nehmen. Ein genauer Behandlungsplan ist aufzustellen. Bei der operativen Behandlung ist große Erfahrung notwendig, schließen sich doch einige Osteosyntheseverfahren von selbst aus. Das Vorgehen ist von Fall zu Fall zu klären.

Demonstration

Fall 1. Bei diesem 28jährigen Mann fiel ein schwerer, kantiger Holzträger auf das Becken und den linken Oberschenkel. Infolge der Stauchungsbrüche der Schambeine bestand zusätzlich noch ein Riß der Harnröhre. Der lange per- und subtrochantere Oberschenkelbruch setzt sich bis in den lateralen Schenkelhals fort. Nach der Harnröhrennaht wurde konservativ mit 12 Wochen Extension behandelt. Die Wiederherstellung ist eine vollständige, der in den Schenkelhals sich fortsetzende Bruch forderte im Gegensatz zu jedem medialen Schenkelhalsbruch keine operative Behandlung.

Fall 2. Dies ist der einzige Fall mit gleichseitiger Hüftverrenkung. Der pertrochantere Bruch war offen. Bei diesem Fall war die sofortige Operation notwendig. Es kam nach 4 Wochen zur Infektion und anschließend zur Kopfnekrose. Trotzdem ist der heute 40jährige Mann ohne Stockhilfe relativ gut gehfähig und bewegt das Hüftgelenk von 180—100°.

Fall 3. Das Dia dieses 75jährigen Mannes wurde bereits vor 2 Jahren anläßlich der Besprechung der Kombinationsverletzungen der Schenkelhalsbrüche gezeigt.

Es handelt sich um einen Ermüdungsbruch des Schenkelhalses auf Grund einer Osteoporose. Sekundär beim Sturz auf die Hüfte entstand der pertrochantere Bruch. Auch hier war eine frühzeitige operative Behandlung auf Grund des Schenkelhalsbruches notwendig.

Fall 4. Hier handelt es sich um einen 46jährigen Mann, der zirka 15 m von einem Baum stürzte. Neben Rippenserienbrüchen besteht ein per- und subtrochanterer OS-Bruch mit einem Schenkelhalsbruch. 3 Wochen nach dem Unfall mußte wegen schlechter Stellung der Fragmente die blutige Reposition vorgenommen werden. In diesem Fall Fixation mit 3 Bohrdrähten und 2 Drahtschlingen. Da die Osteosynthese nicht stabil war, blieb der Streckverband für 12 Wochen belassen, die Brüche sind in der normalen Zeit geheilt. Durchblutungsstörungen des Kopfes traten nicht auf. Der Verletzte ist heute beschwerdefrei.

Nun noch 4 Fälle mit gleichseitigem OS-Schaftbruch. Ein nicht allzu seltenes Unfallereignis:

Fall 5. Bei diesem 26jährigen Mann bestand nach einem Mopedsturz neben den OS-Brüchen eine gleichseitige *Malgaigne*sche Fraktur des Beckens. Es gelang mit der Extensionsbehandlung allein sämtliche Brüche in achsengerechter Stellung und ohne Verkürzung zur Abheilung zu bringen.

Fall 6. Bei dieser 60jährigen Frau, die bei einem Autounfall zu Schaden kam, wurde die Behandlung ebenfalls zunächst konservativ im Streckverband eingeleitet. Der Schaftbruch heilte glatt, während am pertrochanteren Bruch eine Pseudarthrose entstand. Diese wurde nach 6 Monaten mittels valgisierender subtrochanterer Osteotomie und Osteosynthese versorgt. Daraufhin glatte Abheilung. Die Frau ist trotz ihres Übergewichtes, bei einer Größe von 156 cm wiegt sie 90 kg, wieder gut gehfähig.

Fall 7. Diese Röntgenbilder stammen von einem 37jährigen Mopedfahrer, der mit einem Auto zusammengestoßen war. Zunächst konservative Behandlung im Streckverband. Der pertrochantere Bruch kam zur Ausheilung, der OS-Schaftbruch mußte sekundär operiert werden, was in diesem Fall infolge der anatomischen Heilung des pertrochanteren Bruches mit einem Marknagel ohne Schwierigkeit durchzuführen war.

Fall 8. Diese 42jährige Frau erlitt als Rollerfahrerin bei einem Zusammenstoß mit einem Auto insgesamt 6 schwere Brüche. Der gleichseitige OS-Schaftbruch war offen, außerdem bestand noch ein gleichseitiger US-Bruch, Kniescheibenbruch, Symphysenlösung und ein Speichenbruch. Nach der Primärversorgung Extensionsbehandlung, nach 2 Wochen Marknagelung des Schaftbruches und Fixation des pertrochanteren OS-Bruches mit Bohrdrähten. Die Behandlung der übrigen Brüche konservativ, der Heilungsverlauf ohne Komplikationen.

Zusammenfassend kann gesagt werden, daß zur Behandlung der per- und subtrochanteren OS-Brüche mit Begleitverletzungen individuell vorzugehen ist.

Eine Richtlinie kann nur insofern aufgestellt werden, daß in 50% der Fälle die konservative Behandlung ausreicht und mit einer eventuell notwendigen Operation so lange gewartet werden kann, bis es der Allgemeinzustand erlaubt.

Aussprache

H. Krebs, Heidelberg (Deutschland):
Die Kombination einer Femurschaftfraktur mit gleichzeitiger pertrochanterer Fraktur der gleichen Seite ist eine *ungewöhnliche* Verletzung. In der Regel werden die Erscheinungen der hüftnahen Fraktur vom gleichseitigen Schaftbruch überlagert, so daß die pertrochantere Fraktur, besonders bei fehlender Dislokation, leicht der Erkennung entgeht. Als *Behandlung* konkurrieren im wesentlichen 2 Verfahren: die *Küntscher*-Nagelung und die von uns bevorzugte Versorgung mit einer *AO*-Winkelplatte für die pertrochantere Fraktur und zwei geraden, verschieden langen, um 90° versetzten Druckplatten. Bei Kombination der pertrochanteren mit einer supracondylären Fraktur erfolgt die Stabilisierung der distalen Fraktur mit einer Kondylenplatte.

Übersehen einer dieser beiden Frakturen kann sich äußerst unangenehm auswirken. An Hand eines solchen Falles, den ich vor kurzem zu begutachten hatte, möchte ich auf die *Wichtigkeit der Beckenübersichtsaufnahme bei jeder Oberschenkelfraktur hinweisen.*

Ein 34jähriger Mann wurde als Motorradfahrer von einem Pkw angefahren. Am rechten Oberschenkel fanden sich alle Zeichen eines frischen Knochenbruches.

Die Röntgenaufnahme zeigte eine Schaftfraktur mit Aussprengung eines Fragments, das proximale Femurende kommt nur angedeutet zur Darstellung und ermöglicht keine sichere Beurteilung. Der Schenkelhalswinkel erscheint unauffällig. Die Behandlung erfolgte mittels suprakondylärer Drahtextension, 8 Tage später hatte sich die Fraktur achsengerecht eingestellt. Die Aufnahme läßt lediglich eine unvollständige Aufhellungslinie im Bereich des Trochanter major erkennen. Bei diesem Befund wäre eine zentrierte Aufnahme des Trochanterbereichs indiziert gewesen. 5 Monate später wurde wegen fehlender Kallusbildung eine Knochenspananlagerung vorgenommen, 2 Monate danach wurde der Streckverband entfernt und ein Beckengipsverband angelegt. Wegen ausbleibender Kallusbildung schließlich 11 Monate nach dem Unfall Stabilisierung durch 2 *Rush*-pins. Obwohl das Hüftgelenk auch nur zum Teil dargestellt ist, läßt diese Aufnahme doch deutlich die pertrochantere Begleitfraktur an der Verkleinerung des Schenkelhalswinkels auf 100° erkennen.

Leider wurde jedoch auch zu diesem Zeitpunkt noch nicht an eine solche Verletzung gedacht und die Fraktur übersehen. Erst 14 Monate nach dem Unfall wurde die proximale Femurfraktur nach Verlegung in eine andere Klinik diagnostiziert. Inzwischen war eine Pseudarthrose eingetreten. Die Behandlung erfolgte mittels Umstellungsosteotomie und Druckplattenosteosynthese, wodurch eine knöcherne Heilung schließlich erreicht werden konnte, allerdings mit einer Beinverkürzung von 3 cm.

F. Povacz, Linz (Österreich):

Krebs hat erwähnt, daß er die Oberschenkelbrüche des Schaftes mit 2 Platten versorgt, die 90° gegeneinander versetzt sind. Ich habe im Dezember an dem *AO*-Kurs in Davos teilgenommen. Es wurde dort dieses Verfahren für die *AO* als absolut erledigt bezeichnet.

Es ist häufig so, daß es zu einer Nekrose des Knochens durch die breite Freilegung kommt. Wir haben in Linz einen solchen Fall erlebt. Es besteht außerdem noch die Gefahr, daß es durch diese stabile Osteosynthese, die völlig starr ist, zu einer Spongiosierung des Schaftes kommt. Dadurch geht die Kortikalis in Spongiosa über, und nach Entfernung der Platte bricht in der Regel der Knochen an dieser Stelle. Wenn man das vermeiden will, muß man, wenn solche Platten jetzt noch irgendwo liegen, die Platten getrennt entfernen, also einmal die eine herausnehmen und später dann die zweite. Das ist auch eine Zumutung für den Patienten; er braucht dann 3 Operationen. Ich glaube, daß dieses Verfahren bereits erledigt ist.

G. Faulwetter, Bardenberg/Aachen (Deutschland):

Ein Kapitel ist im ganzen Programm nicht enthalten: die nicht so seltenen Schenkelhals- und pertrochanteren Brüche beim *Amputierten*.

Zweckmäßig ist eine konservative Behandlung mit leichtem Dauerzug mittels aufgeklebtem Trikotschlauchstrumpf am Oberschenkelstumpf ohne Schienenfixation, damit das Hüftgelenk bewegt werden kann. Eine operative Behandlung halten wir für nicht ratsam, da der Stumpf sehr kalkarm ist und jede Narbe an der Außenseite des Stumpfes den Prothesensitz erschwert. Trotzdem hat auch bei tadelloser Ausheilung der Brüche und gegebenenfalls Prothesenänderung die Wiedererlernung des Gehens große Schwierigkeiten gemacht.

W. J. Ewerwahn, Hamburg-Eppendorf (Deutschland):

Todesursachen nach konservativer und operativer Therapie pertrochanterer Frakturen, klinische Konsequenzen

Von 376 beobachteten Verletzten mit pertrochanteren Frakturen in einem Durchschnittsalter von 71 Jahren wurden 219 ohne Selektion konservativ behandelt, 138 nach Selektion der inoperablen Fälle genagelt, 19 nach Selektion der operablen Fälle konservativ behandelt.

Von den 219 konservativen Fällen verstarben 51 = 23%, von den 138 operativ behandelten 28 = 20%, von den 19 inoperablen Fällen 8, also weniger als die Hälfte.

Das Durchschnittsalter der 87 Todesfälle betrug 78 Jahre. Bei den Todesfällen der *konservativen* Gruppe konnte eine erhebliche Frühletalität festgestellt werden, d. h., über die Hälfte verstarb innerhalb des 1. Monats nach dem Unfall.

Bei der *operativen* Gruppe war ein enger zeitlicher Zusammenhang zwischen Operation und Tod auffällig, über ein Drittel der Todesfälle trat bis zum 7. postoperativen Tag ein, d. h., diese sind der Operation anzulasten.

Von den Inoperablen verstarben 6 innerhalb des 1. Monats nach dem Unfall, 2 später. Mehr als die Hälfte dieser Kranken überstand die dreimonatige konservative Behandlung.

Die *Sektionen* ergaben bei allen 3 Gruppen eine gleichmäßige Verteilung der Diagnosen, wie Zerebralsklerose, Anämie, Arteriosklerose, Neoplasmen, Diabetes u. a. Eine wesentliche Differenz bei den Todesursachen der konservativen und der operativen Gruppe bestand in der Häufigkeit: 1. der Pneumonien, 2. der Embolien, 3. der Fettembolien.

Die *Pneumonie* war postoperativ bei den Frühverstorbenen stets häufiger als Todesursache oder konkurrierende Todesursache nachweisbar als bei den konservativ Behandelten mit Frühletalität. Bei beiden Gruppen war die klinisch durchgeführte Pneumonieprophylaxe identisch. Es muß also ein Zusammenhang zwischen Operation bzw. Narkose und Pneumonie bestehen. Narkoseart und Dauer konkurrieren mit dem Operationstrauma bei der Verursachung der Lungenkomplikation.

Mayrhofer hat nachgewiesen, daß bei dem alten Menschen die über 1 Std währende Narkose die Letalität verdoppeln kann. Diese Zeitgrenze ist nicht zu vernachlässigen. Lagerung, Reposition und Operation können zum Überschreiten der Stundengrenze führen.

Sichere Aussagen über den Zusammenhang zwischen Osteosyntheseart und Todesursache können wir aufgrund des kleinen Zahlenmaterials noch nicht machen, es zeichnet sich jedoch ein Vorteil des Trochanternagels von Küntscher gegenüber dem Dreilamellennagel mit Lasche ab.

Bei 36 Rundnagelungen nach Lezius-Herzer traten 4, bei 15 Trochanternagelungen 1 und nach 87 Laschennagelungen 23 Todesfälle auf. Bei der Trochanternagelung besteht u.E. gegenüber den beiden anderen Methoden das geringste operative Risiko mit günstigsten Zeitverhältnissen.

Bezüglich der *Embolien* gehen wir mit Gergen aus der *Ehalt*schen Klinik konform und führen eine prophylaktische Behandlung nicht durch. Die *Marcumar*-Therapie hat bei uns die in sie gesetzten Erwartungen *nicht* erfüllt.

Eine signifikante Reduzierung der Embolie-Todesfälle war bei routinemäßiger prophylaktischer *Marcumar*-Behandlung nicht zu erzielen, vielmehr war diese Behandlung mit tödlichen Blutungen belastet, so daß eine höhere Letalität resultierte als bei den nicht behandelten Kranken.

Bei klinisch erkannten Thrombosen wird eine *Heparin*behandlung durchgeführt.

Der *Fettnachweis* in der operativen Gruppe war doppelt so häufig wie in der konservativen. Hier bestehen sicher Zusammenhänge mit dem Operationstrauma. Der alte Mensch erträgt zwar die 1. Fettausschwemmung anläßlich der Fraktur, ist jedoch nicht mehr in der Lage, die 2., operativ gesetzte, zu tolerieren.

Um die Überlebenschance bei aktivem ärztlichen Vorgehen zu verbessern, sind eine sorgfältige Operationsindikation, umfassende Operationsvorbereitungen, intensive Pneumonieprophylaxe, geringstes Operationstrauma und kurzfristige Narkose angezeigt, denn die markanten tödlichen Frühkomplikationen dieser Fraktur des Greisenalters konnten durch die *operative* Therapie *nicht* reduziert werden.

Die *konservative* Therapie hat nach wie vor ihre *Berechtigung*, auch um den Preis des länger dauernden Krankenhausaufenthaltes.

J. Bauer, M. Kováč, J. Andrašina u. V. Blaško,
Košice (Tschechoslowakei):

Komplikationen nach Frakturen im Trochanterbereich

Auf der Abteilung für Traumatologie des Fakultätskrankenhauses in Košice versorgten wir in den Jahren 1955—1968 insgesamt 296 Brüche im Trochanterbereich des Oberschenkels. Es starben davon 59 Patienten, d.h. 19% der Gesamtzahl. 113 Probanden wurden konservativ behandelt. In dieser Gruppe kamen ad exitum 36 Versorgte = 31%. 183 unserer Patienten wurden operiert. Davon starben 23 = 12%.

Todesursachen. Dreimal handelte es sich um irreversible Schockzustände; 5mal verzeichneten wir eine Lungenembolie, 14mal Bronchopneumonie, 4mal Sepsis bei Dekubitalgeschwüren, 10mal ein Versagen des kardiovaskulären Systems, 2mal war Todesursache Apoplexie, und 1 Patient verstarb durch eine Bauchfellentzündung nach Perforation eines Magengeschwüres.

Das Durchschnittsalter unserer verstorbenen Probanden war 81 Jahre.

In unserem Krankengute verzeichneten wir in der Heilungsphase folgende *Komplikationen:*

Bei *konservativ* Behandelten fanden wir als häufigste Lokalkomplikation eine Varus-Stellung des Schenkelhalses mit einer Verkürzung der Extremität. Wir fanden sie 32mal von insgesamt 113 konservativ Behandelten = 28%. Davon kann man fast ein Drittel auf ungenügende Reposition bei der Extension zurückführen. Ferner verzeichneten wir einmal eine schwere Arthrose und einmal eine Ankylose des Hüftgelenkes. Andere Komplikationen, die wir als Ausdruck einer unerwünschten Beanspruchung des Gesamtorganismus werten, waren: Apoplexie 3mal, 1mal eine Psychose, 2mal Thrombosen des Venensystems der unteren Extremitäten und 2mal Komplikationen seitens des Urogenitalsystems.

Bei 183 *Operierten* sahen wir 12mal eine Varus-Stellung des Schenkelhalses = 6%, 3mal eine Parese des N. fibularis, 1mal eine Pseudoarthrose, 8mal eine Nagelkorrosion, 5mal brach die Platte, 2mal eine Auswanderung des Nagels, 2mal eine Osteomyelitis, 2mal verzeichneten wir ein Abreißen der Schraube, die zum Festhalten der Platte diente, und 1mal bog sich der eingeführte Nagel. Zweimal verzeichneten wir einen subtrochanteren Bruch im Bereiche der Einführstelle des *Küntscher*-Nagels bei Frakturen im Trochanterbereich. Es handelte sich hier um einen in Valgus-Stellung eingeführten Nagel. In beiden Fällen kam es zur Fraktur erst 4—6 Monate post operationem. In dieser Zeit war der Bruch am Schenkelhals röntgenologisch schon geheilt. Wir entfernten in beiden Fällen den Nagel und versorgten die subtrochantere Fraktur mit einem endomedullären *Küntscher*-Nagel. Beide Brüche heilten dann komplikationslos. Einen Patienten mit Fraktur im Trochanterbereich und komminutiver Fraktur der Schenkeldiaphyse im mittleren Drittel versorgten wir mit 2 Y-Nägeln nach Küntscher. Von Gesamtkomplikationen verzeichneten wir in dieser Gruppe 2mal eine Thrombophlebitis der unteren Extremitäten, 2mal Apoplexie und 3mal Komplikationen seitens des Urogenitaltraktes.

Beim Vergleich unserer Komplikationen mit jenen im Fachschrifttum können diese sowohl qualitativ als auch quantitativ als durchschnittlich angesehen werden. Es muß jedoch betont werden, daß die Komplikationsrate nach operativer Versorgung der Brüche im Trochanterbereich *wesentlich niedriger* als nach konservativer Behandlung ist.

O. Russe, Wien (Österreich):

Pseudarthrosen nach pertrochanteren Oberschenkelbrüchen. (Mit 1 Abb.)

Nach pertrochanteren Brüchen kommt es nur ganz *selten* zu Pseudarthrosen. So ist auch die Operation einer pertrochanteren Pseudarthrose ein außergewöhnlich seltenes Ereignis. In 14 Jahren, das ist seit der Eröffnung des Unfallkrankenhauses Wien XII, hatten wir nur viermal Gelegenheit, Operationen einer pertrochanteren Pseudarthrose durchzuführen. Diese Patienten waren primär in anderen Krankenhäusern behandelt worden. Von den in den 14 Jahren in unserem eigenen Krankenhaus aufgenommenen über 1000 frischen pertrochanteren Brüchen wissen wir in keinem einzigen Falle von der Entstehung einer Pseudarthrose. Die für diesen Kongreß durchgeführte Sammelstatistik aus insgesamt 8 österreichischen Unfallkrankenhäusern und Unfallstationen ergab 6 Pseudarthrosen nach 1369 frischen pertrochanteren Brüchen, also weniger als $1/_2$ Prozent.

Ursache der Pseudarthrose. Sowohl nach konservativer als auch nach operativer Behandlung kann es zur Pseudarthrose kommen. Mögliche Ursachen bei *konservativer* Behandlung können sein: 1. ein zu hohes Zuggewicht und Distraktion, 2. eine nicht korrigierte Seitenverschiebung von über Schaftbreite, 3. eine Muskelinterposition.

Bei *operativer* Behandlung des pertrochanteren Bruches können mangelnde Reposition oder mangelnde Technik der Osteosynthese Ursache der Entstehung einer Pseudarthrose sein. Schließlich kann es auch infolge Infektion oder *Palacos*zwischenlagerung zur Pseudarthrose kommen. Eine Pseudarthrose nach auswärts mit *Palacos* versorgter pertrochanterer Fraktur konnten wir auch beobachten. Das Acrylat verhinderte die knöcherne Verbindung zwischen den Fragmenten und führte außerdem zum Bruch des Laschennagels.

Vermeidung der Pseudarthrose. Entschließt man sich bei der Behandlung eines pertrochanteren Bruches zur Operation, wird man das Risiko einer Infektion leider nie ganz ausschließen können. Wohl lassen sich aber technische Fehler bei der Reposition und bei der Osteosynthese der frischen Fraktur vermeiden. Ganz besonderes Augenmerk ist auf die Erkennung der unstabilen Fraktur zu legen. Die wenig verschobene Fraktur birgt gewöhnlich keine Schwierigkeiten der Osteosynthese in sich. Verschiebungen des distalen Fragmentes bis ca. Drittel-Schaftbreite nach medial können — ja sollen nach unserer Erfahrung bei unstabilen Brüchen aufrechterhalten werden. Neben dieser *Medialisierung* ist bei den ausgesprochen unstabilen Brüchen auch bewußt eine *Valgisierung der Fragmente* und eine *steile Nagelung* durchzuführen. Auf keinen Fall darf eine Seitenverschiebung von voller Schaftbreite, eine Varusstellung oder eine Diastase zwischen den Bruchstücken beibehalten werden. Als unstabile Brüche sind besonders anzusehen: Brüche mit Rekurvation (Gruppe 4 nach Böhler), Brüche mit starkem Varus, Brüche im kaudalen Gebiet der Trochantergegend, besonders bei waagrechtem Verlauf des Bruchspaltes unterhalb des großen und oberhalb des kleinen Trochanters (intertrochantere Brüche bzw. diakondyläre Brüche nach Ehalt). Ist die Spitze des großen Trochanters mit dem proximalen Fragment in Verbindung geblieben und wirken die vom Becken zur Spitze des Trochanters ziehenden Muskeln allein auf das proximale Fragment, kommen Fraktur und Osteosynthesematerial unter stärkste Biegungsbeanspruchung. Bei Unterlassung einer entsprechenden Valgisierung und einer betont steilen Nagelführung kommt es oft zum Absinken der Fraktur in eine Varusstellung und zum Bruch des Osteosynthesematerials.

Steile Nagelung (Winkel zwischen Nagel und Platte ca. 160°), Valgisierung der Fragmente (Schenkelhals um 10—20° steiler als normal) und Medialisierung des distalen Fragmentes *(um ca. $^1/_3$ Schaftbreite)* sind die Garantie für eine stabile Osteosynthese bei unstabilen Frakturen. Darauf hat Krotschek in sehr anzuerkennender Weise hingewiesen. Die steile Nagellage erlaubt bei Aufnahme der vollen Belastung ein weiteres Zusammenrutschen der Bruchstücke. Dadurch wird eine eventuell an den Bruchenden auftretende Resorption überwunden. Mit jedem voll belasteten Schritt stauchen sich die Fragmente noch fester ineinander ein. Der Vergleich mit dem belastungsstabilen Valgusbruch des Schenkelhalses liegt auf der Hand.

Behandlung der Pseudarthrose. Die operative Behandlung der Pseudarthrose holt nach, was primär schon hätte geschehen sollen: Durchführung einer stabilen Osteosynthese. Hätte primär eine steile Nagellage,

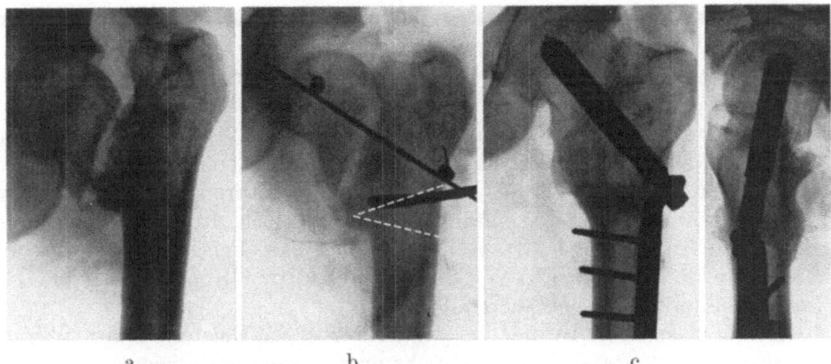

Abb. 1. a Pseudarthrose am Übergang des Schenkelhalses zum Trochantermassiv 6 Monate nach dem Unfall. Bisher (auswärts) nur Extensionsbehandlung, b Führungsdraht für den Dreilamellennagel und Bezeichnung des zu entfernenden intertrochanteren Knochenkeiles, c knöcherne Konsolidierung 6 Monate nach der Umstellungsosteotomie. Es kam zu vollkommen freier Beweglichkeit aller Gelenke

Valgisierung der Fragmente und eventuell zusätzliche Medialisierung des distalen Fragmentes ausgereicht, so wird bei der ausgebildeten Pseudarthrose eine zusätzliche *Keilosteotomie* den entscheidenden Ausschlag geben. Dadurch wird die Biegungsbeanspruchung vermindert, und die schädlichen Scherkräfte werden in nützliche Druckkräfte umgewandelt. Die Fixierung erfolgt durch steilen Nagel und Platte oder durch eine Winkelplatte von gewöhnlich 160°. Belastungsstabilität tritt nach 2—3 Wochen ein, knöcherne Heilung kann schon nach wenigen Monaten erwartet werden. Bei den von uns operierten 4 pertrochanteren Pseudarthrosen kam es immer zur knöchernen Heilung (Abb. 1).

Zusammenfassung. Pseudarthrosen treten nach pertrochanteren Oberschenkelbrüchen *sehr selten* auf. Die Behandlung besteht in *Keilosteotomie*, *Valgisierung* der Fragmente und *steiler* Nagelung. Eine Medialisierung des distalen Fragmentes, wie sie für die unstabile frische pertrochantere Fraktur empfohlen wird, erhöht die postoperative Stabilität auch der Pseudarthrose.

J. Rehn, Bochum (Deutschland):

Pseudarthrosen bei subtrochanteren Frakturen. (Mit 1 Abb.)

Im Verhältnis zu der relativen Seltenheit der echten subtrochanteren Frakturen ist die *Zahl der Pseudarthrosen* in diesem Bereich nicht klein, was nach den vorhergehenden Referaten erstaunlich erscheint. Die *Ursachen der Falschgelenkbildung* sind in den bekannten Faktoren zu suchen. An erster Stelle steht hier die *ungenügende Ruhigstellung* mit konservativen oder operativen Maßnahmen. Auf das proximale und distale Fragment wirken die großen Muskelgruppen des Hüftgelenkes und Oberschenkels ein. Sie führen zu den typischen, bereits beschriebenen Dislokationen. Mit *konservativen Maßnahmen* ist neben einer Neutralisation dieser Muskelkräfte die exakte Reposition schwierig. Zumeist sind in der Extension oder im Gipsverband mehr oder weniger ausgiebige Wackelbewegungen mit Dislokationen im Frakturbereich möglich. So können *häufige Repositionen* bei mobilen Frakturen, die konservativ behandelt werden, eine Pseudarthrose provozieren. Eine unzureichende Reposition mit mangelhaftem und nicht ausreichendem Kontakt der Bruchstücke wirkt ebenso wie die zu gewaltsame Reposition oder Extension pseudarthrosegefährdend.

Die *Osteosynthese* muß *Übungsstabilität* gewährleisten. Durch dünne *Küntscher*nägel, *Rush*-Pins oder nicht ausreichend stabilisierende andere Verfahren wird dieses Ziel nicht erreicht. Damit ist auch mit operativen Methoden die Gefahr der Falschgelenkbildung gegeben. Auch *gute Verfahren* können bei *falscher Indikation* und *fehlerhafter Technik* eine Pseudarthrose im Gefolge haben. Das gleiche gilt für inter- oder die nur noch selten angewandte subtrochantere Osteotomie. Aus den oben angeführten Gründen muß anschließend eine stabile maßgerechte Osteosynthese erfolgen.

Die *Falschgelenke* werden in erster Linie durch *mechanische Momente ausgelöst*. Bei geschlossenen Frakturen ist die zur Heilung erforderliche ausreichende *Durchblutung* gewährleistet. Durch schwere Traumen, wie auch zu weitgehende Freilegung bei der operativen Versorgung, kann über eine schlechte Vaskularisierung zumindest eine verzögerte Bruchheilung eintreten.

Besondere Probleme bieten die *infizierten Pseudarthrosen*, vor allem diejenigen mit größeren Defekten, nach komplizierten oder operativ behandelten Frakturen.

Die *Diagnose* läßt sich selbst bei beweglichem, schlaffem Falschgelenk klinisch wegen der Nähe des Hüftgelenkes selten genau stellen. Vom Patienten geäußerte Schmerzen bei der Belastung sollten Beachtung finden. Röntgenaufnahmen in 4 Richtungen, Schichtbilder oder auch die drehende Betrachtung der ehemaligen Fraktur mit Hilfe des Fernsehbildverstärkers führen zu einer exakten Feststellung dieser Komplikation.

Die *Therapie* kann nur eine *operative* sein. Wir verwenden ausschließlich das Instrumentarium der AO. Bei der Falschgelenkbildung nach einer Querfraktur benutzen wir die Kondylenplatte, die unter Druck angelegt wird. Eine Ausräumung des gut reponiblen Falschgelenkes erübrigt sich, da das pluripotente Bindegewebe unter vollkommener Ruhigstellung in Knochengewebe umgewandelt wird. Schrägfrakturen, auch mit ausgesprengten Fragmenten werden wir mit einer 130°-Platte, unter Umständen mit Zugschrauben fixieren. Bei all diesen Verfahren machen wir von der zusätzlichen *Anlagerung autologer Spongiosa* großzügigen Gebrauch. Hiermit erreichen wir eine hervorragende Unterstützung der knöchernen Regeneration.

Infizierte Pseudarthrosen operieren wir erst dann, wenn die Osteomyelitis ohne Eiterabsonderung und bei verheilten Fisteln sich in einem klinisch ruhigen Stadium befindet. Die Wahl des Verfahrens richtet sich nach der Ausdehnung und dem klinischen Verlauf der vorausgegangenen Knochenmarkseiterung. Nach schweren chronischen Osteomyelitiden werden wir uns mit einer alleinigen Spongiosaeinpflanzung und anschließender Ruhigstellung im Beckengips begnügen. Die Implantation großer metallischer Fremdkörper ruft die Gefahr eines Osteomyelitisrezidivs auf den Plan. Einige Beispiele sollen das Gesagte erläutern (Demonstration typischer Verläufe):

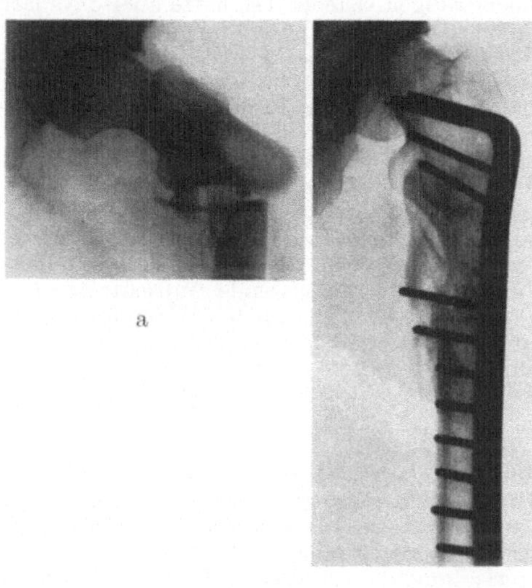

Abb. 1. U. W., 34 Jahre. a Pseudarthrose mit Fehlstellung nach 3monatiger konservativer Vorbehandlung, b 7 Monate nach Osteosynthese mit Kondylenplatte und Anlagerung autologer Beckenkammspongiosa

Aussprache

F. Magerl, St. Gallen (Schweiz):

Osteosynthesen von Frakturen im Bereich des Trochantermassives sind wegen der starken Biegebeanspruchung des proximalen Femurendes durch eine relativ hohe Zahl von Zusammenbrüchen der Osteosynthese belastet.

Während der letzten 5 Jahre haben wir 13 solche Zusammenbrüche beobachtet (6 eigene und 7 auswärts behandelte Fälle), 11mal war eine *AO*-Platte gebrochen (7 130°-Platten, 4 Kondylenplatten), 1mal fanden wir eine schwere Deformierung eines Pistolennagels, und 1mal hatte sich die Schraube zwischen einem Dreilamellennagel und der Platte gelöst.

6 Platten brachen 4—5 Monate nach der Operation, 2 nach 1 Jahr und 1 schon nach 1 Monat. In 4 Fällen konnte der Zeitpunkt des Zusammenbruches nicht festgestellt werden. Eine Fraktur heilte spontan nach dem Plattenbruch, nachdem das proximale Fragment varisieren konnte und medial eine Abstützung gefunden hatte.

10*

Mit Ausnahme der mit dem Pistolennagel versorgten Fraktur handelt es sich durchwegs um *unstabile* Bruchformen.

Weil 4 unstabile Brüche mit Kondylenplatten versorgt worden waren, möchten wir betonen, daß wir diese Platten nur für inter- und subtrochantere Brüche empfehlen. *Kondylenplatten eignen sich nur als Zuggurtungsplatten.* Es muß eine gute mediale Abstüzung vorhanden sein, damit diese Platten ihre Zuggurtungsfunktion entfalten können.

Nach der Osteosynthese war in 12 Fällen wegen eines Defektes am *Adam*schen Bogen *keine* mediale Abstützung vorhanden. Beim einzigen stabilen Bruch klaffte medial ein breiter Spalt, da valgisiert worden war. In 1 Fall war die Reposition gut, wegen einer hochgradigen Osteoporose hatte aber die Plattenklinge im proximalen Fragment keinen Halt und die Fragmente konnten sekundär dislozieren. Nach 4 Monaten brach die Platte.

Aus der *Analyse der Mißerfolge* geht hervor, daß die Wiederherstellung der medialen Abstützung große Bedeutung für den Erfolg der Osteosynthese hat. Wenn der mediale Tragpfeiler durch einen Defekt unterbrochen ist, wird wegen der starken varisierenden Kräfte das Osteosynthesematerial Biegemomenten ausgesetzt, denen es auf die Dauer *nicht* standhalten kann. Infolge Materialermüdung kommt es zum Bruch des Implantates.

Um den medialen Tragpfeiler wiederherzustellen und eine belastungsstabile Osteosynthese zu erhalten, machen wir bei gegebener Indikation bei unstabilen pertrochanteren Frakturen die „abstützende Aufrichteosteotomie" (Debrunner u. Cech). Mit diesem Verfahren kann der mediale Tragpfeiler exakt wiederhergestellt werden, und die breit aufeinanderliegenden horizontalen Osteotomieflächen geben eine sichere Stabilität. Für die Osteosynthese schädliche Biegemomente und Scherkräfte werden mit dieser Methode ausgeschaltet.

R. Maatz, Berlin (Deutschland):

Im eigenen Krankengut des Berliner Auguste-Viktoria-Krankenhauses überblicke ich 558 pertrochantere Frakturen. 438 Patienten (78,5%) wurden operativ versorgt, von diesen 368 nur mit dem steilen Nagel. Einen Ermüdungsbruch an der Nageleinschlagstelle beobachteten wir 3mal (= 0,8%). Darum haben wir die Indikation zur Anwendung der *Pohl*schen Laschenschraube erweitert und den Nagel nur noch in den Fällen angewendet, in denen der mediale Stützpfeiler intakt war, also bei Schweregrad I. Außerdem haben wir das Nagelkaliber von 10 auf 7 mm reduziert, so daß wir dann in den letzten Jahren Ermüdungsbrüche nicht mehr beobachten konnten.

Die von Rehn gezeigten subtrochanteren *Pseudarthrosen* würde ich mit dem konischen Trochanternagel versorgen. Er hat im kleinen Fragment breite Auflage. Um ihm mit dem Knochen eine besonders gute und drehfeste Formschlüssigkeit zu geben, versehen wir bei Pseudarthrosen den Nagel auf der konvexen, also der medialen Seite mit Sägezähnen, mit denen er sich beim Einschlagen ein Bett frißt. Zur Anregung der Kallusbildung lege ich dann lateral 2 Anlegespäne aus *Kieler*-Material an, und zwar auf das Periost. In dem guten Lager, tief unter Muskulatur eingebettet, hat sich dieser Span besonders bewährt.

Bei den sehr seltenen Pseudarthrosen nach pertrochanterer Fraktur sollte man stets an eine *Tabes* denken. Von 3 Patienten mit einer solchen Pseudarthrose handelte es sich in meinem Krankengut 2mal um eine Tabes.

H. Hofer, Salzburg (Österreich):

Es wurde heute hier sehr viel von Valgisierung und Varisierung gesprochen. Erlauben Sie, daß ich als Orthopäde etwas dazu sage. Die ganzen Begriffe der Valgisierung, die auch Russe bei der Pseudarthrose gezeigt hat, und der Keilentnahme kann nur intakte konkruente normale Hüftgelenke treffen. Sobald das Hüftgelenk nicht mehr intakt ist, d. h. bereits eine Arthrose vorliegt, dann müßte man sich gerade den Grad der Valgisierung schon etwas überlegen. Es ist nicht egal, wieviel valgisiert wird, sondern man sollte sich das schon ausmessen, wie es Pauwels angegeben hat, damit nicht postoperativ wohl eine Konsolidierung des Bruches erfolgt, aber von seiten des Hüftgelenkes statische Beschwerden entstehen.

J. Rehn, Bochum (Deutschland):

Zu der Anfrage von Maatz: Wir verfolgen mit den Platten das Prinzip, daß wir nach Möglichkeit beim Querbruch, der die häufigste Pseudarthroseursache darstellt, mit dem Spanner Gegendruck erzeugen und damit eine optimale Ruhigstellung erreichen.

Zur Frage autologer Knochenspan ,Spongiosa, *Kieler*-Span: Wir nehmen das Material, was sich nicht nur in klinischer, sondern auch in experimentellen Arbeiten meiner Mitarbeiter als optimal entpuppt hat, und scheuen uns nicht, am Beckenkamm einen Zweiteingriff vorzunehmen.

Rundgespräch: Leiter: E. Frank, Wien (Österreich):

Metallurgische Probleme.

E. Frank:

In letzter Zeit ist die Osteosynthese in den Vordergrund gerückt, so wie die Unfallchirurgie im Rahmen der medizinischen Fächer. Wir müssen uns auch einmal Gedanken machen, ob tatsächlich das Osteosynthesematerial, das uns zur Verfügung gestellt wird, den Anforderungen entspricht, die wir erwarten. Ich darf sofort in die Diskussion überleiten und Herrn v. Elmendorff bitten, uns über seine Erfahrungen aus klinischer Sicht zu berichten.

H. v. Elmendorff, Düsseldorf (Deutschland):

Ich möchte zunächst voranschicken, daß unser Material in Deutschland im wesentlichen normiert ist. Wir verwenden als Behandlungsmethode den *Böhler*-Nagel. Wir haben etwa 1000 Fälle, Herr Hupfauer und ich, nachuntersucht und dabei 4 Nagel- und 8 Plattenbrüche festgestellt. Eine Durchsicht der Röntgenbilder ergab, daß es eigentlich nicht das Material war, das fehlerhaft war, sondern bei speziellen Brüchen war es stets die Technik. Das heißt also, wir können mit dem Material zufrieden sein.

Demonstration. Die Nagelung hatte *keine* mediale Abstützung, und als Folge kam es zu den Nagelbrüchen. Wir haben bei den Nägeln keine wesentliche Korrosionserscheinungen gefunden, bei den Platten bisweilen Korrosionserscheinungen als Lochfraß. Dieser Lochfraß war *niemals* die Ursache für einen Plattenbruch.

E. Frank:

Herr Scheuba, Sie haben sich in besonderem Maße seit geraumer Zeit mit der Region des pertrochanteren Oberschenkelbruches beschäftigt. Und es ist bekannt, daß Sie selbst einen Nagel angegeben haben, d. h. mit anderen Worten, Sie sind mit dem Osteosynthesematerial in irgendeiner Form *nicht* zufrieden gewesen, sonst hätten Sie sich nicht zu diesem Schritt veranlaßt gesehen. Darf ich Sie nun bitten, darüber zu berichten.

G. Scheuba, Wien (Österreich):

Den Hauptmangel sehen wir in der zu *geringen* Belastbarkeit. Das meist hohe Alter der Patienten und die damit verbundene Unmöglichkeit, sie ohne Belastung zu mobilisieren, lassen uns die wirklich belastungsstabile Osteosynthese anstreben. Unser Winkelnagel verbindet nun die Vorteile des bewährten Dreilamellennagels nach Lorenz Böhler mit den Vorzügen einer stabilen Osteosynthese. Experimentelle Untersuchungen an der Versuchs- und Forschungsanstalt der Technischen Hochschule in Wien haben interessante Aspekte ergeben.

Demonstration. Bei steigender Belastung unseres Winkelnagels von oben ergibt die Kraft mal dem Hebelarm das zusätzlich einwirkende Biegemoment. Der Hebelarm von 70 mm entspricht etwa der am häufigsten verwendeten Nagellänge von

90 mm. Vergleicht man nun die dabei entstehende Kurve mit den Werten für andere
gebräuchliche Osteosynthesen, so liegt unser Winkelnagel mit einem Maximum
von 98 kp deutlich über den anderen Modellen. Keiner dieser Nägel ist allerdings bei dieser Nagellänge einer Belastung von 100 kg gewachsen. Und damit
auch nicht jener Belastung, die bei normalem Gang mit Stock auf das koxale
Femurende einwirkt. Eine Osteosynthese müßte dazu mindestens 100—200 kg,
bei normalem Gang 400 kg, eventuell noch mehr aushalten.

Dazu kommt noch der Ermüdungseffekt der intermittierenden Belastung. So
verstehen wir, daß alle Nägel sich biegen oder brechen können. Folglich kann eine
belastungsstabile Osteosynthese nur *dann* erzielt werden, wenn der zwar gebrochene,
aber wieder voll aufsitzende Knochen diese Kräfte vom Hüftkopf auf den intakten
Femurschaft überleiten können. Der Synthese fällt dabei die leichtere Aufgabe
zu, die gebrochene Kortikalis unverrückbar aufgesetzt zu halten und jedwede
Scherkräfte abzufangen. Daraus ergibt sich als Voraussetzung für eine Belastungsstabilität die Notwendigkeit der *anatomischen Reposition* im Bereich der tragenden
medialen und vorderen Kortikalis. Im Idealfall kann durch die voll reponierte
Fraktur der Hebelarm wesentlich verkürzt und damit das wirksame Biegemoment
bei einer Belastung von weniger als die Hälfte reduziert werden. Auch diese Belastung erfordert noch eine stabile Synthese. Vor allem auch in horizontaler Richtung, um die starken Scherkräfte bei schrägen Frakturen abfangen zu können.

Dieser Patient stand am 4. postoperativen Tag auf, und es kam zu keiner
Verbiegung. Die Laschennagelung ist für alle Frakturformen in dieser Region
geeignet, wenn möglich im Zuge der notwendigen operativen Freilegung.

E. FRANK:

Danke, Herr Scheuba, wir dürfen jetzt Herrn Zitter bitten, uns etwas über
die Problematik der Herstellung von Implantaten im Zusammenhang mit Kaltverformung zu erzählen und den dabei auftretenden Möglichkeiten von Korrosion.

H. ZITTER, Leoben (Österreich):

Die Frage, die Sie damit angeschnitten haben, betrifft nicht nur den Werkstoff, sondern auch seine Verarbeitung. Auf diese Weise entsteht ja die Kaltverformung und als Folgeerscheinung die Korrosion.

Darf ich vielleicht mit der Frage der Konstruktion, die gerade von Scheuba
angeschnitten wurde und von der ich als Chemiker am wenigsten verstehe, beginnen. Es fällt mir auf, daß bei ein und demselben Implantat der gleichen Größe
und Form aus demselben Material Festigkeitswerte festgestellt werden können,
die bis zu 100% Unterschiede aufweisen. Und zwar vollkommen regellos verteilt.
Was kann die Ursache dafür sein? Entweder war sich der Konstrukteur über die
Gewichtsverteilung nicht ganz im klaren und hat sie verschieden angesetzt. An
sich wäre das möglich, denn die Gewichte des Menschen unterscheiden sich etwa
um den Faktor 2. Auf der anderen Seite müßte man aber sagen, daß man dann
die Patienten in schwere und in leichtere Patienten einteilen müßte. Von einer
solchen Einteilung hingegen ist mir wiederum nichts bekannt.

Nehmen wir dagegen das normale Vorgehen der Technik; dort ist gerade das
Umgekehrte der Fall. Wenn man einmal eine Beanspruchung genau kennt, so
führt diese noch zu einer Einengung der Materialeigenschaften, nämlich zu dem
Optimum für diese spezielle Beanspruchung. Soweit ist man offenbar bei der Herstellung von Implantaten *noch nicht*. Und nun zur Folge dieser verschiedenen
Festigkeitseigenschaften, die ja auch auf dem Wege der Kaltverformung, wenn
wir von ein und demselben Material ausgehen, erreicht werden.

Demonstration. Diese Beispiele wollte ich Ihnen vor allem anführen, um Ihnen
im wesentlichen 3 Dinge aufzuzeigen:

1. daß die Kaltverformung, wenn wir es auch selten beobachten mögen, in den
Körpersäften zu Korrosionen führen kann,

2. daß wir unsere Aufmerksamkeit nicht nur auf die außen schön glänzenden
Flächen eines Dreilamellennagels richten sollten, sondern auch auf die dem Auge

weniger zugänglichen Flächen auf der Innerseite, z. B. dem Imbus. und 3. wollte ich noch einmal die Problematik des Zusammenwirkens der Materialeigenschaften, Festigkeit und Korrosion an diesen Beispielen aufzeigen.

E. Frank:

Ich glaube, daß gerade die Ausführungen von Zitter für uns sehr interessant waren.

Wenige der Anwesenden werden sich bei Durchführung einer Osteosynthese über die möglichen Gefahren, die in den verschiedenen Implantaten latent ruhen, Gedanken gemacht haben. Wir müssen mehr mit Technikern und Chemikern ins Gespräch kommen. Eine Reihe von Fragen sind noch offen.

H. Rutter, Davos (Schweiz):

Wenn man eine Fraktur mit Hilfe eines Implantates stabilisieren will, kommt es zwangsläufig zu Druckeinwirkungen des Implantates auf den Knochen. Unsere Untersuchung war nun, diese Druckwirkung des Implantates auf den kortikalen Knochen näher zu untersuchen.

Demonstration. Bringt man einen osteotomierten Knochen mit Hilfe einer Platte und eines äußeren Spanners unter Druck, so entspricht der Zug in der Platte genau dem Druck, der hier auf den Knochen ausgeübt wird. Verschafft man sich nun mit einem in die Platte eingebauten Dehnungsmeßstreifen die Information über die Zugverhältnisse in der Platte, hat man einen direkten Zugang über den Knochen. Mit dem Dehnungsmeßstreifen kann man sich nun über beliebig lange Zeiträume dauernd Informationen über die Zugverhältnisse der Platte, d. h. über die Druckverhältnisse im Knochen verschaffen. Bei einer Anfangsbelastung von etwa 100 kp verkürzt sich der Knochen um etwa 20 μ, das entspricht dem Durchmesser von 2 Erythrozyten. Käme es nun unter diesem Druck zur Resorption eines Knochenbezirks, der nur einen Durchmesser von 2 Erythrozyten hat, so würde der Druck unvermindert auf Null abfallen.

Im Verlauf von 10 Wochen finden sich nun bei verschiedenen Experimenten diese Furchen, d. h. der Druck fällt nie steil, sondern geht ganz langsam der Null-Linie entgegen. Um diese Kurve zu interpretieren, haben wir nun denselben Versuch am osteotomierten Knochen, am nicht osteotomierten Knochen und am isolierten toten Knochen durchgeführt. Es findet sich nun beim lebenden und beim toten Knochen der anfänglich etwas steile Abfall. Es ist also keine lebende Reaktion durch Resorption oder ähnliches, sondern es ist ein mechanisches Phänomen, das wir auf viskoelastische Veränderungen im Knochen zurückführen.

Demonstration. Um noch einmal zusammenzufassen, wir haben nie gesehen, daß es zu Resorptionen im Bereich der Osteotomieflächen kam, also nie gesehen, daß es zu Resorptionszonen an den Druckflächen der Schrauben kam, denn sonst wäre es sofort zum direkten Druckabfall gekommen. Wir haben den Druckverlauf gefunden, der bedeutet, daß es unter Druck zur Nekrose und zur Resorption des belasteten Knochens gekommen ist. Das Problem der *Korrosion:* Welches Korrosionsprodukt entsteht, in welcher Konzentration entsteht es und wie wirkt dieses Korrosionsprodukt?

Wir haben eine Reihe von exakten Untersuchungen angestellt, wobei wir mit Organkulturen gearbeitet haben. Kontrollgruppen und synthetische Medien wurden verglichen. Interessant besonders, daß Eisen im synthetischen Milieu eine recht starke Hemmwirkung entfaltet, im Serum jedoch nicht.

E. Frank:

Wir wissen, daß die *AO* ihre Untersuchungen sehr exakt durchführt. Wenn wir also von Implantaten sprechen, die in der Schweiz hergestellt bzw. auch verwendet werden, so sind wir in solchen Fällen geneigt, die Schweiz mit der *AO* gleichzusetzen. Daß dies aber nicht so ist, werden wir nun aus dem Munde des Fräulein Pohler erfahren.

O. Pohler, Waldenburg (Schweiz):

Da nach der AO speziell gefragt wird, ist zu sagen, daß in der Schweiz hauptsächlich AO-Implantate verwendet werden und besonders in Kliniken, die viel osteosynthetisieren. Im Ausland ist das anders und regional sehr verschieden, außerdem ist es so, daß mehr und mehr das AO-Instrumentarium in den verschiedenen Ländern kopiert wird.

Was an anderen Implantaten existiert, ist bekannt und die Varität der Implantate für den Femurkopf ist außerordentlich groß. Am oberen Femur treten große Kräfte auf; die Implantate werden sehr stark belastet, und besonders treten Scher- und Korrosionskräfte auf. Um nun dieser mechanischen Situation Herr zu werden, sind die verschiedensten Konstruktionen erfunden worden. Damit wird auf etwas hingewiesen, das vom Implantat zu fordern ist, nämlich die Formgebung muß den biomechanischen Verhältnissen entsprechen. Die andere Forderung, die an die Implantate gestellt wird, betrifft den Werkstoff, worauf Zitter hingewiesen hat.

Demonstration. Hier sehen Sie einen Lamellennagel in Verbindung mit einer Platte: Die Schrauben und die Nagelspitze sind sehr korrodiert. Es handelt sich um einen niedriglegierten Stahl, der eigentlich kein rostfreier Stahl ist, sondern ein sog. Chromstahl.

Im nächsten Bild sehen Sie 2 Dreilamellennägel: Der linke Nagel ist von korrosivem Gewebe umgeben, der rechte Nagel sieht einwandfrei aus. Beide Nägel haben 18 Jahre im Patienten gelegen. Der linke Nagel war zu niedrig legiert, wieder ein Chromstahl. Der rechte Nagel war ein *echter* rostfreier Stahl. Da der Nagel nicht mechanisch beansprucht wurde, hat die Korrosionsresistenz dieses Materials genügt.

2 Dreilamellennägel, die sich unterschiedlich verhalten haben: Im oberen ist die Spitze korrodiert, und in der Mitte sehen Sie einen Keil, eine Kombination aus Spannungs- und Lochkorrosion, der untere Lamellennagel ist einwandfrei, er war wiederum aus recht guten, korrosionsfestem Stahl, während der obere Dreilamellennagel aus unzureichend legiertem Stahl war. Die Korrosion ist allerdings nicht sehr tiefgehend gewesen. Sie ist auf die Bewegungsmöglichkeit zurückzuführen, die hier innerhalb der Hülse möglich ist. Alle 3 Teile dieser Lasche waren aus rostfreiem Stahl, allerdings aus unterschiedlichem. Die Korrosion ist hauptsächlich auf Bewegung zurückzuführen, zum Teil aber auch auf Unterschiede im chemischen Potential. Im nächsten Bild sehen Sie ein Hüftimplantat aus einer gegossenen Kobalt-Chrom-Legierung. Nach 14 Tagen bis 3 Wochen traten im Implantat Brüche auf. Im linken Bild sehen Sie das gebrochene Implantat. Hier handelt es sich um einen Dreilamellenklingenteil, und im nächsten Bild sehen Sie, stärker vergrößert, die Bruchkanten der Klinge. Und da ist die kantige, lamellare Ausspaltung des oberen Lamellenteiles zu sehen. Auf Grund des Gusses hat das Material ein enorm *großes* Korn gehabt, die Kristalliten waren über 1 cm groß. Durch den Gleitmechanismus, der bei diesem Material stattfindet, sind die kristallographischen Richtungen gegeneinander abgeschnitten. Man kann fast von einem *Spaltbruch* reden, wie er in der Mineralogie bekannt ist. Sie sehen das im nächsten Bild nochmals: Die obere Lamellenkante quer abgeschliffen und wie das Material aufeinander abgleitet. Das Material war weich. Mikrozerreißproben haben gezeigt, daß eine Festigkeit von 30—35 kg vorgelegen hat. Für Implantate müssen 90—95 kg gefordert werden, wenn die Implantate in dieser Weise belastet werden.

Eine Forderung, die von Zitter gestellt wurde, ist die, daß das Material korrosion- und mechanisch fest sein muß. Diese beiden Eigenschaften widersprechen sich. Die Normen, die für Implantatmaterial vorliegen, beinhalten diese Eigenschaften *nicht genügend streng.* Der Implantathersteller ist daher gezwungen, sich seine eigenen Normen zu schaffen, nach denen er die Implantate herstellt. Im Bild sehen Sie einen Querschnitt durch einen typischen Korrosionsriß. Der Implantathersteller muß vermeiden, daß im Material innere Spannungen vorhanden sind. Sie können die innere Spannung praktisch nur im Korrosionstest oder durch einen mechanischen Test prüfen. Die innere Spannung kann einerseits Spannungskorrosion ohne zusätzliche Belastung im Körper hervorrufen, andererseits kann sie die Ermüdungsfestigkeit herabsetzen.

Ich möchte darauf hinweisen, daß das Material, abgesehen von einer sehr strengen chemischen Analyse in einem engen Bereich, *schlackenfrei* sein soll.

E. FRANK:

Ich danke recht herzlich und möchte sagen, daß wir hier sehr interessante Dinge erfahren haben. Ich möchte mich nur kurz fassen: Ich glaube, wir sollten doch in der Entwicklung auf der einen Seite den hohen Wert der Osteosynthese erkennen, sie aber keinesfalls überschätzen. Auf der anderen Seite uns gegen nicht ganz einwandfreies Material verwahren. Ich glaube, daß auf diesem Gebiet noch einige gesetzliche Bestimmungen erlassen werden sollten, die wir eigentlich vermissen. Es ist gestern ein neuer Terminus angekommen: Man sprach von *Montage*. Dazu möchte ich sagen: Wir sollten *mehr zur Operation, zur Behandlung zurückkehren und den Menschen als Ganzes sehen. Denn, wenn wir zur Montage kommen, dann könnten sich einmal Montage und Demontage verheerend auswirken.*

Pathologische und Spontanfrakturen

J. ESCHBERGER, Wien (Österreich):

Pathologisch-Histologisches Referat

Gelegentlich kommt es am proximalen Oberschenkelende zu einer Spontanfraktur. Der Fraktur geht immer eine Verminderung der Tragfähigkeit des Knochens voraus, die das gesamte Skeletsystem oder größere Abschnitte desselben betreffen kann, z.B. bei Systemerkrankungen, oder auch nur die umschriebene Region, wie es bei Primärtumoren der Fall ist.

Ich will im folgenden über diese Veränderungen, soweit sie die von uns durchuntersuchten Fälle betreffen, berichten:

Jugendliche Knochenzyste. Die Knochenzysten sind solitär, kommen vorwiegend im jugendlichen Alter vor. Die Lieblingslokalisation ist der proximale Humerus, Femur oder die Tibia. Die Zyste entfernt sich mit fortschreitendem Knochenlängenwachstum immer mehr von der Epiphysenfuge und läßt daher einen gewissen Schluß auf ihr Alter zu. Der Verlauf ist lange symptomlos. Die Zyste wird meist durch eine Spontanfraktur diagnostiziert.

Histologisch findet man eine stark aufgelockerte und verdünnte Kompakta, die Innenwand ist mit einem einschichtigen Mesothel ausgekleidet, dazwischen retikuläres Bindegewebe mit Bildung von minderwertigen Knochenbälkchen und zahlreichen Gefäßen. Man sieht auch frische und ältere Blutungsherde.

Der Verlauf ist fast immer gutartig.

Osteodysplasia fibrosa Jaffe-Lichtenstein. Die fibröse Dysplasie ist eine vorwiegend einseitige Störung der Skeletentwicklung mit Ersatz des Knochenmarks durch faserreiches Bindegewebe, Spongiosierung der Kompakta sowie Ausweitung und Verkrümmung der langen Röhrenknochen. Die Krankheit verläuft in der Kindheit protrahiert in Schüben. Das weibliche Geschlecht ist doppelt so häufig davon betroffen.

Klinisch findet man außer den Deformitäten Spontanfrakturen, histologisch an den betroffenen Stellen einen völligen Ersatz der blutbildenden Zellen durch zell- und faserreiches Bindegewebe sowie Auflockerung der Kortikalis und Bildung von Knochenbälkchen, die aus geflechtartigem Knochen bestehen.

In seltenen Fällen kann sich aus der Markfibrose ein Sarkom entwickeln.

Osteopsathyrose. Die Osteopsathyrose ist ein gutartiges vererbbares Leiden, das sich etwa über 10—20 Jahre erstreckt und dann ausheilt. Klinisch hervorstechend ist eine hohe Fragilität sämtlicher Knochen. Röntgenologisch findet man entweder einen normalen oder schlanken Knochen mit zahlreichen Residuen nach Frakturen sowie gelegentlich Knochenverbiegungen und Umbauzonen.

Histologisch zeigt der Knochen eine starke Unregelmäßigkeit, der gewohnte geordnete Aufbau aus Osteonen ist nur schwer erkennbar. Am besten sieht man die Struktur in der Mikroradiographie, in der man den unregelmäßigen Anbau neben der dichten nekrotischen und strahlendurchlässigen untermineralisierten Zone beobachten kann. Ob diese unregelmäßige Knochenstruktur der Grund oder die Folge der vermehrten Brüchigkeit ist, möge hier unerörtert bleiben.

Morbus Paget oder Ostitis deformans Paget. Es handelt sich um eine chronische über Jahrzehnte hinziehende Osteodystrophie eines einzigen oder mehrerer Knochen. Beide Geschlechter sind gleich häufig davon befallen. Die Erkrankung tritt vorwiegend nach dem 40. Lebensjahr auf. Röntgenologisch typisch ist die Veränderung und Verbiegung der Knochen, wobei die Markhöhle in Form und Größe erhalten bleibt. Besonders typisch ist die Verdickung des Gehirnschädels.

Histologisch findet man einen überstürzten Umbau der Hartsubstanz mit zahlreichen Osteoklasten, Abbaustellen und sofortigen Ersatz des abgebauten Knochens durch teilweise minderen Knochen und Osteoid. Dadurch bedingt, ergibt sich eine mosaikartige Struktur mit girlandenförmigen Kittlinien.

Gelegentlich kommt es zu einer Degeneration und Bildung eines osteogenen Sarkoms. Auffallend ist bei diesen Sarkomen dann eine relativ hohe Anzahl von Osteoklasten.

Ermüdungsbrüche. Ermüdungsbrüche des proximalen Oberschenkelendes findet man vorwiegend bei Belastungsanomalien des Beines, z. B. Coxa vara, Hüftdysplasien usw. Es kommt lateralseitig zu einer Verdickung der Kortikalis und dort zu Abbauerscheinungen. Und zwar zu einem Abbau und Einbruch der einzelnen Osteone, der teils durch Nekrose, teils auch enzymatös bedingt ist. Der Knochen wird sowohl im Bereich der Kittlinien als auch von einzelnen Osteozyten her osteolysiert und bricht dann später ein. Dadurch kommt es zu einer Verminderung der Belastungsfähigkeit und zur Spontanfraktur.

Riesenzellentumor oder Osteoklastom. Das solitäre Osteoklastom ist eine semimaligne Knochengeschwulst, aufgebaut aus Spindel- und Riesenzellen sowie zahlreichen Gefäßen. Wegen des oft reichen Anteiles von Spindelzellen ist eine Differenzierung gegenüber sämtlichen mit Markfibrose einhergehenden Knochenveränderungen *nicht* sehr leicht. Auch die Differenzierung der malignen von den benignen Osteoklastomen macht *größere Schwierigkeiten.* Man muß hier die Geschwulststruktur im ganzen sowie das Verhältnis von den Spindelzellen zu den Riesenzellen und die Verteilung kortikalisnahe oder mehr zentral beurteilen. Etwa 10% der Osteoklastome sind maligen. Das Osteoklastom entwickelt sich meist zwischen dem 20. und 30. Lebensjahr und tritt fast immer mono-stisch-monotop in Erscheinung.

Osteogenes Sarkom. Bei der Beschreibung dieses bösartigen Tumors will ich gleichzeitig versuchen die Schwierigkeiten der Diagnosestellung von Knochengeschwülsten aufzuzeigen. Es soll die Grenzen und Möglich-keiten der histologischen Diagnosestellung darstellen.

Ein 13jähriger Knabe stürzt beim Fußballspiel und erleidet einen pathologischen subtrochanteren Oberschenkelbruch. Schon nach einem geringen Unfall, 7 Wochen vorher, äußerte er Beschwerden im gleichen Oberschenkel. Nach 4 Tagen erfolgt die Operation zwecks Osteosynthese. Bei der Operation wurden Knochenbiopsien entnommen und an 4 osteologisch erfahrene Pathologen versendet. Der sofort durchgeführte Gefrierschnitt ergab, gleichlautend bei allen 4 Stellen, das Vor-liegen eines Granulationsgewebes, *keine* Zeichen für eine Entartung. Erst nach der Entkalkung der eingesendeten Knochenstücke und Durchsicht der Paraffin-schnitte konnte man kleine Herde eines osteogenen Sarkoms sehen, das seinem Aussehen nach relativ gutartig schien. Und auch diese bösartigen Veränderungen waren nur an einer ganz umschriebenen Stelle in der Kortikalis zu finden.

Das zeigt die *Problematik der Entnahme von Biopsien bei Tumoren des Skeletsystems* auf. Es wird in sehr vielen Fällen nur der Rand des Tumors dem Pathologen zur Untersuchung übersendet, und dieser kann dann zu keiner richtigen Diagnose kommen.

Wesentlich für die Diagnosestellung bei einer Knochenbiopsie ist ein Untersuchungsmaterial, das sicher den *ganzen* Herd erfaßt, gute Röntgenbilder, Laborbefunde und der klinische Verlauf.

Mamma-Karzinom. Das Mamma-Karzinom tritt im Knochen ent-weder als solide Metastase oder als Karzinose des Knochenmarks auf.

Histologisch sieht man Tumorzellen in typischer Anordnung je nach der Aus-reifung der Struktur sowie auch zahlreiche Mitosen.

E. Trojan, Wien (Österreich):

Pathologische und Spontanfrakturen bei per- und subtrochanteren Oberschenkelbrüchen

Pathologische und Spontanfrakturen im per- und subtrochanteren Bereich auf Grund gutartiger Knochenveränderungen sind *nicht* häufig.

Um für dieses Referat ein möglichst großes Krankengut sammeln zu können, wurden die leitenden Ärzte der Unfallkrankenhäuser und einiger Unfallstationen ersucht, einschlägige Frakturen ihres Krankengutes zur Verfügung zu stellen. Es sei auf diesem Wege allen Kollegen gedankt, die durch Beisteuerung entsprechender Fälle zum Zustandekommen dieser Arbeit beigetragen haben.

Die häufigste Ursache von Spontanfrakturen sind *solitäre Knochen-zysten*, vorwiegend bei Jugendlichen. Das Ziel der Behandlung ist die Beseitigung dieser gutartigen Knochenveränderung durch Ausräumung der Zyste und Auffüllen mit autoplastischem oder konserviertem Kno-chenmaterial.

Je nach Alter des Kindes geht man verschieden vor. Bei jüngeren Kindern kann man wegen der Kleinheit des Knochens und der meist großen Ausdehnung der Zyste keine entsprechend stabile Osteosynthese ausführen. Es ist daher zweckmäßig, bei diesen Patienten den Bruch zunächst im Dauerzugverband durch etwa 6 Wochen konsolidieren zu lassen und erst dann die Zystenauffüllung vorzunehmen. Der Eingriff ist auf diese Art meist einfacher als im frischen Zustand. Die Operation soll jedenfalls vorgenommen werden, auch wenn der Bruch in achsengerechter Stellung geheilt ist und auch wenn die Zyste nach der Frakturheilung kleiner ist und die Zystenwand dicker und solider erscheint. Nicht selten kommt es trotzdem im Laufe der nächsten Monate zu einem weiteren Wachstum der Zyste mit Zunahme der Größe und Verdünnung der Zystenwand, wodurch die Gefahr einer neuerlichen Spontanfraktur gegeben ist.

Bei der *Operation* wird die Zyste von lateral eröffnet und der Zysteninhalt radikal entfernt. Dabei soll die Zystenwand mit dem scharfen Löffel und mit der Kugelfräse ausgiebig angefrischt werden, insbesondere müssen die Knochensepten zwischen den Kammern beseitigt werden. Dann wird der Hohlraum mit Spongiosa fest und lückenlos aufgefüllt. Das beste Füllmaterial ist *autoplastische* Spongiosa, doch ist diese bei jüngeren Kindern in nicht ausreichender Menge verfügbar. Die Auffüllung kann also mit *Kieler*-Spänen erfolgen, es kommt aber bei diesen mitunter wieder zur teilweisen Resorption des eingebrachten Knochens, so daß nach Jahr und Tag wieder zystische Hohlräume im Röntgenbild sichtbar sein können. Trotzdem kann das klinische Ergebnis einwandfrei sein. Bessere Spätergebnisse kann man mit kältekonservierter homoioplastischer Spongiosa erzielen, die meist im geringeren Ausmaß resorbiert wird und auch röntgenologisch gute Spätresultate liefert.

Bei älteren Kindern und Jugendlichen ist infolge des größeren Knochens eine Stabilisierung der Fraktur mittels Osteosynthese durchführbar. Man wartet daher nicht die Zeit der Konsolidierung im Dauerzug ab, sondern operiert möglichst bald, einige Tage nach dem Unfall. Die Stabilisierung kann mittels Dreilamellennagel, Platte und Schrauben erfolgen. Wenn der Bruch subtrochanter in den Schaft reicht, kann die Fixation auch durch Verschraubung erfolgen. Die Auffüllung geschieht dann oft mittels autoplastischer Spongiosa aus den dorsalen Partien der Darmbeine. Diese stellt ein besseres Füllmaterial dar als der homoioplastische Knochen.

Wenn keine entsprechend stabile Osteosynthese ausgeführt werden kann, wird das Bein nach der Operation in Extension und später im Beckenbeingipsverband für insgesamt 3—4 Monate ruhiggestellt, um die Einheilung der Implantate zu gewährleisten. Im Falle einer stabilen Osteosynthese wird nach Lage des Falles erst einige Wochen nach der Operation mit der Belastung des Beines begonnen.

Bei 2 nachuntersuchten Jugendlichen, die im Alter von 14 Jahren operiert worden waren, fand sich 2—5 Jahre später eine Beinverkürzung von etwa 4 cm, bei einem davon war der Dreilamellennagel bis durch die Kopfepiphyse eingeschlagen worden, und diese war rascher verödet als auf der gesunden Seite. Beim 2. Patienten war kein Nagel eingeschlagen worden und der Bruch nur mit Schrauben und Drahtumschlingungen fixiert worden. Auch bei ihm verödete die Oberschenkelkopfepiphyse auf der verletzten Seite rascher als auf der gesunden Seite. Man muß daher annehmen, daß die Beinverkürzung vorwiegend als Folge der Beeinträchtigung des Längenwachstums *infolge* der großen Zyste anzusehen ist.

Während die *solitären Zysten* bei entsprechender Behandlung heilbar sind, werfen die Spontanfrakturen bei der *fibrösen Knochendysplasie* (Jaffe-Lichtenstein) wesentlich schwierigere Probleme auf. Infolge des Fortschreitens der krankhaften Veränderungen kommt es in dem stark deformierten Oberschenkelknochen immer wieder zu Spontanfrakturen, die mitunter nur konservativ im Dauerzug oder Gipsverband behandelt werden können. Diese Menschen sind oft Dauerpatienten eines Krankenhauses, wo sie immer wieder wegen Spontanfrakturen verschiedener Skeletteile behandelt werden müssen, da es eine wirkungsvolle ursächliche Behandlung dieser Erkrankung nicht gibt. Die knöcherne Heilung kann bei diesen Brüchen manchmal ausbleiben, und der Patient muß einen entsprechenden Apparat tragen. Bei günstig gelagerten Fällen im pertrochanteren Bereich kann man durch eine Osteosynthese die Heilung der Fraktur und Gehfähigkeit erreichen.

Gelegentlich werden auch bei der *Osteopsathyrose* Frakturen im pertrochanteren Bereich beobachtet. In den vorliegenden 2 Fällen wurde immer konservativ im Dauerzug behandelt. Die Häufigkeit der immer wieder auftretenden Frakturen ist von Fall zu Fall verschieden. Ein seinerzeit 5jähriges Mädchen hatte vorher Brüche beider Unterschenkel und eines Vorderarmes. Später hatte sie lediglich im Alter von 9 Jahren einen Unterschenkelbruch, mit 11 Jahren einen Fingerbruch und dann bis zum 16. Lebensjahr keine Fraktur mehr. 11 Jahre nach dem Unfall waren beide Hüften im Röntgenbild etwas deformiert — sie war im frühesten Kindesalter wegen einer angeborenen Hüftverrenkung behandelt worden. Die Funktion der Hüftgelenke war praktisch normal. Die andere, eine 22jährige Studentin, hatte bis dahin 40 Frakturen. Im Alter von 24 Jahren erlitt sie nochmals einen Bruch desselben Oberschenkels und Brüche beider Handgelenke, seither bis zum 28. Lebensjahr keine weiteren Brüche mehr.

Verhältnismäßig häufig wurden im Krankengut aller Abteilungen subtrochantere Brüche bei *Morbus Paget* gesehen. Die Bruchform ist meist ein recht typischer Querbruch oder kurzer Schrägbruch, wobei die Bruchflächen sehr scharf, wiemit einem Messer voneinander getrennt, erscheinen. Eine Splitterung der Fragmente sieht man kaum jemals. Die Behandlung ist fast durchwegs eine operative mit dem Marknagel. Bei der Operation muß die krankhaft veränderte und oft verödete Markhöhle entsprechend weit aufgebohrt werden, was meist gut gelingt. Technisch können Schwierigkeiten infolge der Verbiegungen des Knochens entstehen. Man muß sich daher vor der Operation passende kürzere Nägel besorgen, oder man kann sich auch mit 2 dünneren und kürzeren Nägeln behelfen. Die Knochenheilung erfolgt meist komplikationslos, die Ergebnisse sind gut.

Ermüdungsbrüche treten im subtrochanteren Bereich selten auf, viel häufiger sind sie im Schaft zu finden. Anamnestisch berichten die Patienten oft, daß sie bereits längere Zeit Schmerzen im Bein haben und daß sie bereits wegen rheumatischer oder ischialgischer Beschwerden in ärztlicher Behandlung gestanden sind, ohne daß die Diagnose eines Knochenumbaues gestellt worden wäre. Es empfiehlt sich bei derartigen unklaren Beschwerden Röntgenbilder beider Oberschenkel zu machen, auf denen die Umbauzonen sofort zu erkennen sind.

Auch diese Brüche werden durchwegs mit dem Marknagel versorgt. Entsprechend der Umbauzone findet man die laterale Kortikalis stark verdickt. Der Markraum ist infolge dessen stark eingeengt, es können auch beide Markhöhlen durch einen soliden Knochendeckel völlig verschlossen sein. Mit Hohlmeißel und Fräse werden beide Markhöhlen eröffnet, die weitere Operation bietet keine Schwierigkeiten. Die Knochenheilung erfolgt in der Regel komplikationslos, es können jedoch nach Entfernung des Marknagels neuerliche Umbauzonen an anderer Stelle desselben Knochens auftreten, die wiederum zu Frakturen führen. Es ist daher bei diesen, meist alten Patienten zu empfehlen, den Nagel *auf Dauer* zu belassen.

Osteoklastome haben manchmal ihren Sitz im Trochantermassiv und Schenkelhals. Sie werden ebenfalls operativ ausgeräumt und mit Spongiosa aufgefüllt. Die Stabilisierung im vorliegenden Falle eines 33jährigen Postbeamten erfolgte mittels eines Dreilamellennagels. Bei der Operation wurde zunächst in typischer Weise wie beim Schenkelhalsbruch von lateral eingegangen und ein Führungsdraht eingebohrt. Dann wurde von einem vorderen Zugang der Oberschenkel im Hüftbereich freigelegt, der Tumor eröffnet, ausgeräumt und mit kältekonservierter Bankspongiosa aufgefüllt. Dann wurde die Nagelung in typischer Weise von lateral beendet. 8 Jahre später hatte der Patient ein einwandfreies klinisches und röntgenologisches Ergebnis.

Als letztes möge ein Fall einer *Kortison*-Fraktur gezeigt werden. Über derartige Frakturen hat Salem bereits mehrfach berichtet und empfiehlt bei Schenkelhalsbrüchen dieser Art wegen der schlechten Heilungsaussichten die *Moore*-Plastik.

Die gezeigte 36jährige Patientin steht wegen einer schweren Psoriasis seit 8 Jahren in Kortisonbehandlung. Vor $2^1/_2$ Jahren erlitt sie durch Sturz eine pertrochantere Fraktur links, die im Dauerzugverband nach $2^1/_2$ Monaten in guter Stellung zur Ausheilung kam. Bei der Entlassung aus dem Krankenhaus 1 Monat später hatte sie ein gutes klinisches und röntgenologisches Ergebnis. Etwa 15 Monate nach dem ersten Unfall traten bei einer plötzlichen Bewegung wieder Schmerzen in der linken Hüfte auf, nach einem weiteren leichten Trauma verschlechterte sich der Zustand weiterhin, und als sie $1^1/_2$ Jahre nach der ersten Fraktur wieder das Krankenhaus aufsuchte, zeigte das Röntgenbild nun eine pathologische Fraktur des Schenkelhalses. Die Behandlung war konservativ im Dauerzugverband durch 2 Monate, nach weiteren 2 Monaten wurde die Patientin mit Stützkrücken und mit einer guten Beweglichkeit der Hüfte entlassen. Bei der letzten Untersuchung, $2^1/_2$ Jahre nach dem ersten Unfall, gab sie zeitweise Schmerzen im linken Bein an, es war eine Verkürzung von 2 cm meßbar. Die Beweglichkeit der Hüfte war nun mäßig eingeschränkt, es müssen weiterhin Stützkrücken benützt werden, der Gang mit Stöcken ist nicht gut möglich. Das Röntgenbild zeigt nach wie vor die nichtgeheilte pathologische Schenkelhalsfraktur, der pertrochantere Bruch ist in guter Stellung geheilt.

In dieser kleinen Zusammenstellung wurden einige pathologische und Spontanfrakturen gezeigt, wie sie in mehreren Unfallkrankenhäusern und -Stationen beobachtet wurden, und die Möglichkeiten der Behandlung erörtert.

P. Feischl, Graz (Österreich):

Per- und subtrochantere Oberschenkelbrüche bei bösartigen Geschwülsten

Spontanfrakturen durch *maligne* Tumore können auftreten:

I. bei *primären* Knochengeschwülsten, die ihrerseits ihren Ausgang nehmen:

      a) vom periostalen Gewebe (periostales Fibrosarkom),

      b) vom Knochen selbst (osteogene Tumore),

      c) vom Knochenmark (*Ewing*-Sarkom, Myelom, Retikulosarkom)

II. bei den *sekundären* Knochengeschwülsten, die als Absiedelungen von Karzinomen und Sarkomen entweder solitär oder multipel auftreten und etwa 8mal häufiger sind als primäre Knochentumore. Entsprechend ihrer Struktur und Ausbreitung kann man nach Kienböck bei den Knochenmetastasen mehrere Formen unterscheiden. So können die metastatischen Knochengeschwülste teils zirkumskript, teils infiltrierend sein und alle Übergänge von der osteoklastischen zur osteoplastischen Form aufweisen, wobei den einzelnen Primärtumoren ganz charakteristische, strukturell verschiedene Metastasen zuzuordnen sind.

Spontanfrakturen finden sich bei allen metastatischen Knocheninfiltrationen in gleichmäßiger Häufigkeit; ausgenommen sind die seltenen osteoplastischen Formen beim Prostatakarzinom. Da diejenigen Stellen, auf die dauernde Druck- und Zugbeanspruchung einwirkt, bevorzugt befallen werden, steht das proximale Femurende an 1. Stelle unter den von metastatischen Krebsabsiedlungen befallenen Röhrenknochen. Vorwiegend metastasieren Mamma-, Bronchus- und Genital-karzinome, Struma maligna sowie Hypernephrom in das Skeletsystem, wobei die ausgeprägte Affinität dieser Geschwülste zum Knochengewebe bis heute ungeklärt ist.

Für die *Diagnostik* der primären Knochengeschwülste ist die exakte klinische Exploration in Zusammenarbeit mit den Röntgenologen und Patho-Histologen unbedingt erforderlich, wobei in diesem Zusammenhang besonders darauf hingewiesen werden soll, daß die Knochentumore nicht nur nach dem histologisch-morphologischen Bild zu klassifizieren sind, sondern auch nach ihrem biologischen Verhalten.

Die *sekundären* Knochengeschwülste lassen sich zumeist durch das anamnestisch eruierbare Grundleiden und durch den charakteristischen Röntgenbefund als solche erkennen. Manchmal aber weist erst die Spontanfraktur auf einen malignen Prozeß hin, wobei der histologische Befund Aufschluß über den Primärtumor gibt, der dann sekundär behandelt werden kann.

Bei den strahlenresistenten *osteogenen Sarkomen* im Trochanterbereich erscheint die Exartikulation im Hüftgelenk oder die Hemipelvektomie angezeigt. Zu diesen heroischen Maßnahmen wird man sich allerdings infolge der infausten Prognose nur ausnahmsweise entschließen können. Hingegen sollen die strahlensensiblen *Ewing*-Sarkome und Retikulosarkome primär bestrahlt werden, wobei die Kombination mit einer Osteosynthese möglich ist.

Der Versuch, durch konservative Maßnahmen und Röntgenbestrahlung die pathologischen per- und subtrochanteren Frakturen bei den sekundären Knochengeschwülsten zur Ausheilung zu bringen, führt zu einem oft monatelangen Siechtum und bedeutet für die Patienten ein qualvolles Leiden. Die von M. Müller inaugurierte Osteosynthese mit Autopolymerisation, deren Grundprinzipien in der Exstirpation des Geschwulstgewebes, Überbrückung des resultierenden Knochendefektes mit Kunststoff und Stabilisierung der Fraktur mit einem geeigneten Osteosynthesematerial gelegen ist, bietet nach unseren Erfahrungen in Übereinstimmung mit anderen Autoren wesentliche Vorteile gegenüber den bisher geübten Verfahren.

In den letzten $4^{1}/_{2}$ Jahren haben wir an unserer Klinik insgesamt 30 *patho-logische* Frakturen der oberen und unteren Extremität bei metastatischen Prozessen operativ behandelt. In der überwiegenden Mehrzahl der Fälle handelte es sich um Brüche des Schenkelhalses und der Trochanterregion. Der Sitz des jeweiligen Primärtumors und die von uns bevorzugten Operationsverfahren gehen aus der Tabelle hervor. In diesem Zeitraum finden sich 16 Patienten (14 Frauen und 2 Männer) im Alter von 33—76 Jahren mit pathologischen per- und subtrochan-teren Frakturen, die nach folgenden Richtlinien behandelt wurden:

Tabelle. *Pathologische Frakturen bei sekundären Knochengeschwülsten*
(1965 — 1. VII. 1969)

Lokalisation		Primärtumor		Therapie	
Schenkelhals	10	Mammaca	5	Thompsonprothese	8
				Winkelplatte	2
		Genitalca	5	+ Palacos	
Trochanterregion	16	Mammaca	9	Winkelplatte	8
		Struma maligna	3	+ Palacos	
		Genitalca	3	Kondylenplatte	8
		Hypernephrom	1	+ Palcos	
Oberschenkelschaft (suprakondylär)	3	Struma maligna	1	Kondylenplatte	2
		Hypernephrom	1	+ Palacos	
		Sarkom	1	Nagel + Platte	1
Oberarmschaft	1	Bronchusca	1	Bündelnagelung	1

Auf dem Extensionstisch wird von einem seitlichen Zugang, wobei der M. vastus lateralis nach medial abpräpariert wird, die Fraktur dar-gestellt. Das Fremdgewebe wird so radikal wie möglich und soweit makroskopisch erkennbar, von den umgebenden Weichteilen und aus der Markhöhle entfernt, die Frakturenden werden reseziert. Der ent-standene Defekt wird durch den Polymerisationskunststoff *Palacos* über-brückt, der soweit als möglich in den Markraum — sowohl in das proxi-male als auch in das distale Fragment — eingebracht wird. Im Gegen-satz zu *Ostamer*, das sich für das umliegende Gewebe als toxisch erwies, zeichnet sich *Palacos* durch seine gute Gewebeverträglichkeit aus, wes-halb die Kallusbildung in keiner Weise beeinträchtigt wird. Der Kunst-stoff ist außerordentlich fest, gleichzeitig aber spröde und geht keine feste Verbindung mit dem Knochen ein. Die bei der Polymerisation erzielte Wärmeabgabe bis 90° wird wegen der möglichen Schädigung noch vorhandenen Geschwulstgewebes nicht durch Berieselung mit kalter *Ringer*lösung abgeleitet.

Als Metallimplantat verwenden wir bei subtrochanteren Frakturen immer eine *AO*-Kondylenplatte, die wir auch bei den pertrochanteren Brüchen bevorzugen, wenn der Calcar femoris erhalten ist. Sofern eine entsprechende Verankerung der Kondylenplatte im Kopf-Halsfragment nicht möglich erscheint, erfolgt die Stabilisierung mit einer *AO*-Winkelplatte, wobei durch eine geringe Medialverschiebung des Femurschaftes eine bessere Abstützung erzielt werden kann. Der Vorteil dieser Methode gegenüber anderen Verfahren liegt darin, daß auch große solitäre Metastasen radikal entfernt und infiltrierte Knochenabschnitte reseziert werden können, wobei der Kunststoff nicht nur als Platzhalter dient, sondern auch die erforderliche *Stabilität* gewährleistet. Nach Möglichkeit streben wir dabei eine belastungsstabile Osteosynthese an, verlängern den operativen Eingriff aber nicht durch zusätzliche Metallimplantation wie Scheuba bei den subtrochanteren Frakturen mit einer 2. Platte, die unserer Meinung nach *keine* Vorteile bietet, da in manchen Fällen, vor allem bei diffuser Fremdgewebsinfiltration, eine Belastungsstabilität eben nicht zu erzielen ist.

Wir führen den operativen Eingriff ohne Röntgenvorbestrahlung so bald als möglich durch. Postoperativ erscheint nur bei vorhandenen Lymphknotenmetastasen in der Leistenbeuge oder bei diffuser Metastasierung des Femurs eine Röntgenbestrahlung angezeigt. Als Zytostatikum verwenden wir *Endoxan* in hohen Dosen (300—400 mg/die), bei Skeletmetastasen nur ausnahmsweise, wohl aber bei Pleuritis carcinomatosa, Carcinosis peritonei usw.

Da es sich um *Palliativoperationen* handelt, sind die damit zu erzielenden Erfolge naturgemäß zeitlich begrenzt. Wenn auch alle Patienten — ausgenommen die Todesfälle innerhalb der ersten 4 Wochen — gehfähig in häusliche Pflege entlassen werden konnten, kommt bereits innerhalb des 1. Halbjahres die Hälfte der Fälle ad exitum. Die über 2 Jahre hinausgehende Überlebenschance ist relativ gering. Derzeit leben von den 16 Patienten nur mehr 3, wobei seit der Osteosynthese mit *Palacos* ein Zeitraum von 7, 8 und 18 Monaten verstrichen ist.

Die *Kombination* Metallimplantat und Polymerisationskunststoff ermöglicht zumeist eine belastungsstabile, bei ausgedehnten Prozessen aber nur eine übungsstabile Osteosynthese. Auf jeden Fall läßt sich durch Stabilisierung der Fraktur Schmerzfreiheit erzielen und durch Vermeidung der Immobilität wird nicht nur dem Pflegepersonal die Arbeit wesentlich erleichtert, sondern auch den Patienten der Mut und die Hoffnung auf eine vollständige Heilung gegeben. So betrachtet, ist diese Methode der Behandlung pathologischer Frakturen im Trochanterbereich allen anderen therapeutischen Möglichkeiten überlegen und rechtfertigt nach unseren Erfahrungen durchaus den damit verbundenen Aufwand.

Aussprache

J. POIGENFÜRST, Wien (Österreich):

Es ist diesem Referat nicht viel hinzuzufügen, ich möchte nur zum Referat von Trojan und Eschberger noch eine Krankheit erwähnen, die ebenfalls zu pathologischen Frakturen führt und meistens erst durch die Fraktur erkannt wird, und zwar ist es der *Hyperparathyreoidismus.* Man muß an diese Krankheit, die sehr selten ist, bei Spontanfrakturen denken. Wenn man sie diagnostiziert hat, dann hüte man sich, diese Fraktur zu operieren. Der Knochen ist wie Käse und jede Schraube oder Nagel bricht heraus. Die Frakturen heilen aber nur fibrös. Sobald das Adenom entfernt ist, kommt es auch bei diesen Frakturen zur knöchernen Kallusbildung.

Die Meinung *Feischl*s bezüglich des mehr aktiven Vorgehens bei Metastasen teile ich. Ich hatte in einer Übersicht von 119 Frakturen durch Metastasen im Femur eine Überlebenszeit von 8 Monaten über die Hälfte der Fälle, d. h. man kann der Hälfte der Patienten die letzten 8 Monate ihres Lebens wesentlich erleichtern, wenn man sie wieder gehfähig macht. Allerdings glaube ich, daß eine interne Fixation, wenn möglich, günstiger ist, weil man sehr schlecht abschätzen kann, wie weit der Knochen durch den Tumor bereits zerstört ist und die Schrauben sich häufig lockern und herausbrechen. Es ist dann entweder der Erfolg der Osteosynthese nicht gegeben oder eine sekundäre Operation notwendig.

Mit der *Palacos*-Überbrückung habe ich keine Erfahrung. Bei Frakturen am ganz proximalen Ende des Oberschenkels empfiehlt sich der Ersatz des Oberschenkelkopfes durch eine Endoprothese und zwar, wenn möglich mit einem langen Stiel, mit dem man auch gleichzeitig später auftretende Metastasen im Oberschenkelschaft fixiert. Zur Nachbehandlung bei Metastasen ist die Röntgenbestrahlung nach der Operation zu empfehlen. Bei manchen Tumoren, die röntgenologisch unempfindlich sind, z. B. Hypernephrom, scheint es Erfolge mit dem Einfrieren des Tumorgewebes zu geben.

J. REHN, Bochum (Deutschland):

Bei gewissen Frakturtypen bzw. Osteosynthesen, vor allem mit gleichzeitiger Osteoporose, können sich im subtrochanteren Bereich *Spontanfrakturen* ereignen.

Demonstration. Nach Nagelung einer medialen Schenkelhalsfraktur kommt es an der zur Nagelextraktion aufgefrästen und damit geschwächten äußeren Kortikalis 1 Monat nach der Nagelentfernung zur Spontanfraktur. Wegen einer schweren Arthrose des Hüftgelenkes erfolgt die Arthrodese mit einer Kreuzplatte. An typischer Stelle, nämlich am distalen Plattenende, erfolgt trotz Einbringen einer kurzen Schraube im untersten Plattenloch eine Spontanfraktur. An der Spitze der mit *Palacos* einzementierten Endoprothese Spontanfraktur bei hochgradiger Osteoporose. Nach Einbringen von *Palacos* in die Markhöhle Fixation des langen Schrägbruches mit Zugschrauben. Am tiefsten Punkt dieser Osteosynthese erneute Spontanfraktur, die wiederum unter Zuhilfenahme von *Palacos* mit einer Platte angegangen wird.

Die Beispiele sollten Ihnen zeigen, daß Unterbrechungen der Kortikalis, die bei normaler Knochenstruktur meist belanglos sind, als locus minoris resitentiae Ursache einer Spontanfraktur sein können. Äußere wie innere Stabilisatoren haben an ihren Endpunkten ihre schwachen Stellen, die gleiche Komplikationen nach sich ziehen können.

H. R. SCHÖNBAUER, Wien (Österreich):

Darf ich einen kurzen Überblick über das Material des Orthopädischen Spitales Wien (Prim. Dr. Bösch) geben: Von den 474 Patienten mit malignen Tumoren hatten 16 pathologische Frakturen am hüftnahen Oberschenkelende, 2 davon doppelseitig. Zweimal handelte es sich um ein primäres Sarkom, bei den übrigen um Ca-Metastasen.

Bei 7 Patienten war das Grundleiden soweit fortgeschritten, daß eine Behandlung *nicht* mehr durchgeführt werden konnte, auch 3 mit Gipsverbänden Versorgte kamen nicht mehr zum Gehen.

Von den 6 operativ Versorgten hingegen kamen 5 wieder auf die Beine; 4 von ihnen starben nach 2—15 Monaten, 2 leben seit 25 bzw. 36 Monaten.

Die Art der Stabilisierung läßt sich *nicht* standardisieren, sie richtet sich nach Sitz und Ausdehnung des krankhaften Prozesses bzw. des operativ gesetzten Defektes. Zusätzliche Defektfüllungen mit *Palacos* haben sich bewährt.

Die langen Überlebenszeiten bei einzelnen Fällen verdanken wir aber nur in 2. Linie der Radikalität der Operation, in 1. Linie dem Fortschritt auf dem Gebiete der zytostatischen und hormonellen Behandlungsmethoden. Sie ermutigen uns, die Operationsindikation zunehmend großzügiger zu beurteilen. und auch bei nur relativ kurzer postoperativer Überlebenszeit bedeutet die Stabilisierung eine wesentliche Pflegeerleichterung.

Z. Matejovsky, Prag (Tschechoslowakei):

Von den gutartigen Tumoren und tumorähnlichen Erkrankungen ist die häufigste Ursache eines pathologischen per- und subtrochanteren Femurbruches die *juvenile Knochenzyste*. In 101 von unserer Klinik publizierten Fällen war die Zyste in 31% in diesem Femurteil lokalisiert. Ausnahmsweise, wo es zu keiner wesentlichen Dislokation kommt, kann man die Zyste konservativ im Gipsverband behandeln. Wegen Rezidivgefahr hat sich bei nicht dislozierten Brüchen eine Exkochleation mit anschließender Spanauffüllung besser bewährt. In vielen Fällen kommt es aber zu einer großen Dislokation und ohne Osteosynthese wäre ein wesentlich schlechteres Endergebnis zu erwarten. Bei subtrochanteren Brüchen kann man die *Küntscher*nagelung anwenden. Ist das proximale Fragment aber zu kurz, verwenden wir zur Zeit die *AO*-Winkel- und Kondylenplatte mit guten Ergebnissen. Im allgemeinen haben wir nach diesen Operationen keine großen Wachstumsstörungen beobachtet.

Die fibröse Knochendysplasie (Jaffe-Lichtenstein) hat ihre häufigste Lokalisation im pertrochanteren Femurteil, wo sie oft eine typische Deformität in Form eines Hirtenstabes verursacht. Bei 21 Fällen, die wir in unserer Klinik in den letzten 20 Jahren verfolgen konnten, waren operative Eingriffe, Osteosynthesen pathologischer Frakturen in fibrösdysplastischen Knochen, mit einem hohen Prozentsatz von Komplikationen verbunden. Es entstanden Pseudarthrosen und neue Brüche. Die operative Behandlung war der konservativen (Apparateversorgung) nicht überlegen.

Bei malignen Tumoren der Knochen entsteht häufig ein pathologischer Bruch. Von unserem Krankengut der letzten 3 Jahre waren von 307 Tumorerkrankungen 9 primäre Knochentumore und 31 Karzinommetastasen durch einen pathologischen Bruch kompliziert. Bei differentialdiagnostischen Schwierigkeiten hilft die Angiographie ein Malignom als Ursache des Bruches darzustellen. Diese Methode ist auch bedeutend zur Beurteilung der Operabilität. Obwohl ein pertrochanterer pathologischer Bruch immer das Zeichen einer fortgeschrittenen Tumorerkrankung darstellt, streben wir, wo Hoffnung auf längere Überlebenszeit besteht, die *totale* Beseitigung des Tumors an. Bei primären Knochentumoren bedeutet das Exartikulation oder Hemipelvektomie. Jede Art von Osteosynthese ist nur als palliative Behandlung bei generalisierter Erkrankung indiziert.

Im pertrochanteren Femurteil sind häufig Karzinommetastasen lokalisiert. Solange die Weichteile nicht weitgehend betroffen sind, ist eine Femurresektion und die Einsetzung einer *Moore*-Prothese mit langem Schaft, fixiert durch *Palacos*, ein geeignetes Verfahren. Wir haben dies mehrmals mit gutem Erfolg durchgeführt. Besonders bei intensiver zytostatischer Behandlung kann man in manchen Fällen längere Remissionen der Erkrankung erzielen und die Patienten bleiben den Rest ihres Lebens gehfähig.

Als Beispiel wird ein 55jähriger Mann demonstriert, der mit einem pertrochanteren Bruch in die Klinik gebracht wurde. Eine Hypernephrommetastase wurde nachgewiesen, der obere Femur reseziert und durch eine *Moore*-Prothese ersetzt. 6 Wochen später wurde eine Nephrektomie durchgeführt. Der Patient ist 18 Monate nach Beginn der Behandlung gehfähig, er lenkt sein Auto und wird zytostatisch nachbehandelt.

M. Grujic, Zagreb (Jugoslawien):

Ein 10 Jahre alter Junge kam zu spät in unser Spital; 2 Wochen nach der subtrochanteren Spontanfraktur wegen einer jugendlichen Zyste. Am nächsten Tag habe ich die große Knochenzyste ausgeräumt und mit dem reichen Kallusgewebe aus der Umgebung des Knochenbruches ausgefüllt. Sofortige Osteosynthese mit einem *Küntscher*-Nagel. Vollkommene Konsolidierung 1 Monat nach der Operation ohne Verkürzung. Entfernung des Nagels $3^1/_2$ Monate nach dem Eingriff. Zu diesem Zeitpunkt war die Zyste röntgenologisch vollkommen mit dem Knochengewebe ausgefüllt.

E. Kutscha-Lissberg, Wien (Österreich):

Wir haben bei Spontanfrakturen maligner Genese in 3 Fällen eine Osteosynthese und zwar in Form einer steilen Platte durchgeführt.

Im 1. Fall bestand ein bereits generalisiertes Myelom. Wir haben die Patientin mit einer steilen Platte versorgt; sie wurde in der 3. Woche mobilisiert und ist $3^1/_2$ Jahre post operationem ad exitum gekommen.

Die beiden anderen Fälle waren Solitärmetastasen nach einem Mammakarzinom: 55jährige Frau mit einer subtrochanteren Spontanfraktur.

Die Metastase wurde reseziert und die Osteosynthese mit einer steilen Platte durchgeführt. *Palacos* verwendeten wir hier nicht. Das Ergebnis 10 Monate nach der Operation ist ausgezeichnet, die Patientin kann sich voll bewegen und geht ohne Stock. Ein weiteres Anzeichen einer Metastasierung ist zur Zeit nicht vorhanden.

G. Nádor, L. Schlosser, Z. Barabás, u. J. Nemes, Budapest (Ungarn):

Pertrochantere und diaphysäre Frakturen einer Seite und ihre Behandlung.

Der gleichzeitige Bruch der Femurdiaphyse und der Trochantergegend gilt in der traumatologischen Praxis als *Seltenheit*.

Unser Institut hat jährlich durchschnittlich 7500 frische Unfallverletzte, die einer stationären Behandlung bedürfen. Während der letzten 20 Jahre kamen unter den 5538 Frakturen der Schenkelhalsgegend und den 1306 Diaphysenbrüchen in 5 Fällen mit Trochanterbrüchen verbundene Diaphysenbrüche vor. Davon stammt der 1. Fall aus dem Jahre 1953, die weiteren 4 ergaben sich auffallenderweise aus dem Unfallmaterial der letzten 3 Jahre.

Ihr seltenes Vorkommen, ihre Ansammlung in den letzten Jahren, sowie diagnostische und besonders die Versorgungsprobleme waren es, die unsere Aufmerksamkeit auf diese seltenen und komplizierten Brüche lenkten.

Zur *Entstehung* solcher Brüche sind sehr starke, direkte Krafteinwirkungen notwendig. Der Mechanismus ist meistens eine den Femur seitlich treffende starke Krafteinwirkung, die am Femur einen abduktiven und in der Trochantergegend einen adduktiven Bruch verursacht. Kennzeichnend hierfür ist unser Fall 4. Der Verletzte stieß, auf dem Motorrad sitzend, mit einem von der Seite kommenden PKW zusammen und erlitt an der Anprallstelle eine offene Schenkeldiaphysenfraktur und als Fernwirkung eine pertrochantere Fraktur.

Diagnostische Probleme verursacht eigentlich die im Vordergrund stehende Femurdiaphysenfraktur. Das klinische Bild beherrscht die

Schenkeldeformität und fälschlicherweise begnügt sich der untersuchende Arzt meistens nur mit der Röntgenuntersuchung *des* Symptoms, das die größere Dislokation verursacht, sowie mit der Festlegung des angetroffenen Befundes. Es kann vorkommen, daß die Hüftgegend gar nicht auf das Röntgenbild kommt. Das ist die Erklärung dafür, daß der Doppelbruch übersehen werden kann.

Auch in unserem Institut wurde in 2 Fällen die begleitende Trochanterfraktur erst später diagnostiziert und zwar von der am Aufnahmetag angefertigten Kontrollaufnahme.

Es kann nicht genug betont werden, daß bei den Röntgenaufnahmen des Femurs auch das Hüftgelenk mit aufgenommen werden *muß*, denn sonst läuft man Gefahr, eine Fehldiagnose zu stellen und das könnte bei der Versorgung zu Komplikationen führen.

Was die *operative* Lösung betrifft, so zählen beide Frakturtypen auch schon bei einzelner Versorgung zu den schwierigen Operationen, hingegen kann ihr gemeinsames Vorkommen zu besonderen Versorgungsproblemen führen. Früher, in der *konservativen* Periode, beschränkte sich die Versorgung ausschließlich auf die Extension und den ihr folgenden Beckengips. Einen besonders großen Fortschritt bedeutete in der Behandlung dieses Frakturtypes das Einführen der Osteosynthese und die Tatsache, daß heute schon jeder derartige Fall *operativ* behandelt wird.

Die Versorgungsweise wird von der Art des Bruches, in vielen Fällen aber auch vom zur Verfügung stehenden Osteosynthesematerial bestimmt. Das dominierte auch bei der Versorgung unseres 1. Falles. Die Femurdiaphysenfraktur wurde mit dem *Küntscher*-Nagel fixiert, der Trochanterbruch, der wegen der knochenbreiten Dislokationen nur blutig reponierbar war, mußte, mangels eines *Küntscher*-Y-Nagels, mit einem abgeschnittenen Stück eines *Küntscher*-Nagels synthetisiert werden.

Bei der Versorgung unserer Fälle haben wir 3 verschiedene operative Lösungen angewandt; diese sind folgende:

1. Laschennagel und Kompressions-AO-Platte, ventral bzw. lateral,
2. *Jewett*-Vitalliumnagel mit fester, langer Lasche,
3. Laschennagel und *AO*-Kondylenplatte.

Bei der 1. Lösung wird nach der Versorgung des Trochanterbruches der seitliche Einschnitt verlängert und die *AO*-Platte möglichst ventral auf die Diaphyse gesetzt, wodurch günstigere statische Bedingungen für eine frühe Mobilisation gewährleistet sind.

Die 2. operative Methode sichert schon eine größere Stabilisation. Der *Jewett*-Nagel mit langer Lasche kann aber nur angewendet werden, wenn die Diaphysenfraktur nicht im distalen Drittel ist, oder wenn wir dann dafür einen Nagel mit extra langer Lasche besitzen.

Die größte Stabilität erzielte die 3. Operationsmethode, die sich besonders für die Behandlung distaler Diaphysenfrakturen eignet.

Beim Eindringen muß das Schenkelbein nicht vollkommen freigelegt werden, die Weichteile müssen medial nicht getrennt werden, denn durch Aufheben und Niederziehen der Weichteile mit dem Wundhaken können durch den entstandenen Tunnel der Laschennagel, sowie auch die *AO*-

Platte auf den Knochen gesetzt werden. Die massive *AO*-Kondylenplatte gewährleistet hohe Stabilität und ermöglicht eine frühe Mobilisation des Patienten. Mit diesem Operations-Verfahren konnte der beste Erfolg erzielt werden.

Wenn keine *AO*-Kondylenplatte zur Verfügung steht, kann die Operation mit einem verkehrt aufgesetzten Laschennagel nach McLaughlin durchgeführt werden. Allerdings kommt diese Methode hinsichtlich der Stabilität der vorher erwähnten nicht gleich.

Die uns zur Verfügung stehende kurze Zeit ermöglicht es nicht in diesem Vortrag eine detaillierte Darstellung unserer Fälle zu geben. Mit diesem Themenkreis beschäftigt sich in unserem Institut unser Arbeitsteam, und wir werden in nächster Zeit, in Form einer klinischen Studienarbeit, über unsere Fälle berichten, dabei die Indikationen der verschiedenen operativen Lösungen, die Operationstechnik und die jüngsten Erfolge bekanntgeben.

F. Makai, Preßburg (Tschechoslowakei):

Die Häufigkeit der schweren Gefäßkomplikationen und der pulmonalen Embolie.

Mit zunehmendem Durchschnittsalter der Patienten mit pertrochanteren Brüchen, häufen sich auch die thrombo-embolischen Komplikationen. Nach Literaturangaben sind die thrombo-embolischen- und Gefäßkomplikationen am häufigsten bei hüftnahen Brüchen und Operationen (bis 15%). Nach Tubiana und Duparc kommt die thromboembolische Krankheit bei postoperativen Komplikationen, wie traumatischer Schock, große Blutergüsse, Ileus usw. noch häufiger vor (bis 28%). Bei allgemeiner Antikoagulantienprophylaxe konnten sie die thrombo-embolischen Komplikationen von 8 auf 3% herabdrücken; noch bessere Ergebnisse hat J. Böhler und Charnley.

Die Ursachen der thrombo-embolischen Komplikationen sind meistens Änderungen in der Blutgerinnung und der Blutzirkulation nach Unfällen, Schockzuständen und langer Immobilisation, direkte Veränderungen der Venen in der Nähe der Knochenbrüche mit großem Bluterguß.

In unserem klinischem Material von 1953—1962 fanden wir folgende schwere Gefäßkomplikationen (Tabelle 1). Obwohl anscheinend etwas weniger Komplikationen bei den pertrochanteren Brüchen vorkamen, ist dies durch die viel niedrigere Zahl dieser Brüche bedingt (nur $^1/_5$ aller Schenkelhalsbrüche).

Die Zahl der Gefäßkomplikationen ist bei den medialen Schenkelhalsbrüchen nur 7% der Gesamtzahl, bei den pertrochanteren Brüchen aber 16,6%! Die pulmonale Embolie ist bei den medialen Brüchen nur in 1,1%, bei den pertrochanteren Brüchen in 5% vorgekommen. Auch das Durchschnittsalter der Patienten mit schweren Gefäßkomplikationen und der pulmonalen Embolie war 4—18 Jahre höher als der gesamten Gruppe (62,5 Jahre). Alle Patienten mit schweren Gefäßkomplikationen hatten klinisch und im EKG manifeste Zeichen einer allgemeinen Arteriosklerose. Nach Švehla ist bei der Arteriosklerose eine deutliche Hyperkoagulationstendenz, was zur Venenthrombose und pulmonalen Embolie führen kann.

Tabelle 1

Komplikation	Zahl	Prozent der Gesamt- zahl	Durch- schnitts- alter	Fractura	
				colli femoris medialis	pertro- chanterica
Thrombophlebitis	15	4,7	72	9	6
Phlegmasia alba dolens	2	0,6	52,5	2	—
Phlegmasia caerulea	1	0,3	75	1	—
Embolia A. pulmon.	6	1,8	76,5	3	3
Apoplexia	2	0,6	80,5	1	1
Ruptura aortae	1	0,3	70	1	—
Thrombosis arterialis	1	0,3	66	1	1
Zusammen	28	8,6		18	11

Wenn man die Zeit des Auftretens der pulmonalen Embolie und der Apoplexie verfolgt, sieht man auch in dieser kleinen Gruppe, daß die pulmonale Embolie am 10.—17. und am 39. Tag nach dem Unfall vorgekommen ist, d. h. in der Zeit einer erhöhten Blutgerinnung (Tabelle 2). Die Apoplexien sind am 3.—4. Tage nach dem Unfall eingetreten, was mit einer niedrigeren Blutgerinnung und Blutungstendenz übereinstimmt. In diesen letztgenannten Fällen mit hohem Durchschnittsalter (80,5 Jahre), mit kardialer Dekompensation, hätte *keine prophylaktische Behandlung geholfen*.

Tabelle 2. *Tödliche Komplikationen*

	Tage nach Unfall
Embolia A. pulmon.	10—17 (39)
Apoplexia	3— 4

Es ist interessant, daß in keinem Fall einer letalen pulmonalen Embolie anamnestisch oder klinisch Zeichen einer Phlebothrombose oder Thrombophlebitis vorhanden waren. Bei 2 von ihnen konnte man bei der Autopsie Thromben in großen Venen finden. Ähnliche Befunde hatten auch Sevitt und Gallagher, die bei 60 % der Patienten mit einer tödlichen pulmonalen Embolie keine in vivo diagnostizierte Venenthrombose nachweisen konnten. Man muß betonen, daß alle unsere Patienten Antikoagulantien *nur* bei diskreten thrombo-embolischen Krankheitszeichen bekommen hatten. Auch so sind alle Fälle einer Thrombophlebitis und der Phlegmasia dolens zur guten Ausheilung gekommen, 3 pulmonale Embolien waren tödlich.

Seit 1968 haben wir bei hüftnahen Brüchen eine allgemeine Thromboembolieprophylaxe mit Antikoagulantien eingeführt. In diesem Zusammenhang sind die Befunde von Matis und Meyer bedeutend, die bei

der antibiotischen Behandlung eine Schwächung der Blutgerinnungs-
inhibitoren gefunden haben und damit eine erhöhte Gefahr von thrombo-
embolischen Komplikationen. Sicher hat auch dieser Faktor bei unseren
Patienten mit thrombo-embolischen Komplikationen eine Rolle gespielt,
da sie alle wegen anderer komplizierender Krankheiten mit Antibiotika
behandelt wurden.

Zusammenfassung. Bei pertrochanteren Brüchen sind signifikant
öfter schwere Gefäßkomplikationen und pulmonale Embolien vorgekommen als bei medialen Schenkelhalsbrüchen. Keine der fatalen
pulmonalen Embolien hatte in vivo Zeichen einer Venenthrombose,
darum ist diese latente, klinisch stumme Venenthrombose sehr gefährlich.
Alle Fälle der pulmonalen Embolie ereigneten sich in der Zeit der erhöhten Blutgerinnung nach Unfällen am 10.—17. Tag. Die Apoplexie
ist am 3.—4. Tag nach dem Unfall, d. h. in der Zeit einer niedrigen
Blutgerinnung vorgekommen. Das Durchschnittsalter der Patienten mit
schweren Gefäßkomplikationen war signifikant höher als das Durchschnittsalter der ganzen Gruppe mit pertrochanteren Brüchen. Alle
Patienten mit schweren Gefäßkomplikationen hatten eine klinisch evi-
dente fortgeschrittene *Arteriosklerose.*

O. OEST, Gießen (Deutschland):

Präventivbehandlung pathologischer Frakturen. (Mit 2 Abb.)

Vorsorgeuntersuchung, Früherkennung und *Präventiv*behandlung
sind Begriffe, die heute sowohl im klinischen Bereich als auch unter der
Bevölkerung immer mehr an Bedeutung gewinnen. Als *pathologische
Fraktur* möchte ich im Rahmen dieses Themas jeden Knochenbruch
definieren, der aufgrund einer lokalisierten Störung der normalen Knochenstruktur und -festigkeit entsteht. Diese kann gut- oder bösartig
sein. Zur 1. Gruppe rechnen wir die juvenilen Knochenzysten, die Ostitis
fibrosa localisata und andere. Unter den bösartigen Veränderungen
nehmen vor allem die Metastasen von Karzinomen verschiedener Lokalisation die 1. Stelle ein.

Ein *Charakteristikum* der *pathologischen Fraktur* ist die Tatsache, daß
sie meist ohne wirkliches Unfallereignis, also „spontan" bei Verrichtungen
des täglichen Lebens entsteht. In der Mehrzahl der Fälle liegen jedoch
länger dauernde Beschwerden vor, die als *Voraussymptome* eine drohende
Fraktur ankündigen und bei rechtzeitiger Abklärung eine *Früherkennung* und damit auch *Frühbehandlung* ermöglichen.

Fall 1. Ein 14jähriger Junge zog sich beim Fußballspiel ohne eigentliches
Unfallereignis eine subtrochantere Femurfraktur zu. Er hatte schon seit einiger
Zeit Beschwerden im Bereich des betroffenen Oberschenkels und Hüftgelenkes
gehabt. Röntgenologisch zeigte sich eine zystische Auftreibung des Knochens im
Frakturbereich. Die histologische Untersuchung des Operationspräparates ergab
ein *kavernöses Hämangiom.*

In diesem Zusammenhang verdient besonders die Tatsache Erwähnung, daß gerade beim *metastatischen Befall* des Skeletsystems durch Karzinome verschiedener Lokalisation oft *lange Zeiträume* vergehen. Die Tabelle zeigt eine von Oest zusammengestellte Serie aus der Orthopädisch-Traumatologischen Abteilung der Chirurgischen Klinik des Kontonspitals St. Gallen (Chefarzt: Prof. M. E. Müller). Dabei betragen die Zeiträume zwischen der 1. Behandlung oder Erkennung des Primärtumors und der klinischen Manifestation von Skeletmetastasen beim Mammakarzinom bis zu 14 Jahren. In unserem Gießener Krankengut haben wir sogar 1 Fall, bei dem erst 27 Jahre nach Mammaamputation Knochenmetastasen am proximalen Femur auftraten.

Aus diesen Erfahrungen ergibt sich logischerweise die Notwendigkeit, bei allen zur Knochenmetastasierung neigenden Karzinomen schon während der Behandlung des Primärtumors an die mögliche Metastasierungsgefahr zu denken. Regelmäßige Nachuntersuchungen sind erforderlich und bei den geringsten Schmerzsymptomen im Bereich des Skeletsystems muß durch Röntgenaufnahmen (eventuell auch Tomographien und Scintigraphien) ein metastatischer Befall des Knochens abgeklärt werden. Nur so können die Knochenmetastasen im Frühstadium erkannt und vor Eintritt einer pathologischen Fraktur der Behandlung zugeführt werden.

Wir sind nun an der *Gießener Orthopädischen Universitätsklinik* seit mehreren Jahren systematisch dazu übergegangen, möglichst *jede drohende pathologische Fraktur* präventiv zu behandeln.

Bei *gutartigen* Veränderungen führen wir eine *Resektion* sowie *Knochenplastik* mit oder ohne Osteosynthese durch. Dabei kommen nur Eigenspäne (meist Spongiosa aus dem Beckenkamm) zur Anwendung, da sie erfahrungsgemäß die beste Einheilungstendenz aufweisen. Die Indikation zur zusätzlichen Osteosynthese ergibt sich aus dem Umfang des Defektes und der damit verbundenen statisch-dynamischen Schächung des Knochens, die ja besonders am proximalen Femurende Beachtung verdient.

Bei *bösartigen* Veränderungen bevorzugen wir die *Resektion* des pathologischen Gewebes und eine *Verbundosteosynthese* (Metallimplantat und Knochenzement[1]) oder eine Alloarthroplastik. Die wesentlichsten Behandlungsprinzipien gehen aus der Abb. 1 hervor. Das immer wieder diskutierte Problem einer möglichen kanzerogenen Wirkung des autopolymerisierenden Knochenzements spielt natürlich in diesem Zusammenhang gar keine Rolle, da wir es ja bereits mit einem malignen Wachstum zu tun haben und lediglich die mechanisch-funktionelle Stabilisierung eines in seiner Struktur geschwächten Knochenabschnitts angestrebt wird.

An einigen Beispielen möchte ich unser Vorgehen erläutern:

Fall 2. Ein 7½jähriger Junge klagte seit längerer Zeit über Schmerzen im rechten Hüftgelenk. Ursache der Beschwerden war eine *juvenile Knochenzyste*, die den gesamten Bereich zwischen Trochanter major und minor einnahm. 7 Monate

---

1 *Palacos®.*

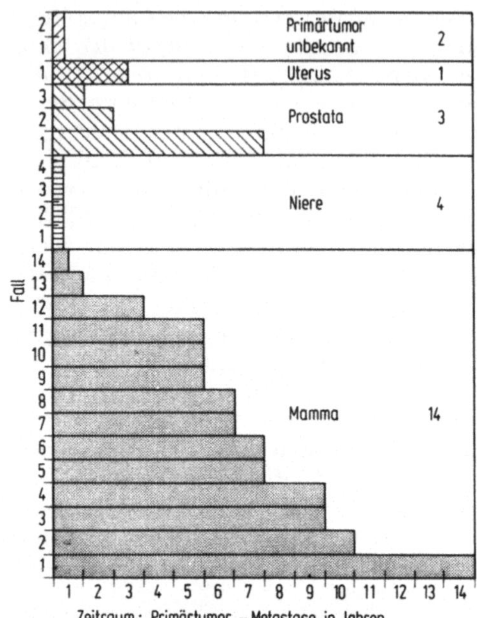

Abb. 1. *Behandlungsprinzipien* zur Präventivbehandlung pathologischer Frakturen am proximalen Femur nach Lokalisation sowie Gut- oder Bösartigkeit geordnet

	Gutartig	Bösartig
1	Ausräumung	Ausräumung (Resektion)
	Spongiosaplastik	Kopfschaftprothese
		Palacos
2	Ausräumung	Ausräumung (Resektion)
	Spongiosaplastik	Palacos
	Pertrochantere AO-Platte	Pertrochantere AO-Platte
3	Ausräumung	Ausräumung (Resektion)
	Spongiosaplastik	Palacos
	AO-Kondylenplatte	AO-Kondylenplatte

nach operativer Ausräumung und Spongiosaplastik bestand wieder weitgehender Durchbau der Knochenstruktur bei subjektiver Beschwerdefreiheit. Eine durch die Ausdehnung des Defektes drohende pathologische Fraktur konnte somit verhindert werden.

Fall 3. Bei einem 32jährigen Mann, der ebenfalls seit mehreren Monaten unter Hüftbeschwerden litt, fand sich eine durch einen *braunen Tumor* bedingte zystische Aushöhlung des Schenkelhalses. Außer der Resektion und Spongiosaplastik wurde hier eine Stabilisierung mittels einer 130° pertrochanteren *AO*-Platte durchgeführt. 7 Monate später war auch hier die Zyste durchgebaut und nach 1 Jahr konnte die Metallentfernung erfolgen. Subjektiv bestand völlige Beschwerdefreiheit.

Fall 4. Eine 45jährige Frau hatte plötzlich zunehmende Schmerzen im rechten Hüftgelenk. Röntgenologisch bestand subtrochanter ein 5—7 cm langer Spongiosadefekt mit auffallender Verdünnung der Kortikalis im gleichen Bereich. Erst die histologische Untersuchung des Operationspräparates (Pathologisches Institut der Universität Gießen — Prof. W. Sandritter) ergab eine *Metastase* eines hochdifferenzierten Schilddrüsenkarzinoms, von dem der Patientin nichts bekannt gewesen war. Nach Ausräumung des pathologischen Gewebes wurde eine Verbundosteosynthese mit *AO*-Kondylenplatte und *Palacos* durchgeführt. Der weitere Verlauf war zunächst außerordentlich zufriedenstellend. Bei einer Untersuchung 2 Jahre nach der Operation war die Frau noch ohne Stock gehfähig. Leider hatte sie sich jedoch mit einer konsequenten Behandlung des Primärtumors nicht einverstanden erklärt. Es stellte sich nach diesem Zeitraum ein Rezidiv ein, welches einen erneuten Eingriff erforderlich machen wird.

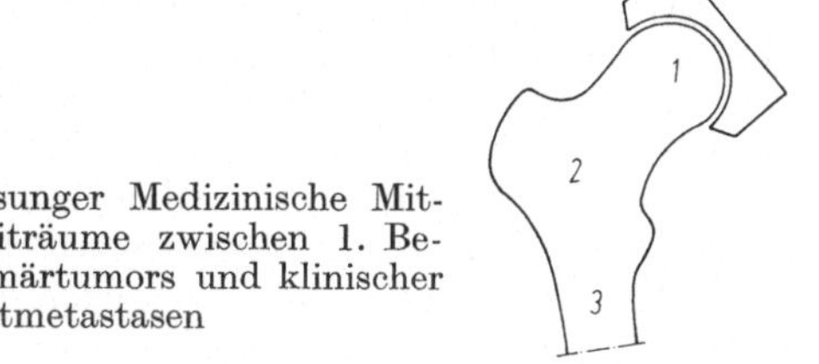

Abb. 2. (Nach O. Oest, aus „Melsunger Medizinische Mitteilungen" **42**, Suppl. II/1968.) Zeiträume zwischen 1. Behandlung oder Erkennung des Primärtumors und klinischer Manifestation der Skeletmetastasen

Fall 5. Bei einem 48jährigen Mann mit multiplen Herden eines *Plasmozytoms* in der Wirbelsäule und im proximalen Femurdrittel war die internistische Behandlung wegen der Schmerzen im Oberschenkel und der damit verbundenen Bewegungsunfähigkeit sehr erschwert. Mit der Möglichkeit einer pathologischen Fraktur mußte täglich gerechnet werden. Nach operativer Ausräumung und Stabilisierung durch Verbundosteosynthese (*AO*-Kondylenplatte und *Palacos*) wurde auch dieser Patient innerhalb weniger Wochen schmerzfrei. Nach Anpassung eines Stützkorsetts konnte mit der Remobilisation begonnen werden.

Fall 6. 9 Jahre nach Mammaamputation traten bei einer 66jährigen Frau Schmerzen im rechten Hüftgelenk auf. Sie waren durch *Karzinommetastasen* im Bereich des Trochantermassivs und der Schenkelhalsbasis bedingt. Auch hier mußte unmittelbar mit dem Auftreten einer pathologischen Fraktur gerechnet werden. Die Therapie bestand entsprechend der Lokalisation des osteolytischen Prozesses in der Ausräumung und Verbundosteosynthese mittels einer 130° pertrochanteren *AO*-Platte.

Die aufgeführten Beispiele sollen zeigen, daß die *Präventivbehandlung* der drohenden pathologischen Fraktur heute wohl als *Methode der Wahl* anzusehen ist. Bessere Voraussetzungen als bei bereits eingetretener Fraktur, Vermeidung eines unnötig langen Krankenlagers sowie die günstigere Resektionsmöglichkeit eines noch nicht zu ausgedehnten Defektes sind Gesichtspunkte, die für eine rechtzeitig durchzuführende also präventive Behandlung sprechen. Auch das immer wieder bei älteren Karzinompatienten vorgebrachte Argument, man könne einen sowieso unheilbar Kranken keinem solchen Eingriff mehr aussetzen, ist meines Erachtens bei den heutigen allgemeinmedizinischen und operationstechnischen Möglichkeiten *nicht mehr gerechtfertigt*. Eine ständige intensive Zusammenarbeit zwischen Strahlentherapeuten, Immunologen und den operativ tätigen Kollegen ist natürlich erforderlich, um die jeweiligen therapeutischen Möglichkeiten des Einzelfalles genau beurteilen zu können. Was die Beglückung solcher Patienten im Anschluß an eine Operation, die ihnen für einige Zeit Schmerzfreiheit und Gehfähigkeit wiedergibt, je erlebt hat, der wird an der Berechtigung auch scheinbar nutzloser Bemühungen nicht mehr zweifeln.

G. SCHEUBA, Wien (Österreich):

Die subtrochantere Spontanfraktur nach Schenkelhalsnagelungen.

Bei der Tagung der Deutschen Gesellschaft für Chirurgie in München hatten wir heuer Gelegenheit, über 4 subtrochantere *Spontanfrakturen* an der Nageleinschlagstelle 35—53 Tage nach der Nagelung einer medialen Schenkelhalsfraktur zu berichten. Da wir nun eine weitere derartige Spontanfraktur beobachteten und sich dadurch zusätzliche Aspekte ergeben haben, möchten wir das Thema noch einmal aufrollen. Bei allen Patienten wurde ein relativ steiler Nageleinschlagwinkel zwischen 140 und 150° gewählt, welcher aber als alleinige Ursache *nicht* in Betracht kommt, da wir sehr viele dieser 248 medialen Schenkelhalsfrakturen steil genagelt haben. Auch die Möglichkeit eines durch die Fräse oder den Nagel selbst verursachten Knochensprunges konnte ausgeschlossen werden, da die Fraktur dann bereits beim 1. Belastungsversuch manifest geworden wäre, alle Patienten aber zum Zeitpunkt der Spontanfraktur schon gut gehfähig waren.

Wie wiesen darauf hin, daß auf Grund der strukturellen Gegebenheiten im anatomischen Knochenaufbau der Nagel immer von dorsal her eingeschlagen werden sollte. Bei einem Nageleinschlagwinkel von 145° befindet sich die Nageleinschlagstelle schon im Schaftbereich des Femur, und hier fanden sich unsere Spontanfrakturen.

Die Berechnungen von Pauwels für den Schaft haben ergeben, daß in der Biegeebene, die mit der Festigkeitsebene praktisch zusammenfällt, medial die größten Druck- und lateral die größten Zugspannungen auftreten. Hier bietet sich die Nageleinschlagstelle in der „neutralen Faser" an, jener Ebene, in der sich Druck- und Zugspannungen gegenseitig aufheben, also dorsal unmittelbar neben der Linea aspera femoris.

Obwohl wir in letzter Zeit diese Überlegungen bei der Nagelung berücksichtigten, erlebten wir neuerlich eine Spontanfraktur bei einer 78jährigen Patientin 37 Tage nach der Nagelung.

Die genaue Durchsicht der Röntgenbilder ergab nun im Gegensatz zu den anderen Spontanfrakturen eine deutliche Reduktion des Nageleinschlagwinkels von 140 auf 128° innerhalb von 24 Tagen durch Absinken des Nagels im Schenkelhals bis zum *Adams*bogen. Diese veränderte Nagellage mußte daher im Bereich der lateralen Femurkortikalis mit dem für 140° gefrästen schrägen Nagelkanal zu einer Sprengung der Kortikalis führen. 37 Tage nach der Nagelung und 3 Wochen nach den ersten Belastungsversuchen kam es zur Spontanfraktur.

Demnach empfehlen wir zur Verhinderung dieser zwar seltenen, doch unangenehmen Komplikation nach der Schenkelhalsnagelung:

1. Beschränkung des steilen Nageleinschlagwinkels über 135° auf jene Fälle, wo er zur Stabilisierung unbedingt erforderlich ist, wie bei Frakturen vom Typ *Pauwels* III.

2. Wahl der Nageleinschlagstelle ganz dorsal neben der Linea aspera femoris, worauf Felsenreich schon 1937 hingewiesen hat.

3. Innere Abstützung des Nagels am *Adams*bogen, um ein Abgleiten und damit eine Reduktion des Nageleinschlagwinkels in der Folge zu verhindern.

E. TEUBNER, Lübeck (Deutschland):

Osteosynthese mit dem Rundnagel nach Lezius und Herzer. (Film)

Schlußwort

L. EIGENTHALER:

Meine Damen und Herren!
Wir sind somit am Ende unseres Kongresses. Ich darf Ihnen allen, die Sie gekommen sind, insbesonders aber den Referenten und ganz besonders dem Hauptreferenten, Herrn Ender, vielmals danken. Danken möchte ich auch unserem Sekretär, Herrn Jonasch, der ja doch wieder den Großteil der Kongreßlast getragen hat. Unserem erkrankten Präsidenten — ich glaube im Sinne aller zu sprechen — werden wir ein Grußtelegramm schicken und ihm mitteilen, daß wir den Kongreß gut und glücklich beendet haben. Wenn wir die Folgerung aus dem Kongreß ziehen, glaube ich doch sagen zu können, daß wir einen Standpunkt in der Behandlung der per- und subtrochanteren Frakturen einigermaßen fixieren konnten, wobei Vergleiche zwischen der konservativen und operativen Behandlung gezogen wurden. Danach ist für die alten Leute doch das *operative* Vorgehen die Methode der Wahl.
Ich wünsche Ihnen allen eine recht gute Heimfahrt. Darf ich Sie gleich zum nächsten Kongreß, der ja wieder in Salzburg stattfinden wird, herzlichst einladen und hoffen, daß wir uns im nächsten Jahr alle gesund wiedersehen.

Auf besonderen Wunsch unseres Ehrenpräsidenten, Herrn Prof. Dr. Lorenz Böhler wurde der Vortrag von Herrn Prof. Dr. Bürkle de la Camp in diesen Tagungsbericht aufgenommen. Der Vortrag wurde anläßlich des 85. Geburtstages von Herrn Prof. Dr. Lorenz Böhler in der Gesellschaft der Ärzte Wien am 15. Januar 1970 gehalten.

Professor Dr. Dr. h. c. H. BÜRKLE DE LA CAMP:

Lorenz Böhler und die Unfallheilkunde

... das ist der Titel meines Vortrages, den ich zu Ehren der 85. Wiederkehr des Geburtstages des heutigen Altmeisters unserer Unfallchirurgie halten darf.
Der Gesellschaft der Ärzte in Wien danke ich verbindlichst für die mir mit diesem Auftrage erwiesene Ehre. Es bereitet mir aber auch Freude, dem Auftrag gerecht zu werden. Des Jubilars Lebensweg ist ebenso

bekannt wie die eigenwillige Art, in der er ihn zurückgelegt hat. Ich will
versuchen, diesen trotzigen „Knochen-Böhler", wie er bei uns auch heißt,
im Rahmen der Unfallheilkunde mit seinen Zielen und Leistungen zu
zeichnen.

Die *Unfallheilkunde* ist ein weites, oft zu wenig und zu gering geachtetes Gebiet der Medizin. Sie enthält und überdacht die *Unfallchirurgie*. Diese wiederum ist ein Teil der Allgemeinchirurgie, aber auch gleichzeitig deren Wurzel.

Die älteste aller Heilmethoden ist die Chirurgie und zwar die Unfallchirurgie. Seitdem die Erde von Lebewesen bewohnt wird, gibt es Krankheiten und Verletzungen. Tiere verstehen es, ihre Krankheiten und Schäden selbst zu behandeln und zu heilen. Ebenso hat es wohl der Urmensch instinktmäßig gekonnt.

Bevor er aber aus Erfahrung Krankheiten richtig zu behandeln wußte, erlitt er im harten Lebenskampf Verletzungen durch Unfälle, Naturereignisse, wilde Tiere, nicht zuletzt aber durch seinen lieben Artgenossen, den homo sapiens. Der geworfene und geschleuderte Stein, die hölzerne Keule, die Streitaxt, Pfeile, später die Kampfgeräte aus Metall, durch gezündetes Pulver angetriebene Geschosse, schließlich Druck- und Brandbomben, Raketen und nun auch massenvernichtende Atombomben — so weit hat es der homo sapiens inzwischen gebracht — sie alle zielten und zielen darauf hin, den zum Feind gewordenen Mitmenschen zu schädigen und zu beseitigen.

Der Selbsterhaltungstrieb, und das doch wohl von Anfang an vorhandene und mit wachsender Kultur stärker gewordene Bedürfnis, für gegenseitiges Helfen unter liebenden und zusammengehörigen Menschen ließen Maßnahmen entstehen, um das aus den Wunden quellende Blut zu stillen, gebrochene Gliedmaßen zu schienen, Fremdkörper zu entfernen und das bedrohte Leben zu erhalten.

Die Geschichte der Medizin weiß viel zu berichten. Wir kennen jahrtausende alte Instrumende und Nahtgeräte. Wir wissen von ebenso alten Trepanationen, deren Heilung erwiesen ist. Bilder und Papiere aus ältesten Zeiten und Ländern berichten vom Entstehen, Aussehen und Behandeln von Wunden und Knochenverletzungen aller Art. Allein Homer, der über erstaunliche anatomische Kenntnisse verfügte, gibt breite Schilderungen von Verletzungen seiner Helden und sogar der Götter. Er berichtet über die von Patroklos vorgenommene Operation bei dem am Schenkel verwundeten Eurypylos und macht uns bekannt mit Podaleirios und Machaon, den beratenden Chirurgen im Stabe des Oberbefehlshabers Agamemnon.

Mit diesen wenigen Erwähnungen will ich nur andeuten, wie viel wir über älteste Kriegs- und Unfallchirurgie wissen. Die wenigen heute noch in dem Urzustand ähnlichen Verhältnissen lebenden Völkerstämme, spiegeln eine Stufe der Entwicklung der Unfallchirurgie wider.

Was Kämpfe in kulturarmen und Kriege in fortgeschrittenen Epochen an Wunden und Verstümmelungen vollbracht haben, das erzeugen jetzt in friedlichen Zeiten die Maschinen der Industrie und die menschlicher

Vernunft entgleitenden motorisierten Verkehrsmittel täglich, stündlich und in ansteigender Zahl und Schwere.

Der *Helfer* hatte stets die Aufgabe, die durch äußere Einwirkungen entstandenen Körperschäden zu heilen, das Leben des Verletzten zu erhalten, seine Schmerzen zu lindern und den Verletzten nach Möglichkeit wiederherzustellen. „Rehabilitation" ist also keine Erfindung der Neuzeit, — nur mußte der sozial nicht unterstützte Mensch selbst bei der Wiederherstellung mithelfen, — so wie Lorenz Böhler im 1. Weltkrieg die *aktive funktionelle Mitarbeit* zur Ertüchtigung von seinen verwundeten Soldaten gefordert hat. Wunden und Krankheiten wurden durch natürliche Mittel geheilt, übernatürliche Mittel sah man in Zauberei und Anrufen der Götter, — auch heute noch. Aus dem Helfer entstand über den Medizinmann und die heilkundigen Priester und über weit abirrende Wege der Arzt, dessen Bild und Ansehen im Laufe der Geschichte starken Schwankungen unterworfen waren. Aus dem Wundverband, der vielfach Übles anrichtete, aus den Schienen, den Heilkräutern und Zaubermitteln, die auch heute noch in Gebrauch und Ansehen sind, wuchsen durch Forschung und Technik alle die Hilfs- und Heilmittel, die heute den Medizinmarkt überschwemmen, die wir in ihrer Gesamtheit gar nicht mehr überblicken können, die der Arzt nur noch im Sektor seines Sonderbereiches kennen und anwenden kann. Aus dem helfenden Mitmenschen, den Dienern und Dienerinnen der Priester und später der Kirchen, entwickelten sich die barmherzigen Schwestern und Brüder, die Krankenschwestern und Krankenpfleger, — ein durch Berufung geprägter Beruf. Aus den vor den Toren der Städte gelegenen Seuchenhäusern, in denen die Ärmsten der Armen mit ansteckenden Krankheiten verbannt waren, entstanden Siechenhäuser, armselige Krankenhäuser, die mehr der Absonderung als der Gesundungshilfe dienten. Und erst nach der Entdeckung der Krankheitserreger und Erforschung ihrer Bekämpfung wurden daraus hygienische Behandlungsstätten, in denen der Kranke gesunden und der Verletzte heilen konnte.

Erfahrung, Forschung und richtige Anwendung der Forschungsergebnisse entfalteten die medizinische Wissenschaft, so wie wir sie heute sehen, in ihrer Vielfalt von Fachrichtungen und Sonderfächern. Über Jahrtausende vollzog sich langsam diese Entwicklung der Medizin, sehr langsam, obwohl viele große Ärzte Hervorragendes leisteten, vorwiegend intuitiv und empirisch. Die Chirurgie war kein geachtetes Teilgebiet der Medizin, sicher nicht, solange sich diese in den Fesseln der Scholastik befand. Die Barbiere, die oberflächliche Eingriffe mit ihren oft merkwürdigen Geräten ausführten, erstrebten Gleichberechtigung mit den Medici. Und wenn heute spöttelnd der Barbier als Ahne des Chirurgen genannt wird, dürfen wir immer noch hochmütig das Haupt erheben über die Orthopäden, deren Vorgänger im Knochenbrechen und Geradeziehen von Verkrümmungen die mit Stricken gewandt arbeitenden Henker gewesen sein sollen.

Chirurgen mit geschickten Händen — ich erinnere an Larrey, den Chirurgen Napoleons — vollbrachten zwar sehr viel, besonders in der Knochen- und Gelenkchirurgie. Ihren Handlungen aber setzten Wundschock, Schmerz und Eiterungen enge Grenzen. Man erkannte, daß die Wunden „vergiftet" waren und daher eiterten, wie das in der 1536 erschienenen „Großen Wundarzney" Theophrastus Paracelsus von Hohenheim beschreibt. — Den Paracelsus-Ring der Stadt Villach trägt unser Jubilar seit 1953 —.

Man versuchte mit dem Glüheisen und mit siedendem Öl die Wundeiterung zu verhindern. — Daß in den ersten Jahren des 2. Weltkrieges, — also vor rund 30 Jahren! — in einem bestimmten Abschnitt des deutschen Heeres von einem aktiven Sanitätsoffizier das Glüheisen wieder verwendet wurde, sei zur Beleuchtung der sogenannten Fortschritte in der Chirurgie nur erwähnt, — ein unverständliches Unterfangen.

Lassen sie mich einen Sprung machen in das „Jahrhundert der Chirurgen".

Um die Mitte des 19. Jahrhunderts führte Crawfod Long die erste Äthernarkose aus, die Dieffenbach 5 Jahre später in Deutschland einführte, — fast zur gleichen Zeit gab Simpson die Chloroformnarkose bekannt. 1861 entdeckte Pasteur, daß die Ursache der Gärungen und Zersetzungen organischer Massen in den Fermenten von Lebewesen pflanzlicher und tierischer Natur zu suchen ist. Schon 6 Jahre später machte Lister die große Entdeckung, daß die gefürchteten Zersetzungen in Wunden ganz ähnliche Ursachen hatten, und versuchte, sie mit den gleichen Mitteln zu bekämpfen wie in den Abwässern. Die 5%ige Karbolsäure trat ihren Siegeszug an, ein keimarmes Operieren wurde möglich. — Ein Anderer hatte 20 Jahre früher den gleichen Weg schon einzuschlagen versucht, ohne anerkannt, aber bitter enttäuscht zu werden: Ignaz Philipp Semmelweis. — Kurz nach Listers Einführung der Antiseptik folgte die Entdeckung und Klassifizierung vieler Erreger: 1877 Pasteur Vibrion septique, identisch mit dem Bacillus des malignen Ödems von Koch und Gaffky, — 1879 Neisser Gonococcus, — 1881 Fehleisen Streptococcus pyogenes, — 1884 Becker und Rosenbach Staphylococcus pyogenes aureus. 1866 Einführung der örtlichen Betäubung, zunächst der Kälteanaesthesie durch Richardson, 1884 der Cocain-Betäubung am Auge durch Koller.

Alle diese Errungenschaften ließen das chirurgische Messer tiefer und erfolgreicher in den menschlichen Körper eindringen. Im Vordergrund stand die Bauchchirurgie. 1881 führte Theoder Billroth die erste Magenresektion, die erfolgreiche Entfernung eines Pyloruskarzinoms, durch, — keineswegs von seinen Fachkollegen sofort anerkannt.

In dieser Zeit schlug die Geburtsstunde unseres Jubilars am 15. Januar 1885.

Wie selbstverständlich beglückwünschen wir heute Lorenz Böhler zu seinem 85. Geburtstag, ohne uns richtig bewußt zu werden, eine wie lange Zeitspanne diese 85 Jahre umfassen, was sie für ihn und für uns bedeuten, und wie ereignisreich sie waren.

Es waren Jahre der Unruhe, des Fleißes, der Arbeit, des Kampfes und Streites, des Erfolges und Aufstieges und endlich des Erreichens eines hohen Zieles und der Anerkennung.

Lorenz Böhlers Wiege — der Vater hat sie wahrscheinlich selbst gezimmert — stand im Vorarlbergischen, in Wolfurt, dort wo dem Bodenseesegler, wie ich in der Fussacher Bucht es erlebt habe, plötzliche heftige Sturmböen und sogar Windhosen gefährlich werden, die aus dem Rhein- und Achetal einfallen. Eine eigenwillige Landschaft mit eigenwilligen Menschen des alemannischen Grenzlandes. Ich kenne sie, da ich Alemanne bin.

Sein naturwissenschaftliches Interesse zeigte er wirklich schon früh, er zerlegte Eichkatzln und Vögel und präparierte sie. Er wollte ein „Lipburger" werden, also ein Chirurg, der im Bregenzer Wald in den Bauernhäusern operiert. Am Dreikönigstag 1896 brachte ein Verwandter des Vaters das „Interessante Blatt" ins Haus, in dem ein menschliches Handskelet abgebildet war. Der 11jährige band sein Lesebuch damit ein, um das Bild immer vor sich zu sehen. Es war die erste Röntgenfotographie von Röntgens Hand.

Nach der Gymnasiumschulung in Brixen und Bregenz, wo er 1905 die Matura machte, studierte er in Wien Medizin, promovierte 1911 zum Doktor der Medizin und fuhr als Schiffsarzt in die Welt, zunächst nach Südamerika.

Im 2. Semester seines Studiums erfuhr er aus einem Anschlag am schwarzen Brett, daß das medizinische Dekanat ein Stipendium von 1.000,— Kronen zu vergeben habe. Er reicht sein Gesuch ein und erhält vom Pedell die Belehrung, daß ein so junger Student sich um ein so hohes Stipendium nicht bewerben dürfe, er solle in höheren Semestern mal wieder kommen. Aber mit Böhlerscher Beharrlichkeit erklärt er: geschrieben ist geschrieben, eingereicht ist eingereicht. Und er erhält das Stipendium, — denn kein anderer hatte es gewagt, diese hohe Summe zu beantragen. Er behielt das Stipendium während des ganzen Studiums, während der freiwilligen Militärzeit und noch im ersten Jahr nach der Promotion.

1914 sehen wir ihn in Nordamerika, in Rochester in der Mayo-Klinik. Beladen mit starken Eindrücken und beeinflußt von der besonderen Organisation dieser Klinik kehrte er eiligst nach Österreich zurück, gerade rechtzeitig, um für Jahre den Uniformrock zu tragen. Die *Kriegschirurgie* war für ihn nicht nur Lehrmeister, sie bestimmte seinen Lebensweg, — allerdings fiel ihm nichts kampflos in den Schoß.

Was aber hatte sich in der Allgemeinchirurgie seit Böhlers Ankunft in Wolfurt ereignet ? Antiseptik, Aseptik, Schmerzbekämpfung und die 1895 von Röntgen entdeckten X-Strahlen hatten der Chirurgie einen ungeheueren Anstoß gegeben. Der ersten Magenresektion folgten in raschem Anstieg viele Magen- und Darmoperationen. Der eitrig entzündete Wurmfortsatz wurde operativ entfernt, — allerdings ist man auch heute noch nicht einig, ob man die Appendicitis sofort operiert oder erst eine unsichere Abkapselung abwarten soll, — oder die Behandlung geht mit antibiotischen Mitteln in ein anderes Fachgebiet. Bauchorgane, die vergrößerte Schilddrüse, Tumoren der verschiedenen Art, wurden dem Chirurgen überantwortet. Die eitrige Osteomyelitis wurde teils hinhaltend, teils sehr radikal operiert.

Überall Fortschritte. Aber auch in der Unfallchirurgie?

Die Wundbehandlung durch Beseitigung der Wundflächen hatte Friedrich zwar mit genauen bakteriologischen Begründungen empfohlen, die Erkenntnis breitete sich aber äußerst langsam aus, selbst im 1. Weltkrieg war sie noch nicht Allgemeingut, noch nicht einmal im 2. Weltkrieg, wo häufig noch Schußwunden ohne Excision vernäht wurden. Und werden die Friedrichschen Regeln heute allgemein befolgt? Leider nein. Böhler und auch viele Andere haben darüber eindringlich geschrieben, gesprochen, ja gepredigt. Wie unendlich schwer ist es doch, wichtige Regeln außerhalb des eigenen Anordnungsbereiches durchzusetzen!

1901 hat Landsteiner 3 Blutgruppen, ein Jahr später haben Decastello und Sturli die vierte Blutgruppe entdeckt. Gerade an diesem Beispiel sieht man, wie langsam, zögernd eine derart bedeutende Forschung ihre Ergebnisse zur praktischen Durchführung bringen kann. Im 1. Weltkrieg wurde von der jetzt doch möglichen Bluttransfusion auf deutsch-österreichischer Seite kein Gebrauch gemacht. Und im 2. Weltkrieg wurde auf unserer Seite lediglich Frischblut übertragen. Blutkonserven kannten die Alliierten, auf unserer Seite wurde daran gearbeitet, unzuverlässige Versuchsmengen konnten da und dort erprobt werden. Wir mußten Schock- und Blutverlust größtenteils mit Salzlösungen bekämpfen, das Periston war 1941 für uns im Felde ein Geschenk des Himmels. Nach 1945 endlich wurden dann Blutbanken und Spenderzentralen gegründet.

Und wie war es mit der Tetanusvorbeugung und -bekämpfung? Die passive Immunisierung gegen den Wundstarrkrampf wurde nach Ausbruch des 1. Weltkrieges eingeführt. Und als zwischen den beiden Weltkriegen — man gewöhnt sich auch an solche Zeitrechnung in der Unfallchirurgie — andere Länder schon gute Erfahrungen mit der aktiven Impfung gegen Tetanus gesammelt hatten, gingen wir wieder ungeimpft in den 2. Weltkrieg, —nur die Fallschirmtruppe war geimpft. Unsere Zahlen an Wundstarrkrampf waren sehr hoch, auf der anderen Seite einige Einzelfälle. Und auch heute noch ist bei uns die Bevölkerung ohne Impfauflage.

Und in der Knochenbruchlehre waren alte Lehren gültig, die von einem Lehrbuch in das andere übernommen wurden. „Die Wissenschaft, sie ist und bleibt, was einer ab vom anderen schreibt", möchte man mit Wilhelm Busch sagen.

Und noch im Jahre 1917 tat ein Wiener Kliniker den Ausspruch: Die Frakturenbehandlung ist ein abgeschlossenes Kapitel, über das zu sprechen nicht lohnt. Wenn solche Worte von einer Kanzel kommen, ist es notwendig, daß ein Ketzer seine Thesen an die Tempeltore heftet.

Man sieht aber aus diesen Beispielen, in welche Zeit Lorenz Böhler gestellt wurde, oder besser gesagt: sich selbst stellte, als er begann, seine eigenen Gedanken zu verwirklichen, die in den ersten Kriegsjahren nach 1914 in ihm reiften.

Am 1. August 1914 zog Lorenz Böhler 29jährig als Truppenarzt in den Krieg. Auf sein Verhalten, daß er als Chirurg auch chirurgisch arbeiten möchte, wurde ihm bedeutet, daß mehr Chirurgen vorhanden seien als gebraucht würden, er möge gefälligst tun, was ihm befohlen wird.

Befehle und Gehorsam waren gerade das Richtige für unseren Vorarlberger. Aber er zog nun als Leiter einer berittenen Sanitätsabteilung nach Galizien und Polen.

Sein erstes Handeln gegen einen Befehl brachte ihm und seinen Leuten nicht nur die Freiheit, sondern auch Anerkennung. Beim Rückzug aus Galizien wurde befohlen, daß sich die Sanitätstruppen mit Verwundeten den Russen zu ergeben hätten, da sie laut Genfer Abkommen bald ausgetauscht würden.

Zufällig aber erfuhr Böhler, daß 3 russische gefangene Ärzte nach Westen abtransportiert worden waren. Also erfolgt doch kein Austausch, das wurde ihm sofort klar.

Es stand bei ihm fest, daß er nicht auf einen Austausch vertraute, sondern entgegen dem Befehl seine Abteilung rettete.

Und so war seine Abteilung die einzige von 8 Feldspitälern und 2 Divisionssanitätsanstalten, die aus Galizien zurückgeführt wurde, während die Anderen unausgetauscht nach Sibirien befördert wurden, unter ihnen auch der „Engel von Sibirien", Burkhard Breitner.

Böhler kam dann an die Isonzofront und später in die Dolomiten. Seine an ungezählten Verwundeten der vorderen Linien gesammelten Erfahrungen lehrten ihn, daß die Bauchschüsse wenig Aussicht auf Heilung haben, daß aber die Knochen- und Gelenkschüsse bessere Ergebnisse zeitigen könnten, wenn sie anders, also nach seiner Vorstellung richtig behandelt würden.

Diese Fragen beschäftigten den 30jährigen, der im Januar 1915 vorzeitig zum Oberarzt und 8 Monate später schon zum Regimentsarzt befördert wurde. Man war also aufmerksam auf ihn geworden und anerkannte seine Leistungen.

In seinem Einsatz von 1914 bis 1916 hatte Lorenz Böhler Erfahrungen gesammelt über alle Arten von Schußverletzungen und Behandlungsmethoden.

Warum aber wurde an manchen Stellen zu früh, an anderen wieder zu spät amputiert, warum mußte überhaupt so häufig diese verstümmelnde Operation ausgeführt werden?

War die Anzeigestellung immer richtig?

Wie verhielt es sich mit der Wundbehandlung?

Wurden die biologisch begründeten Heilungsvorgänge vielleicht durch Verordnungen oder Vorschriften vereitelt?

War das Sanitätspersonal richtig ausgelesen und den Kenntnissen entsprechend eingesetzt?

Viele Fragen der Chirurgie und der Organisation waren es, über die er grübelte, die er mit Kollegen besprach, die er den Vorgesetzten vorzutragen den Mut hatte. Und gerade diese wollten vielfach von dem Besserwisser und Aufwiegler nichts höhren.

So machte ihm der Kommandant seiner Divisionssanitätsanstalt häufig Schwierigkeiten, da dieser die Dienstvorschriften, Böhler aber die Behandlung der Verletzten beherrschte. Eines Tages hatte er bei einer Oberarmverletzung eine Abduktionsschiene nach Kristen angelegt. Der Kommandant ordnete an, daß diese republikanische Schiene sofort zu entfernen sei, weil sie im Reglement nicht vorgesehen ist. Auf Böhlers nicht gehorsamste Einwendung, daß das Reglement eben nicht stimme, wurde ihm lautstark bedeutet, daß seine Majestät der Kaiser das Reglement sanktioniert habe. „Davon versteht der Kaiser nichts", meinte Böhler.

Wegen Majestätsbeleidigung wurde ihm eine Kriegsgerichtsverfahren angedroht. Böhler schwang sich aufs Pferd und meldete den Vorfall dem ihm wohlgesinnten Divisionsarzt, bevor der Kommandant das tun konnte. Dieser wurde dann auch entsprechend empfangen und zu den schweren Haubitzen versetzt.

Die Geschwindigkeit, mit der Böhler seinen Kommandanten überrundete, erinnert mich an ein Erlebnis aus dem 2. Weltkrieg, in dem er beratender Chirurg beim Heer, ich bei der Luftwaffe Beratender war. Der Sanitätsinspekteur Handloser erzählte mir einmal, daß er im Südabschnitt der Ostfront Lazarette besichtigte, in denen Böhler die neue Methode der Knochenmarknagelung bei Schußbrüchen angewendet hatte. „Wenn ich ein Lazarett verlasse", sagte Handloser, „dann steht der Böhler zum Abschiednehmen da und salutiert. Und wenn ich dann mit dem Flugzeug 300 km weiter lande und ein anderes Lazarett betrete, dann steht der Böhler zur Begrüßung schon wieder da und salutiert. Ich weiß gar nicht, wie er das macht!".

Doch zurück zu den Problemen, die den nunmehr sehr erfahrenen Frontchirurgen beschäftigen, als er 1916 nach Bozen an ein Lazarett für Leichtverwundete 30 km hinter der Front versetzt wurde. Er erkannte, daß ihm hier die Gelegenheit geboten wurde, Frischverletzte, auch Knochenschußbrüche, nach seinen Vorstellungen zu behandeln, Gipsverbände soweit wie möglich durch Extensionen zu ersetzen, um bei ausreichender Ruhigstellung die Wundverhältnisse überblicken und gleichzeitig weitestgehende Übungsbehandlung zur Vermeidung unnötigen Muskel- und Gelenkschwundes vornehmen zu können.

Er wollte und mußte den Beweis erbringen, daß auf diese Weise auch schwerste Verletzungen mit geringeren Folgen geheilt werden können. Die gehorsamst nachgesuchte Genehmigung, in seinem Kriegsspital Schußbrüche der Knochen und Gelenke behandeln zu dürfen, wurde aber abgelehnt, da die bisherigen Ergebnisse zufriedenstellend seien und Geldmittel nicht zur Verfügung standen. Böhler mußte zwar zunächst wie bisher befohlen weiterbehandeln, aber er gab nicht nach, — mit seinem Organisationstalent und seiner Zähigkeit machte er aus dem alten Bozener Kloster ein sehr brauchbares Lazarett. Er legte selbst Hand an und arbeitete in der Werkstätte der Gewerbeschule mit, um Extensionsgeräte und erforderliche Apparate herzustellen. Er machte wahr, was er einmal aussprach: Die Ärzte dieser Abteilungen müssen nicht nur operieren können, sondern sie müssen auch verstehen, mit Hammer und Zange, mit Bohrer und Feile, mit Säge und Beil umzugehen. Er konnte es, er hatte es in der Tischlerwerkstatt seines Vaters und in der Schmiede seines Onkels gelernt.

Um seinem Lazarett die von ihm gewünschten Verwundeten zuzuführen, bestach er das Sanitätspersonal der am Bahnhof haltenden La-

zarettzüge mit Zigarren, und er bekam die Knochen- und Gelenkschuß-
verletzten. Er konnte nun die Vorgesetzten und seine chirurgischen Kollegen überzeugen, daß er seine Schußfrakturen nicht nur heilte und die
Amputationsziffern verringerte, sondern auch funktionstüchtige Glied-
massen erzielte, — so einfach war das allerdings nicht, wie sich das heute
anhört.

Sein Wunsch, seine Methoden auch weitergeben und lehren zu können, wurde auch zunächst wieder abgewiesen, weil zum Lehren Berufenere
zugelassen seien. Aber er lehrte doch, seine Erfolge überzeugten. Und so
konnte er im Frühjahr 1918 in Bozen eine Schule für die Behandlung von
Wunden und Knochenbrüchen einrichten, in der viele Chirurgen verschiedener Armeen unterrichtet wurden. Böhler wurde anerkannt, er erhielt hohe österreichische und deutsche Auszeichnungen. Nach Kriegs-
ende war er noch bis 1919 als Kriegsgefangener Leiter seines Lazarettes,
wo er segensreich gewirkt hatte, wo er Erfahrungen als Arzt, Chirurg,
Organisator sammeln konnte und wo er die Pläne für sein späteres Wirken
und Arbeiten faßte, für deren Durchführung aber vorerst noch kein Weg
sich abzeichnete. Zunächst erweiterte er seine Kenntnisse noch in Wien
an der Klinik Hochenegg, wo er auf der Unfallstation arbeitete, über die
wir soeben gehört haben, und an der Klinik von Lorenz. Ihm schwebte
aber anderes vor, seitdem er 1917 während eines Urlaubs in einer Wiener
Buchhandlung auf einen Bericht der Arbeiterunfallversicherungsanstal-
ten Österreichs stieß. Darin las er u. a., daß von den Oberschenkelbrüchen
nur 9%, und von den Unterschenkelbrüchen nur 20% ohne Minderung
der Erwerbsfähigkeit heilten, während die übrigen infolge Verkürzungen,
Verbiegungen, Verdrehungen, Versteifungen und Muskelschwundes dauernd entschädigt werden mußten. Auch bei den anderen Skeletverlet-
zungen war es ähnlich. Diese Unfallfolgen zu beseitigen oder zu bessern,
war sein Bestreben, aber dazu war ein Eingreifen in die soziale Versiche-
rung erforderlich.

Ich habe eingangs erwähnt, daß die Unfallchirurgie ein Bestandteil
der *Unfallheilkunde* ist. Diese ist aus ärztlicher Sicht ein Gebäude, unter
dessen Dach in einem Flügel die Ärzte aller Fachgebiete arbeiten und in
dem anderen Flügel Verwaltung und Gesetzgebung wirken. Eine innige
Zusammenarbeit beider Flügel ist notwendig, allerdings nicht immer
leicht.

Es würde zu weit führen, auf die Entstehung der Unfallgesetzgebung
einzugehen, aber einige Sätze muß ich einflechten. Die gewerbliche Verwendung der Dampfmaschine leitete mit ungeahnter Kraft eine neue
Epoche ein. Sie wandelte nicht nur Technik, Wirtschaft und Gesellschaft,
sie forderte auch Arbeiterschutzgesetze, so in Deutschland 1884 unter
Bismarck das Unfallversicherungsgesetz, auf dessen Grundlage sich auch
die Unfallheilkunde aufbauen konnte. Die Unzufriedenheit der den Wech-
selfällen des Lebens bis dahin meist schutzlos preisgegebenen Arbeiter
verlangte die Lösung der sozialen Fragen, die heute für uns Selbstverständlichkeit geworden sind.

Auf diesem Gesetz beruht in Deutschland die Gründung der Berufs-
genossenschaften im Jahre 1885. Und schon 4 Jahre später wurde von

der Knappschafts-Berufsgenossenschaft das erste Unfallkrankenhaus „Bergmannsheil" in Bochum, dessen chirurgischer Klinik ich später fast 30 Jahre vorstehen durfte, gebaut.

In Österreich wurde die Unfallversicherung für alle Arbeiter in gewerblichen Betrieben 1887 eingeführt. Die Schweizerische Unfallversicherungsanstalt folgte 1911, später die niederländische Reichversicherungsbank.

Grob umrissen haben alle diese Versicherungsträger die Aufgabe, dem verletzten oder durch Berufskrankheiten geschädigten Arbeiter die erforderliche *beste* Behandlung zukommen zu lassen, ihn mitsamt seiner Familie vor wirtschaftlicher Not zu sichern, ihn wieder in die Arbeit einzugliedern und bleibende Unfallschäden zu entschädigen. Diese Forderungen erfüllen zu helfen, war Lorenz Böhlers Ziel. Nachträglich betrachtet, möchte ich es so ausdrücken: Der Verletzte war sein taktisches, die Verletzung sein strategisches Objekt in der Planung.

So einfach und klar das alles klingt, leicht war es nicht, ein Programm durchzuführen wie Böhler es entwickelte. Überall stieß er auf Widerstand, nicht nur bei den Behörden, was verständlich wäre, da Paragraphen und Verordnungen nur schwer zu überwinden sind und Dienstwege häufig Mäanderlinien gleichen, auch in ärztlichen Kreisen begegnete ihm Unverstehen und Ablehnung, hauptsächlich dadurch bedingt, daß in der Medizin auf vielen Wegen Heilung erreicht werden kann und daher jeder auf seine Methode schwört und viele sich nicht zu einer besseren belehren lassen wollen. Wenn heute die Böhlerschen Methoden sich größtenteils durchgesetzt haben, so beweist das, daß sie die besseren waren.

Böhler überwand die behördlichen Hindernisse und überzeugte die einsichtigen Ärzte.

Wir sahen Lorenz Böhler zuletzt 1919/20 in den Kliniken von Hochenegg und Lorenz, das war in den für Österreich und auch für Deutschland trostlosen Nachkriegsjahren des Tiefstandes und der Inflation. Seine Verhandlungen im Hause der Arbeiterunfallversicherungsanstalt Webergasse 2, das später einmal seine Hochburg werden sollte, in dem er seine Pläne dem Direktor Hofrat Kögler vorlegte und mit Zahlen und Bildern beweiskräftig unterstrich und sich für die Besserung der Heilerfolge und aller sozialen Folgen von Betriebsverletzungen *verbürgte*, waren erfolgreich, — aber die schließlich genehmigte Summe von 500.000,— Kronen (das waren in harter Währung 90.000,— Schweizer Franken) zum Aufbau der anstaltseigenen Sonderstation, zerschmolz in der Geldentwertung schnell. Als man zu bauen beginnen konnte, war sie nur noch 180,— Schw. Fr. wert und zerrann in ein nichts. — Höhere Gewalt!

Weiteres Warten erschien fruchtlos. Böhler ließ sich 1920 in Gries bei Bozen als Chirurg nieder.

Aber seine Pläne ruhten nicht.

Und in Wien kam dem inzwischen neuen Direktor Hofrat Dr. Hendrych die Akte aus dem Jahre 1919/20 in die Hände mit der Aufschrift „Dr. Lorenz Böhler, Anstaltseigene Unfallstation". Druck der Notlage und Einsicht halfen bei den nun folgenden Verhandlungen, die schließlich dazu führten, daß Böhler die Berufung nach Wien annahm, da seine Bedingung,

ein Unfallkrankenhaus leiten zu können, in dem er Verletzte nach seinen
Methoden behandeln könne, erfüllt wurde. Am 1. Mai 1924 erhielt er den
Ruf nach Wien, am gleichen Tage aber auch die Ernennung zum Direktor
und Primarius des modernen Krankenhauses in Brixen. Da das in Wien
für ihn bestimmte Krankenhaus im 3. und 4. Stockwerk der Webergasse 2
erst ausgebaut werden mußte, zuvor aber das im im 6. Nachkriegsjahr
noch dort befindliche Kriegswucheramt auszuziehen hatte, nahm er erst
einmal die sichere Stellung in Brixen an.

Aber am 1. August 1925 wurde er entgültig zum Direktor und Primarius des Unfallkrankenhauses in Wien ernannt, das große Ziel war erreicht,
erkämpft. Wieder legte er selbst Hand an bei der Einrichtung und nach
weiteren 4 Monaten wurde das Krankenhaus zunächst im 3. Stockwerk
mit 52 Betten und einer Ambulanz am 1. Dezember 1925 eröffnet. Ein
Jahr später war auch das 4. Stockwerk belegbar, es standen 100 Betten
zur Verfügung.

Und mit diesem Haus wurde Böhler berühmt, er wurde der Organisator der Unfallchirurgie in der Arbeiterunfallversicherungsanstalt, er
wurde der Lehrmeister und Wegweiser ungezählter Unfallchirurgen in
der Welt. Und dieses trotz politischer Unbill, trotz Zerstörung des Hauses
durch Bombeneinschlag und Artelleriebeschuß im 2. Weltkrieg, in dem
er als Beratender Chirurg tätig war und im Umherziehen arbeitete und
lehrte, so wie er als junger Arzt im Umherziehen durch die weite Welt
lernte.

Das Zerstörte wurde wieder aufgebaut. Die Erfolge im Unfallkrankenhaus in der Webergasse waren in den nachfolgenden Jahren weiterhin so
überzeugend, daß neue Unfallkrankenhäuser, zahlreiche selbständige Unfallstationen und 2 Rehabilitationszentren entstanden. Vor 10 Jahren
habe ich bei einem Vortrag in Graz bei der Gründungstagung der Österreichischen Gesellschaft für Chirurgie und Traumatologie — wie sie damals genannt wurde — gesagt: Lorenz Böhler hat die Hochburg der Unfallchirurgie in Wien errichtet und die unfallchirurgischen Trutzburgen
und Kastelle über das ganze Land verteilt und hält sie mit seinen Rittern
und Knappen besetzt. Diese Ritter und Knappen sind seine Schüler, in
Überzeugung dem Lehrer und dessen Lehren gehorsam ergeben.

Obwohl die neuen Häuser in Bau und Einrichtung unübertrefflich
sind, blieb Böhler selbst seinem alten Hause treu. Von 1925 bis 1963, also
38 Jahre lang, war er Direktor und Primarius des Unfallkrankenhauses
in der Webergasse. Er war 78 Jahre alt, als er die Leitung in die Hände
seines bewährten Nachfolgers legte, um als beratender Unfallchirurg der
Arbeiterunfallversicherungsanstalt weiterhin das weite Gebiet zu über-
wachen und zu betreuen.

Seine Schüler hegen sein Gedankengut und pflanzen es fort, nicht nur
im Heimatland. Der Strom der Besucher reißt nicht ab. Der Besucher,
der einzeln oder in Gruppen aus allen Ländern kommt, kann sich an vielen Stellen jetzt überzeugen, wie richtig Lehre und System sind, wie genau die Dokumentation Aufschluß über alles gibt.

Eine Frage darf ich vor ihnen aufwerfen, die mich seit Jahren beschäftigt, seitdem ich aus dem unmittelbaren Einfluß meines Lehrers

Erich Lexer heraus- und in die Unfallchirurgie hineingewachsen bin: Warum eigentlich mußte Lorenz Böhler so viel Widerstand der Ärzte überwinden ?

Diese Frage erscheint mir berechtigt, ihre Beantwortung kann vielleicht ausgleichen und mit Gewesenem versöhnen. Seine Kritik an dem militärärztlichen Vorschriften hat ihn fast vor ein Kriegsgericht gebracht. Wer damals selbst Soldat war, versteht das, denn selbst im 2. Weltkrieg hätte ähnliches vorkommen können. Und die meist harte, unerbittliche Kritik an den alten überlieferten Behandlungsmethoden vertragen diejenigen nicht, die sie traditionell weiterlehren, weil sie durch ihr Interesse an anderen chirurgischen Gebieten die Unfallchirurgie nicht als sehr wichtiges Gebiet betrachten und weil sie als überragende anerkannt sind. Auch das versteht derjenige, der in jener Zeit bei Mächtigen gelernt hat. Wenn aber die Ablehnung des Herkömmlichen und als unvorteilhaft Erkannten, von einem im Tierkreis des Steinbocks Geborenen, bedingungslos vorgebracht und die Abänderung kompromißlos gefordert wird, dann erweckt sie den Widerstand des uneinsichtig Überlegenen. Das ist menschlich, allzu menschlich, und dagegen helfen zunächst auch beweiskräftige Zahlen und Bilddokumente wenig.

Ich wage es, das so ausdrücken, weil ich das Erscheinen Böhlers erlebt und seinen Weg verfolgt habe, seitdem ich 1927 als Austauschassistent bei Hofrat *von Eiselsberg* arbeiten durfte, — ich bin genau 10 Jahre jünger als unser Jubilar.

Die Unfallchirurgie, so alt sie als die Mutter der Chirurgie ist, verlor um die Jahrhundertwende durch die Höhlen- und Organchirurgie an Boden, sie bot auch keine Sensationen. Es ist gar nicht verwunderlich, wenn im 2. Jahrzehnt unseres Jahrhunderts ein bedeutender Wiener Kliniker behauptete: Die Frakturenbehandlung ist ein abgeschlossenes Kapitel, über das zu sprechen nicht lohnt. Das verlorene Gelände der Unfallchirurgie zurückzugewinnen, war aussichtslos, wenn nichts Neues angeboten werden konnte. Das Neue kam, der ruhelose, nicht verzagende Kämpfer war Lorenz Böhler.

Nicht nur seine Taten, auch seine Worte und Schriften waren Kampf. Wie Marcus Portius Cato trat er in jedem Kongreß auf, und wenn er keinen Vortrag hielt, dann meldete er sich in der Aussprache zu Wort, um sein „ceterum censeo" zu verkünden: die selbständige Unfallchirurgie muß geschaffen werden!

In über 450 Veröffentlichungen und vielen Büchern brachte er seine Forderungen und Lehren zur Verbreitung. 1924 erschien seine Streitschrift: „Wie schützen wir die Verwundeten vor Amputationen und Krüppeltum ?", — schon der Titel ist eine Anklage. Der Schlußsatz lautete: „Diese Zahlen müssen dazu führen, daß die Verwundetenbehandlung spezialisiert wird, und sie wird spezialisiert werden". Weil er damit so sehr recht hatte, erregte er manchenorts Widerstand. Aber im 2. Weltkrieg war ein Spezialisieren nur vereinzelt erfolgt, viel zu gering in Anbetracht der Vielzahl der Verwundeten und der Möglichkeiten.

Auch sein berühmtes — man darf es so nennen — Werk „Technik der Knochenbruchbehandlung" ist nicht nur ein Lehrbuch, es ist auch kämpferisch geschrieben, sonst hätte es nicht reformieren können, als es 1929 in der 1. Auflage 178 Seiten stark erschien.

Es würde gar nicht in den Lebenslauf Böhlers passen, wenn dieses Buch ohne Hindernisse hätte erscheinen können. Kein Verleger im Heimatland, auch nicht in Deutschland, wollte das Buch von Dr. Lorenz Böhler herausbringen. Er mußte es schließlich auf eigenes Risiko drucken lassen und in Kommission verkaufen. Das änderte sich bald, nachdem im Laufe eines einzigen Jahres nicht nur eine englische und eine spanische Übersetzung, sondern die 2. deutsche Auflage erscheinen mußten. Auch hier hatte wieder die Beharrlichkeit gesiegt. Die 12. und 13. Auflage konnte 1953/54 erscheinen und einen dritten, zusammen mit Jörg Böhler verfaßten Band im Jahre 1964 nachziehen, so daß das dreibändige Werk jetzt rund 2.500 Seiten umfaßt. Es ist in 7 Sprachen übersetzt worden.

Wenn Böhler auch von Anfang an der konservativen Knochenbruchbehandlung das Wort redete und sie in ein wohlgeordnetes System ordnete, so lehnte er doch die operative Knochenbruchbehandlung nicht ab. Aber er läßt sie nur dort zu, wo sie erforderlich oder von Vorteil ist.

In dieser Frage waren er und ich stets einig und haben auf Kongressen geradezu ein Duett darüber gesungen. Aber nicht nur in dieser Frage, wenn wir auch um die Wirbelbruchbehandlung 1940 bei dem letzten Kongreß, den die Deutsche Gesellschaft für Chirurgie in ihrem eigenen Langenbeck-Virchow-Hause, das jetzt in Ost-Berlin liegt, abhalten konnte, eine Feldschlacht geschlagen haben.

Auf dem gleichen Kongreß veröffentlichte Küntscher seine Marknagelung, die nicht ohne Widerspruch aufgenommen wurde, aber sehr schnell Einzug in alle Operationssäle der Welt hielt. Böhler wandte sie bald darauf bei den Schußfrakturen an, mußte aber einsehen, daß diese infektionsgefährdeten Verletzungen für diese Methode nicht geeignet waren, zumal wir damals noch keine Antibiotica hatten, deren Wirkung übrigens bei Knochenverletzungen umstritten ist, da zu viele aus dem Blutkreislauf gelöste Knochenteile unbeeinflußt eine Eiterung entfachen und unterhalten können. Seine Erfahrungen mit der intramedullären Fixation legte Böhler 1945 in einem 3. Band der 11./12. Auflage nieder, die den Titel trug „Technik der Knochenbruchbehandlung im Frieden und im Kriege — Die Marknagelung nach Küntscher".

Auch den Methoden der Verschraubung und Verplattung gebrochener Knochen nach der Schweizerischen Arbeitsgemeinschaft für Osteosynthesefragen stand und steht er nicht ablehnend gegenüber. Aber die Anwendung ohne ausreichende Anzeigestellung lehnt er ab. Ganz konservativ aber blieb er bei den Oberarmschaftbrüchen, — mit Recht. Über dieses Kapitel haben wir noch eine Schrift zu erwarten, um die ich ihn für die Monatsschrift für Unfallheilkunde gebeten habe. Ob es wieder eine Streitschrift wird ?

An allen Fortschritten der Unfallheilkunde haben Lorenz Böhler und seine Schüler Anteil, viele davon selbst erarbeitet. Ich nenne die Schockbehandlung, die Infusions- und Transfusionstherapie, die Behandlung der schweren Verbrennungskrankheit und der Erfrierungen, die Behandlung der Hand- und Fußwurzelfrakturen, des Schenkelhalsbruches, der großen Gelenke und nicht zuletzt den Wirbelbruch und die Handchirurgie.

Die aktive funktionelle Therapie, bei der der Verletzte selbst mitarbeiten muß, leitet hinüber zur Rehabilitation, die als etwas Neues über den Atlantic nach Europa behördlich importiert wurde, obwohl sie längst bei Böhler eine Selbstverständlichkeit war, — ich erinnere nur an sein Lieblingskind Stollhof —, aber auch bei uns im „Bergmannsheil" in Bochum vor dem 1. Weltkrieg schon erfolgte.

Ich kann nicht auf alles näher eingehen, das wäre auch vermessen, da Sie alle von diesen Errungenschaften wissen, ebenso wie es in Österreich jedermann weiß und jeder Böhler und sein Werk kennt.

Hohe Auszeichnungen, zahlreiche Ehrenmitgliedschaften bezeugen die Anerkennung unseres Jubilars. Die Deutsche Gesellschaft für Chirurgie, der Böhler seit 1914 angehört, ist stolz darauf, ihn zu ihren 12 Ehrenmitgliedern zählen zu dürfen, ebenso auch die Deutsche Gesellschaft für Unfallheilkunde, Versicherungs-, Versorgungs- und Verkehrsmedizin.

1930 begann seine Laufbahn als Hochschullehrer, als Dozent, 1936 wurde er außerordentlicher Professor, 1944 wirklicher außerordentlicher und 1954 ordentlicher öffentlicher Professor für Unfallchirurgie.

Vor 5 Jahren, an seinem 80. Geburtstage, gründeten seine Schüler die „Österreichische Gesellschaft für Unfallchirurgie" und machten ihren verehrten Meister zum ersten Vorsitzenden, später zum Ehrenpräsidenten. Der jährliche Kongress dieser Gesellschaft ist etwas ganz besonders. Ein einziges Hauptthema wird 2 Tage lang von allen Seiten beleuchtet und bis ins Kleinste durchgesprochen. Jeder verläßt diese Tagung von seinen Zweifeln befreit und mit neuen guten Gedanken erfüllt. Lorenz Böhler ist der ausdauerndste aller Anwesenden. Wenn spitze Zungen behaupten, daß in einem Jahr der rechte Schenkelhals und im nächsten der linke Schenkelhals restlos abgehandelt wird, so liegt in diesem Spötteln eine große Anerkennung der Gründlichkeit und Ausdauer, die allein zum Ziele führen kann.

Sehr verehrter Herr Böhler, wenn ich heute Sie in diesem Kreise so zeichnen durfte, wie ich Sie in der Entwicklung der Unfallchirurgie und Unfallheilkunde sehe, muß ich doch einen Menschen erwähnen, der mit Ihnen und ihren Gedanken ein Einziges ist: Ihre sehr verehrte Frau Gemahlin. In Ihrem großen Werk steht auf dem ersten Blatt regelmäßig: Meiner Frau und Mitarbeiterin gewidmet. Sie ist nicht nur Ihre Ehefrau, die Mutter Ihrer Kinder, die Hüterin des heimischen Herdes, — sie ist Ihre Mitarbeiterin, Ihre Mitkämpferin und Mitstreiterin, die alles Schwere miterlebt und Ihnen bei der Überwindung der Hindernisse beistand. Wie sehr sie mit Ihnen für die Selbständigkeit der Unfallchirurgie kämpfte, nicht nur in Österreich, sondern auch außerhalb der Grenzen, habe ich bei vielen Begegnungen erlebt. Wie oft hat sie mich in ihrer charmanten Art am Arm gefaßt, um mich für Ihre Pläne zu gewinnen.

Ich vergesse nie einen Abend hier in Wien, als ich im Burgtheater Ihr Gast sein durfte, man gab ausgerechnet: Der Trojanische Krieg findet nicht statt. Anschließend leitete Frau Böhler auf der Sacher-Terrasse in reizender Weise das Streitgespräch ein: wie steht es mit der Unfallchirurgie in Deutschland. Wir plänkelten noch in höflichen Reden, da war gerade die Oper aus, ein großer Strom von Verehrern und Autogrammjägern geleitete die CALLAS zum Hotel. Wir wurden buchstäblich von der Terrasse weggefegt und konnten uns nur noch Gute-Nacht zurufen. Der Trojanische Krieg fand nicht statt!

Wenn wir heute an Ihrem 85. Geburtstag Ihnen, sehr verehrter Meister der Unfallchirurgie, unseren Dank aussprechen, unsere Verehrung und Anerkennung darbringen und Ihnen unsere besten Wünsche für Ihre weitere Wanderung auf dem Höhenweg Ihres Lebens übermitteln, so erlauben Sie bitte, daß wir Ihre verehrte Frau Gemahlin in alle unsere Wünsche einschließen. Wir rufen Ihnen beiden zu: ad multos annos.

Mit einem Blick in die Anfänge der Unfallchirurgie habe ich begonnen. Lassen Sie mich noch einen Blick in die Zukunft werfen, — Futurologie ist ja etwas neuzeitliches, geradezu ein Erfordernis heutzutage.

Was wird aus unserer Unfallchirurgie?

Sie wird bestehen bleiben. Auch die konservative Knochenbruchbehandlung wird bestehen bleiben.

Die biologischen Gesetze der Heilung von Wunden und Knochenbrüchen werden sich nicht beseitigen lassen. Aber die Hilfsmittel werden sich ändern.

Ob die Marknägel, Schrauben, Stifte, Platten durch einen schnellhärtenden Leim oder Kunststoff ersetzt werden?, —

ob die Bruchenden durch Strahlen calluslos geschweißt werden?, —

ob zerstörte Organe aus Vorräten ersetzt werden?, —

ob wir mit künstlichen Herzen das schwindende Leben halten und verlängern können?, — wir wissen es nicht, glücklicherweise.

Vielleicht kommt alles anders, wenn die Menschheit sich in ihrem Übermut oder durch die Fehlhandlung eines politischen Führers mit Atomstößen selbst vernichtet.

Aber auch dann werden irgendwo in Schluchten und Höhlen einige Lebewesen überleben, unter ihnen einige Exemplare des homo sapiens. Sie werden wieder Verletzungen erleiden, sie werden wieder ihre Knochen brechen, und da sie Menschen sind, werden sie sich bald wieder die Schädel einschlagen.

Die Unfallchirurgie wird wieder erstehen.

Und wenn sich dann noch die in 7 Sprachen übersetzte Bibel der Knochenbruchbehandlung wieder findet, wird die Unfallchirurgie einheitlich ausgerichtet werden nach den Regeln von Lorenz Böhler, geboren am 15. Januar 1885.

Satz und Druck: H. Stürtz AG., Würzburg

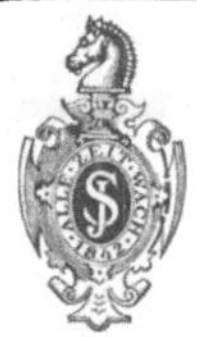

SPRINGER-VERLAG
BERLIN · HEIDELBERG · NEW YORK

Intensivtherapie bei Kreislaufversagen

Bericht über das Symposion am 26. und 27. September 1969 in Mainz
Herausgegeben von Professor Dr. S. Effert, Medizinische Fakultät der Technischen
Hochschule Aachen, und Professor Dr. K. Wiemers, Direktor des Instituts für
Anaesthesiologie der Universität Freiburg

Mit 45 Abbildungen
XI, 108 Seiten. 1970
Geheftet DM 28,—
US $ 7.70

(Anaesthesiology
and Resuscitation,
Vol. 48)

Die häufigste Todesursache bei schwer gefährdeten Patienten ist das Versagen des Kreislaufs. Die Intensivtherapie widmet deshalb ihre besondere Aufmerksamkeit der Verhütung und Behandlung des Kreislaufversagens. In der vorliegenden Monographie wird der Gedankenaustausch zwischen Anaesthesisten, Internisten, Chirurgen und Grundlagenforschern über diese aktuelle Fragestellung geschildert. Von den physiologischen und pharmakologischen Grundlagen, dem Wasserhaushalt und den Fließeigenschaften des Blutes reicht das breit gefächerte Spektrum bis zur Kreislaufüberwachung bei Infarktkranken, bei Peritonealdialyse, bei Hypertonie und bei Herzstillstand. Das Werk bietet zahlreiche Anregungen für Theoretiker und Kliniker.

Inhaltsübersicht: Physiologische Grundlagen einer Therapie des Kreislaufversagens. Pharmakologische Grundlagen einer therapeutischen Beeinflussung der Kontraktilität des Herzens beim Kreislaufversagen. Klinisch-pharmakologische Probleme der Herz-Kreislauftherapie. Beziehungen zwischen postoperativem Wasserhaushalt und Lungenfunktion. Fließeigenschaften des Blutes und deren Beeinflussung durch Infusionslösungen. Herzstillstand und seine Behandlung. Möglichkeiten der Kreislaufüberwachung im Rahmen der Intensivtherapie. Aufgaben und Funktion der Überwachungsstation für Infarktkranke. Beeinflussung von Kreislaufgrößen unter den Bedingungen der Peritonealdialyse. Zur Intensivtherapie und Herzüberwachung. Zur Intensivtherapie beim Kreislaufversagen. Zur Hypertonie und Therapie der Kreislaufinsuffizienz. Diskussion.